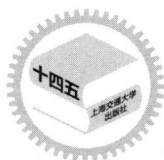

医学院校"十四五"规划教材

——临床护理新形态教材——

患者安全护理学

孙振洁　彭彩虹　**主编**

教学课件　　　在线案例
微课　　　　　拓展阅读
情景案例解析　目标检测

扫一扫
获取数字资源

上海交通大学出版社
SHANGHAI JIAO TONG UNIVERSITY PRESS

内容提要

本教材为护理新形态教材,系统阐述了临床护理过程中所涉及的患者安全问题以及解决办法。主要内容包括患者安全目标、患者安全文化、患者安全管理,以及人为因素工程学、沟通、医院感染防控、用药、侵入性操作、临床护理、患者参与、人工智能与患者安全的关系。每章前设有学习目标,并针对不同的患者安全问题,导入临床真实案例分析讨论。本教材配有大量数字资源,包括 PPT 教学课件、微课、情景案例解析、拓展阅读、在线案例、目标检测等模块,以更好地满足教与学的需要。

本教材为高等医药院校创新类教材,适用于护理学专业和临床医学等相关专业的学生使用,也可作为临床护士的继续教育教材。

图书在版编目(CIP)数据

患者安全护理学/孙振洁,彭彩虹主编. —上海:
上海交通大学出版社,2025.6. —(临床护理新形态教
材). —ISBN 978 - 7 - 313 - 32723 - 9

Ⅰ. R197.323.2

中国国家版本馆 CIP 数据核字第 20254RR206 号

患者安全护理学

HUANZHE ANQUAN HULIXUE

主　　编:孙振洁　彭彩虹
出版发行:上海交通大学出版社　　　　　　地　　址:上海市番禺路 951 号
邮政编码:200030　　　　　　　　　　　　电　　话:021 - 64071208
印　　制:上海锦佳印刷有限公司　　　　　经　　销:全国新华书店
开　　本:787mm×1092mm　1/16　　　　　印　　张:12.25
字　　数:279 千字
版　　次:2025 年 6 月第 1 版　　　　　　　印　　次:2025 年 6 月第 1 次印刷
书　　号:ISBN 978 - 7 - 313 - 32723 - 9　　电子书号:ISBN 978 - 7 - 89564 - 304 - 8
定　　价:58.00 元

编 委 会 名 单

主　编　孙振洁　彭彩虹

副主编　秦　洁　衣玉丽　施　艳

编　者（以姓氏笔画为序）

衣玉丽　上海建桥学院

孙振洁　上海建桥学院

刘冬梅　南京梅山医院

陈伟红　上海交通大学医学院附属瑞金医院

施　艳　上海建桥学院

姚美芳　上海建桥学院

秦　洁　上海建桥学院

郭永洪　上海建桥学院

康　磊　上海交通大学医学院附属瑞金医院

彭彩虹　上海交通大学医学院附属瑞金医院

惠　宁　江南大学附属医院

前　言

　　党的十八大以来，以习近平同志为核心的党中央始终秉持"人民至上、生命至上"的理念，将保障人民健康放在优先发展的战略高度，全面推进健康中国建设的深入发展。

　　健康中国战略的核心目标是全方位、全周期保障人民健康，而患者安全是实现这一目标的关键环节。

　　要确保患者安全，最有效的策略就是从医学教育入手。医学生是未来承担卫生保健服务工作的群体，是维护患者安全，促进医患关系、护患关系和谐发展，提高卫生保健服务水平的潜在中坚力量。在医学院校开设患者安全选修课，将患者安全的理念、原则和措施作为医学教育的内容，将培训"前移"，旨在培养学生的职业风险意识，提高沟通交流能力、团队合作能力，引导学生敬畏生命、尊重患者，重视规章制度、操作规程、技术规范的学习，早期建立起来的患者安全意识，有利于他们在今后的临床实践中更好地保障人民健康。

　　目前，国内部分院校虽然开设了有关患者安全方面的选修课，但能比较全面系统化地阐述临床护理过程中所涉及的患者安全问题以及解决办法的教材相对缺乏。本教材坚持理论与临床实践相结合，传承与创新相结合。为提高教学效果，促进全面发展，每章前均设有"学习目标"和"情景案例"模块。同时，针对不同的患者安全问题，引入临床真实案例分析讨论，突出"以人为本"的理念，贴近临床新知识、新理念、新规范。内容设置方面，在传统内容基础上，融入了医疗卫生保健新理念、新知识与新技术，以及人工智能在智慧医疗中可能引发的患者安全问题等内容。本教材与数字化教学有机融合，即纸质教材有机融合数字化资源,如 PPT 教学课件、微课、情景案例解析、拓展阅读、在线案例、目标检测等,以更好地满足教与学的需要。

在本教材的编写过程中,我们参考、借鉴了国内外的相关著作和文献资料,在此谨向有关作者致以诚挚的谢意! 你们的研究成果为我们的创作奠定了坚实的基础! 本教材编写也得到上海交通大学医学院附属瑞金医院、南京梅山医院等医院领导和专家的热情指导与大力支持,在此一并表示衷心的感谢!

尽管我们竭尽全力,但受编者学识水平所限,书中存在的不足之处恳请广大师生和临床护理工作者给予批评指正。

孙振洁　姚美芳

2025 年 2 月

目　录

第一章　患者安全与患者安全目标············001

第一节　患者安全及相关概念············002

第二节　患者安全目标············006

第三节　医学生的患者安全教育············010

第四节　患者安全的护理研究············013

第二章　患者安全管理组织与团队············017

第一节　患者安全管理组织············018

第二节　卫生保健团队············027

第三章　患者安全文化············032

第一节　安全文化与患者安全文化············033

第二节　错误与不良事件的文化观念············036

第三节　应对不良事件的患者安全文化············038

第四节　患者安全文化建设············043

第四章　人为因素工程学与患者安全············046

第一节　护理工作与人为因素工程学············047

第二节　促进患者安全的人为因素工程学措施············052

第五章　沟通与患者安全············059

第一节　医护患沟通概述············060

第二节　护理工作中的沟通············063

第三节　发生不良事件后的沟通············069

第六章　医院感染防控与患者安全 ························· 072

　　第一节　医院感染 ································· 073

　　第二节　医务人员手卫生与患者安全 ············· 083

　　第三节　护士的职业安全防护 ··················· 089

第七章　用药与患者安全 ··························· 095

　　第一节　护理工作与安全用药 ··················· 096

　　第二节　用药安全管理 ························· 103

第八章　侵入性操作与患者安全 ····················· 110

　　第一节　侵入性操作概述 ······················· 110

　　第二节　常见侵入性护理操作的风险及防范 ········· 112

　　第三节　手术中的患者安全 ····················· 122

第九章　临床护理中的患者安全 ····················· 128

　　第一节　临床护理中的风险防范 ················· 129

　　第二节　护理安全质量改进 ····················· 139

第十章　患者参与患者安全的教育 ··················· 150

　　第一节　患者安全教育概述 ····················· 151

　　第二节　患者参与患者安全 ····················· 158

　　第三节　常见慢性病的安全教育策略 ············· 162

第十一章　人工智能与患者安全 ····················· 169

　　第一节　人工智能技术在医疗领域中的应用 ········· 170

　　第二节　人工智能技术在智慧医疗中的风险与

　　　　　　患者安全 ····························· 177

参考文献 ······································· 180

中英文对照索引 ································· 183

　患者安全与患者安全目标

· 学习目标 ·

【素质目标】具有主动保护患者安全、关爱患者的能力,以及患者安全第一、患者利益至上、公众健康利益至上等卫生保健服务的核心价值观念。

【知识目标】能掌握患者安全的相关概念;能分析患者伤害的常见来源及导致因素;理解医学生患者安全教育的意义;了解患者安全护理研究的内容;能描述 2025 版患者安全十大目标的内容、医学本科生患者安全教育指南的 11 个课题。

【能力目标】分析护士在患者安全管理中发挥的作用。

微课　护士在患者安全与质量改善中的责任和作用

情景案例

患者补钾过快致高钾血症

患者,王某,男性,28 岁,因四肢无力考虑"周期性麻痹"而收入某医院急诊室。急查血电解质示:血钾浓度为 2.7 mmol/L。医嘱予以 10%葡萄糖 1 000 ml＋10%氯化钾 30 ml 静脉滴注;10%氯化钾溶液 100 ml 口服,每次 30 ml,每天 3 次。值班护士小李为王先生输液后,告知王先生不能自行调快输液速度,并协助口服氯化钾溶液 30 ml,同时告知王先生及其家属口服氯化钾的注意事项。1 小时后,王先生诉双下肢肌力稍有恢复;2 小时后,王先生诉胸闷、四肢麻木。仔细询问得知,王先生及其家属因见补钾后症状好转,以为补钾越多效果越好,遂自行将余下的 470 ml 口服氯化钾一次服下。护士小李立即停止输液并报告医生。床旁心电图检查显示 T 波高尖,电解质生化结果显示血钾浓度为 7.8 mmol/L。医嘱予以 5%碳酸氢钠 125 ml 静脉滴注,10%葡萄糖酸钙 20 ml＋5%葡萄糖 20 ml 缓慢静脉注射,呋塞米 20 mg 静脉注射。经上述治疗后,王先生的症状获得缓解,复查血电解质示血钾浓度为 5.4 mmol/L。

请思考:

1. 王先生及其家属自行调整治疗方案(特别是口服氯化钾的剂量)带来了哪些安全风险?

2. 请分析患者及其家属自行过量服用氯化钾的根本原因是什么？

3. 医护人员应如何改进以避免类似患者安全事件的发生？

第一节 患者安全及相关概念

📖 **拓展阅读 1-1 患者安全——WHO 的重要数据**

患者安全不仅是全球公共卫生领域的重要议题，也是现代医学研究与医疗实践的前沿焦点。安全作为人的基本需求，"不可伤害"是卫生保健服务的最基本原则。确保患者安全是卫生保健服务工作的核心宗旨，意味着在医疗过程中，任何人均不应遭受本可预防的伤害。然而，有确凿证据表明，无论是发达国家还是发展中国家，其卫生保健系统均承载着沉重的患者伤害负担，这些伤害本可通过有效措施加以避免。这一现状不仅对人类健康构成威胁，还在道德、伦理及财政层面产生了深远的影响，亟须我们共同努力，不断优化与强化患者安全保障措施。

一、患者安全理念的发展历程

患者安全理念发展缓慢，直到 20 世纪后期才引入患者安全（patient safety）一词。很明显在这个时期缺乏患者安全理念的相关资讯。

早在两千多年之前，希波克拉底就认识到行医者的行为可能对患者造成伤害。但是直到 20 世纪后期，卫生保健系统才陷入窘境。尽管医学领域取得了巨大的进展，但是患者安全并未显著改善。20 世纪 60—80 年代，医疗机构内发生的高死亡率问题开始引起广泛关注；90 年代，患者因感染等而受害的事件频发，卫生保健服务过程中存在的患者安全问题才真正进入公众的视野。

1991 年，哈佛大学的研究团队在《新英格兰医学杂志》（*The New England Journal of Medicine*）上首次撰文披露了医疗护理行为对患者造成的伤害。

1998 年，英国医院健康咨询服务局（Hospital Advisory Service，HAS）出版了《一流服务》一书。它向英国国民医疗服务体系（National Health Service，NHS）介绍了临床监管概念，指出：临床监管是通过 NHS 营造一种有利于危重医疗救护发展的环境，持续改善服务质量并维持高质量标准的医疗照护来实现的管理框架。

1999 年，美国医学研究所（Institute of Medicine，IOM）发布了题为《人非圣贤孰能无过：创建一个更加安全的卫生体系》（*To Err is Human：Building a Safer Health System*）的报告。该报告指出：在美国，每年的医疗差错可造成 44 000～98 000 例死亡事件，其中约 7 000 例与用药差错有关。澳大利亚的研究发现，每年因为医疗差错死亡的人数约 18 000 人。

2000 年 6 月，英国卫生部专家组（Department of Health Expert Group）估计，每年有

超过 850 000 起事故伤及住院患者。加拿大不良事件研究（Canadian Adverse Events Study）项目发现，超过 7% 的患者在住院治疗过程中曾发生不良事件，每年有 9 000～24 000 例加拿大人死于可以避免的医疗差错。

我国是人口大国，医疗卫生发展水平存在不平衡、不充分的矛盾。虽然没有完整的统计资料，但近年来医疗纠纷、不良事件时有发生，患者安全状况不容乐观。患者安全的风险监控信息、监测与评价体系还不完善；卫生保健服务人员素质良莠不齐，个别医疗机构有追求经济效益、存在过度医疗的现象；受社会大环境和传统观念影响，患者的知情同意权、选择权、隐私权、参与权没有得到充分的尊重；同时，存在不合理用药、滥用抗菌药物，以及在药品、注射、血液制品等方面涉及患者安全的隐患。

总之，不管是发达国家，还是发展中国家或是不发达的国家和地区，患者在接受卫生保健服务过程中都有受到伤害的可能。这些伤害事件发生的原因并不是有人故意所为，而是与现代社会的卫生保健服务系统越来越复杂、应用新技术、工作节奏快和医务人员压力大等因素密切相关。

📖 **拓展阅读 1–2　患者安全大事记**

二、患者安全及相关概念

（一）患者安全的概念

患者安全（patient safety）被定义为：没有给患者造成可预防伤害，并且将卫生保健所致不必要伤害的风险降至可接受的最低限度。在更广泛的卫生系统范畴内，患者安全是"一个有组织的活动框架，目的是在卫生保健领域内营造一种能够始终持续降低风险、减少可避免伤害、减少出现错误的可能性，以及在伤害发生时降低伤害影响的文化、流程、程序、行为、技术和环境。"

IOM 认为患者安全就是使患者免于意外伤害。为了保证患者安全，各级医疗组织需要建立规范的系统和程序，使发生差错的可能性降到最低，最大限度地阻止差错发生。美国国家患者安全基金会（National Patient Safety Foundation，NPSF）认为，患者安全是指在医疗护理过程中，预防医疗护理差错的发生，消除或减轻差错对患者所造成的伤害。

2009 年，世界卫生组织（World Health Organization，WHO）对患者安全做出的解释为：患者安全是将卫生保健服务相关的不必要伤害减少到可接受的最低限度的风险控制过程。其中，可接受的最低限度风险是指在卫生保健服务现有的、可获得的知识、资源和情景条件下，经控制所能达到的水平。

近年来，随着人们对患者安全问题的认识，患者安全的概念内涵也不断丰富。概括起来主要有以下几个特点：一是患者安全与卫生保健服务相伴而生，与医疗、护理等工作密不可分；二是患者安全的范畴广，其内容和表现形式具有不确定性；三是患者安全具有可控性，伤害患者的风险可以降低或者减少；四是患者安全是一个不断解决问题的动态过程。在卫生保健服务过程中，感染和手术部位错误、患者身份识别错误是引起患者伤害的典型表现。越来越多的人认识到,患者伤害不仅限于生理上,情感被忽视和尊严缺失也会造成患者心理上的伤害。因此,患者安全就是无伤害或尽最大可能将伤害的风险控制到最低的过程。

(二)与患者安全相关的概念

1. 患者(patient) 指接受卫生保健服务的个人。

2. 卫生保健服务人员(health care personnel) 指从事医疗、护理、助产、药品配发、康复、理疗、影像、检验等工作的专业技术人员。

3. 伤害(harm) 指身体结构、功能受到影响或由此导致其他身体的损害。伤害表现为新发疾病、损伤、痛苦、住院时间延长、失能和死亡。

4. 卫生保健相关的伤害(health care-associated harm) 指在卫生保健服务过程中采取的计划和行动导致的或与之相关的伤害,而非疾病本身或潜在疾病造成的。

5. 疾病(disease) 指人体生理或心理功能障碍。

6. 损伤(injury) 指因药物或事件导致的人体组织完整性破坏。

7. 痛苦(suffering) 指主观上令人不愉快的任何事情。

8. 失能(disability) 指系统、组织、器官功能受限,或社交能力受限等身体结构或功能的任何类型损伤。

9. 风险(risk) 指发生伤害事件的可能性。

三、患者伤害的常见来源

1. 用药错误 每 30 名接受卫生保健的患者中就有 1 人受到药物相关伤害的影响,其中超过四分之一的伤害被视为严重或致命。在 50% 的卫生保健服务中,可避免的伤害与药物有关。

2. 外科手术错误 全世界每年会进行超过 3 亿次外科手术。尽管人们认识到手术错误的不利影响,但其发生率仍然很高。据报告,在 10% 的卫生保健服务中可预防患者伤害发生在手术环境中,大多数由此产生的不良事件发生在术前和术后。

3. 医疗相关感染 全球发病率为 0.14%,每年增加 0.06%。医疗相关感染会导致住院时间延长,长期残疾,抗微生物药物耐药性增加,患者、家庭和卫生系统的经济负担增加,以及发生可避免的死亡。

4. 败血症 当身体的免疫系统对感染产生极端反应时出现的一种严重病症。这种病症导致的身体反应会对自身组织和器官造成损害。在医院收治的所有败血症病例中,23.6% 的病例经认定与卫生保健服务相关,约 24.4% 的受影响患者因此丧生。

5. 诊断错误 5%～20% 的诊断错误发生在医患接触过程中。根据医生审查,至少0.7% 的成年人住院涉及诊断错误造成的伤害。大多数人在一生中均会遭遇诊断错误。

6. 患者跌倒 这是医院中最常见的不良事件,发生率为每 1000 个住院日有 3～5 次,其中有三分之一以上会造成伤害,从而削弱了临床结局并增加了系统的经济负担。

7. 静脉血栓栓塞 简称血栓,是造成患者伤害的一种可预防原因。血栓会带来沉重的医疗负担,占住院所致并发症的三分之一。

8. **压力性损伤**　又称压疮,是指皮肤或软组织损伤。压力性损伤会在很长一段时间内从受压部位发展到身体的特定部位,如果不及时处理可能会引发致命的并发症。每 10 名成年住院患者中就有 1 人以上受压力性损伤的影响。尽管压力性损伤在很大程度上可以预防,但会对个人的身心健康及生活质量产生重大影响。

9. **不安全的输血操作**　不必要和不安全的输血操作使患者面临严重的输血不良反应和输血传播感染的风险。来自 62 个国家的输血不良反应数据显示,每 10 万次输注血液成分平均发生 12.2 次严重不良反应。

10. **患者身份识别错误**　未能正确识别患者身份可能是许多问题产生的根本原因,并对卫生保健服务的提供产生严重影响,这会导致极为严重的不良反应,例如手术部位错误。联合委员会 2018 年发布的一份报告确定,在 2014—2017 年发生的 3 326 起事件中,有 409 起(12.3%)为患者身份识别前哨事件。

11. **不安全的注射操作**　全世界每年进行 160 亿次注射,不安全的注射操作使患者以及卫生和照护工作者面临传染性和非传染性不良事件风险。一项使用数学模型的研究估计,在 2000—2010 年间,有 167 万例乙型肝炎病毒感染、157 592～315 120 例丙型肝炎病毒感染,以及 16 939～33 877 例人类免疫缺陷病毒感染与不安全注射有关。

四、导致患者伤害的因素

在卫生保健服务过程中,因安全问题造成的患者伤害普遍存在、问题重重,并且可能发生在所有环境和提供各级卫生保健服务的机构中。有多种相互关联的因素可导致患者伤害,单一的患者安全事件通常涉及多个因素。

1. **系统和组织因素**　医疗干预措施具有复杂性、程序不当、工作流程和护理协调中断、资源受限、人员配备和能力发展不足等。

2. **技术因素**　与健康信息系统有关的问题,例如电子健康档案或药物管理系统出现问题,以及技术滥用等。

3. **人为因素和行为**　卫生保健工作者之间、卫生保健团队内部、与患者及其家属的沟通中断、团队合作失效、疲惫、倦怠和认知偏差等。

4. **患者相关因素**　健康素养有限、缺乏参与和不依从治疗。

5. **外部因素**　相关政策和法规不一致、经济和财政压力,以及与自然环境有关的挑战。

五、确保患者安全的系统方法

大多数造成伤害的错误不是由某个或某群卫生和照护工作者的做法引起,而是由导致这些卫生和照护工作者犯错误的系统或流程失灵造成的。因此,了解医疗保健中错误的根本原因需要从传统的问责方法转向更基于系统的思维方式。就此而言,可将错误归因于设计不当的系统结构和流程,而且应认可在复杂和快速变化的环境中承受巨大压力的所有卫生保健机构工作者的人性。这样做并不会忽视护理提供者的疏忽或不当行为而导致医疗管理不合标准。投资于患者安全对健康结果有积极影响,可减少与患者伤害相关的费用,提高系统效率,并有助于安抚社区和恢复其对卫生保健系统的信任。

安全的卫生系统是指采取一切必要措施并通过有组织的活动避免和减少伤害的卫生系统。安全的卫生系统包括：①确保领导层对安全的承诺，并创造一种将安全放在首位的文化；②确保安全的工作环境，以及各项程序和临床流程的安全；③培养卫生和照护工作者的能力，改善团队合作和沟通；④让患者及其家属参与政策制定、研究和共同决策；⑤建立患者安全事件报告系统，促进学习和持续改进。

第二节 患者安全目标

📖 拓展阅读 1-3 患者安全的第一个行动——你知道吗

一、患者安全目标的起源与发展

随着人们认识到在全球范围内医疗服务受到广泛存在的安全问题的挑战，采取行动纠正导致不安全的医疗护理问题被 WHO 提上了议事日程。2005 年，WHO 发起了世界患者安全联盟并确定了 6 个行动目标，其中一个行动目标是制定"患者安全解决方案"。同年，WHO 提出了 2005—2006 年"全球患者安全挑战"的主题为"清洁卫生更安全"。其关注的焦点是如何预防与卫生保健相关的感染，向人们传达的核心信息就是用简单的措施拯救生命。同期推出了《WHO 卫生保健中手部卫生准则》，并要求结合血液安全，注射和免疫接种安全，更安全的临床规范，更安全的水、卫生设施和废弃物处理等开展活动。

2007 年 5 月，世界患者安全联盟将其工作成果《患者安全解决方案》交付给全球医疗界。《患者安全解决方案》主要针对临床容易出错的 9 个方面的内容提出防范和解决措施：①看起来或听起来类似的药品名称；②患者识别；③交接患者时的沟通；④在身体的正确部位实施正确的手术；⑤浓电解质溶液的控制；⑥在治疗转换中保证用药的正确性；⑦避免导管与输液管的连接错误；⑧注射装置的一次性使用；⑨改善手部卫生预防医源性感染。

二、我国患者安全目标的发展历程

(一) 第一阶段：我国首个《患者安全目标》发布

我国患者安全目标的发展历程可以追溯到 2006 年，当时中国医院协会在卫生部医政司的指导下，根据医院管理评价与评估工作的实践，并结合国际患者安全目标的制定经验，于 2007 年发布了我国首个《患者安全目标》。

目标一 提高医务人员对患者识别的准确性，严格执行"三查七对"制度。

目标二 提高病房与门诊用药的安全性。

目标三 建立与完善在特殊情况下医务人员之间的有效沟通，做到正确执行医嘱。

目标四 建立临床实验室"危急值"报告制度。

目标五　严格防止手术患者、部位及术式错误的发生。

目标六　严格遵循手部卫生与手术后废弃物管理规范。

目标七　防范与减少患者跌倒、压疮事件的发生。

目标八　鼓励主动报告医疗不良事件。

2007 年 11 月 27 日,在北京由卫生部主办、中国医院协会承办、WHO 支持的中国参加"全球患者安全倡议活动"启动仪式上,卫生部副部长黄洁夫代表中国政府向 WHO 承诺:中国参与世界患者安全联盟,保障患者安全是我国卫生工作永恒的主题。此次活动主题:"防控医院感染,保障患者安全"。

(二)第二阶段:从"八大目标"到"十大目标"

2008—2010 年,患者安全目标在 2007 年的基础上增加了"鼓励患者参与医疗安全",并将原来第七项目标,即"防范与减少患者跌倒、压疮事件的发生",分为"防范与减少患者跌倒事件发生"和"防范与减少患者压疮发生",由 2007 年的八大目标扩充至十大目标。随后,每年根据我国医疗卫生工作现状,对年度患者安全目标做了一些内容上的微调,始终保持十大安全目标。为加强医疗质量安全管理,持续提升医疗质量安全水平,从 2021 年起,国家卫生健康委组织制定了《国家医疗质量安全改进目标》,指导行业以目标为导向科学精准地开展医疗质量安全改进工作。2023 年 9 月,国家卫生健康委组织又组织制定了《患者安全专项行动方案(2023—2025 年)》,以进一步健全患者安全管理体系,完善制度建设,畅通工作机制,及时消除医疗过程中以及医院环境中的各类风险,尽可能减少患者在医院期间受到不必要的伤害,保障患者安全。

2024 年,"首都国际医学大会——中国患者安全论坛"在首钢国际会展中心举办。论坛上,中国医院协会发布了 2025 版《中国医院协会患者安全目标》。

目标一　正确识别患者身份。

(1)严格执行查对制度,确保对正确的患者实施正确的操作和治疗。识别时应至少使用两种标识确认患者身份,如姓名、出生日期、病案号等,但不包括患者的床号或病房号。

(2)鼓励应用条码扫描、人脸识别等身份信息识别技术,但不得作为识别的唯一依据,且仍需口语化查对。

(3)在实施输血等关键治疗时,应采用双人核对识别患者身份。

(4)对术中患者,精神疾病、意识障碍、语言障碍等特殊患者,以及无名患者,应采用双人核对识别患者身份。

(5)加强新生儿身份识别管理。

目标二　确保用药与用血安全。

(1)规范药品遴选、采购、贮存、识别、处方、调配、使用和评价的全流程管理。

(2)严格执行麻醉药品、精神药品、医疗用毒性药品、放射性药品等特殊药品,以及药品类易制毒化学品、抗肿瘤药物的使用与管理规范。加强高风险药物使用风险的文书告知。

(3)规范临床用药医嘱的开具、审核、查对、执行、点评制度及流程,制订并执行药物重整、药品追溯、药物警戒制度及流程。

（4）建立和实施抗菌药物、抗肿瘤药物、质子泵抑制剂、国家重点监控药品管理的诊疗体系和技术规范。

（5）严格执行静脉用药调配中心操作规范、审核、查对、安全配送制度与流程。

（6）严格执行血液预订、接收、入库、储存、出库、库存预警、临床合理用血管理等制度与流程，建立输血信息系统，实施临床用血申请、审核、监测、分析、评估、改进等全闭环管理。

目标三　强化围手术期安全管理。

（1）制订并实施择期手术（包括日间手术）必要的术前检查与评估，加强围术期相关学科协作，强化术前、麻醉前病情评估及术后访视等制度的规范落实。

（2）制订并实施统一的手术及有创操作的部位标识流程，由实施手术的医生在患者清醒和知晓的情况下标记手术部位，并将其纳入术前核对流程予以执行。

（3）严格执行手术安全核查及手术风险评估制度和流程，并提供必需的保障与有效的监管措施。

（4）严格执行围手术期患者转运与交接制度，明确转运节点、交接内容，规范转运流程，确保患者转运安全。

（5）加强围术期疼痛管理，倡导开展多模式镇痛。

（6）建立完善的标本采集、标识、运输、交接和报告制度，实现标本全流程可追溯管理。

目标四　加强有效沟通。

（1）建立医务人员间有效沟通机制，规范信息交接流程，确保诊疗信息的连续性，保障相关医疗照护措施落实到位。

（2）加强跨专业协作，倡导多学科团队协作模式，为医务人员提供多种沟通方式和渠道，提升团队合作能力。

（3）加强诊疗前后全过程的医患沟通，鼓励应用多种方式提高医患沟通效果。

（4）建立不良事件自愿报告及强制性报告的制度和流程，倡导从错误中学习，构建公正的患者安全文化。

目标五　落实临床"危急值"管理制度。

（1）建立健全危急值报告制度，规范并实施操作流程。危急值在传递时要保证信息准确，传递及时，信息传递各环节无缝衔接且可追溯，指标可监控、可考核。

（2）确保在临床检测中及时识别和处理异常结果，保障患者安全。

（3）应定期对危急值报告制度进行评估，不断完善和调整危急值范围及报告流程。

（4）鼓励医护人员积极参与危急值管理的持续改进工作，提出建设性意见和建议。

目标六　预防和减少医院相关性感染。

（1）医院各科室、部门应对清洁、消毒与灭菌制订相应的管理制度与要求。

（2）应建立抗菌药物管理和监测机制，制订多重耐药管理制度。

（3）制订感染预防与控制基本制度、医院感染监控指标，并持续改进。

（4）医院感染管理组织体系应根据医院的主要感染特点，如医院感染的主要部位、主要病原体、主要侵袭性操作和多重耐药菌感染，制订相应的医院感染预防与控制措施及流程，督导落实并有记录。

（5）应针对各类人员制订医院感染管理培训计划和培训内容，督导落实并有记录。

（6）应提高医务人员手卫生依从性，且应为手卫生提供设施和监管。

（7）应针对医院感染重点部门、重点人群与高风险因素制订监测管理和监测机制，督导落实并有记录。包括但不限于呼吸机相关肺炎、血管导管相关感染、导尿管相关尿路感染。

（8）应执行《医疗废物管理条例》和《医疗卫生机构医疗废物管理办法》。

目标七　加强孕产妇及新生儿安全。

（1）应制订产科探视制度、新生儿出入管理制度和交接流程。

（2）应制订产科及新生儿科医源性感染管理制度。

（3）应执行母婴安全五项制度，完成生育服务全链条各环节的风险评估及健康教育。

（4）应实行新生儿身份识别管理。应建立院内急危重症、孕产妇救治协调机制。

（5）应建立多学科协作团队。

（6）应为产妇提供包括但不限于产后母乳喂养指导、乳房护理、形体恢复指导、心理护理。

（7）应提供新生儿产后护理与指导。

（8）应执行 WHO 发布的《安全分娩核查表实践指南》。

目标八　鼓励患者及家属参与患者安全。

（1）鼓励患者及其家属参与安全管理，提高患者的自我保护意识和能力。

（2）促进患者及其家属参与共同决策，制订和实施支持患者及其家属参与诊疗的政策。

（3）鼓励患者和家属间相互学习，告知患者及家属他们在健康管理中扮演的角色和义务。

目标九　识别患者安全风险。

（1）加强高风险意外伤害人群管理，制订相关风险防范应急预案。

（2）加强跌倒、坠床、压力性损伤、走失等意外事件的风险评估，确定、警示、重点标识高风险人群，并列入交接班内容。

（3）识别具有自伤和他伤风险的患者及家属，评估自我伤害、拒绝饮食、自杀及暴力倾向等行为，制订相应防范措施和应急处置预案。

（4）评估与识别消防安全隐患，加强消防安全培训与演练，提高防范意识及能力。

（5）完善意外伤害的上报制度及流程，推进闭环管理和持续改进。

（6）加强对医护人员、患者及其照护者等意外伤害防范的教育。

目标十　加强医学装备及医院信息安全管理。

（1）完善医学装备安全管理与监管制度，遵从安全操作使用流程，加强对装备警报的管理。

（2）落实医学装备安全使用的培训制度，强化对医务人员的培训，鼓励监测并上报医学装备相关不良事件。

（3）完善信息安全管理制度，建立覆盖患者诊疗信息管理全流程的制度和技术保障体系，强化"互联网＋医疗"信息安全，保护患者隐私。

（4）加强信息系统闭环管理，确保实现患者诊疗信息管理全流程的安全性、真实性、连续性、完整性、稳定性、时效性、溯源性,实行授权管理。

（5）加强医院网络安全培训。切实增强网络安全防范意识和应急处置能力,严格遵守网络安全管理制度,杜绝网络安全事故发生。

自 2007 年以来,患者安全目标先后发布了 9 次,从最初的 8 条,到之后每次根据当下患者安全热点问题精选 10 条。2025 版的安全目标变化较大,在 2022 年的基础上,删除 3 条,新增 3 条,保留了 7 条。说明我们的患者安全环境在变化,内涵、要求也都在变化,对患者安全也提出了更高的要求,患者安全也需要与时俱进。

拓展阅读 1-4　2025 版十大患者安全目标的发布
拓展阅读 1-5　《全球患者安全行动计划 2021—2030》行动框架

第三节　医学生的患者安全教育

当前,在医疗卫生领域中患者安全是备受关注的重要话题。患者安全作为医学院的课程,直到 20 世纪 90 年代末才呼之欲出,受到重视。患者安全是全世界卫生保健服务人员面临的一个严峻挑战。迎接挑战最重要的策略就是从医学教育入手,安全、高质量的卫生保健服务离不开专业人员的教育和培训。医学生是未来承担卫生保健服务工作的群体,是维护患者安全,促进医患关系、护患关系和谐发展,提高卫生保健服务水平的潜在中坚力量。将患者安全的理念、原则和措施作为医学教育的内容,让医学生在校学习期间就接受患者安全的相关教育,掌握患者安全的理论与技能,为临床医疗护理服务实践做好准备。

一、医学生的患者安全教育状况

（一）患者安全教育——过去

1991 年曾有一份题为《住院患者的不良事件和疏忽发生率》的报告,但该项研究结果并没有引起人们的重视。医学生没有接受标准化的教育以了解患者安全。患者安全不仅不是医学课程的一部分,而且医学院的许多因素也不支持患者安全文化的形成。医生之间存在"缄默法则（code of silence）"。医疗错误是在"羞耻和责备"的环境中讨论的（例如,发病率和死亡率的报告）,并被视为报告人的个人过错。这些讨论会的结果没有用于提升系统的安全性,而是用来强调犯错人的"缺陷"。医学院的学生没有接受过道歉培训,教职员工也没有完全披露（或者经常没有披露）教育内容。医学生的地位还不高,他们不被鼓励"仗义执言",也不鼓励对住院医师或教职员工的行为提出质疑。他们得不到支持,工作时间也没有上限。对学生们而言,交接班就如同上下课一样,缺乏标准化培训。1999 年,IOM 的报告标志着医学院课程圈中患者安全运动的开始。使用标准化患者来学习这些技能的计划开始出现,在 20 世纪 80 年代和 90 年代,参加培训的人数稳步增加。

（二）患者安全教育——现在

关于在医学教育课程中增加患者安全内容的文章直到 2000 年后才出现,此后发文数量稳步增长。2003 年,IOM 发表了题为《健康职业教育:通往质量的桥梁》(*The Health Professions Education:A Bridge to Quality*)的报告。该报告要求临床、护理和其他医学相关专业的教学内容不仅包含检查、诊断、治疗和照顾患者,同时也包含持续不断的质量改进和安全促进。2005 年,美国在 RWJ 基金会(the Robert Wood Johnson Foundation,RWJF)的资助下,启动了护理质量与安全教育项目。随后,美国几所高等护理学院组成课题研究组,积极探索以护理质量与安全教育为核心的护理教育改革。经过十几年的发展,护理质量与安全教育从针对个别护士扩展到整个护理学科,从学校教育延伸到临床实践和护理人员的继续教育。全方位、全过程的教学改革,护理质量与安全教育的师资培训、患者安全专题学术活动和科学研究等工作逐渐受到重视。

2003 年,英国医学协会(General Medical Council,GMC)针对未来的医学生如何学习患者安全知识、掌握预防医疗差错相关技能,提出了以下建议:①了解英国医疗行业药物使用的现状;②了解医疗差错发生机制及风险预防原则;③提升安全的医疗护理服务能力等。患者安全课程的学习多集中在四年级本科生及少数研究生中,培训内容包括安全胜任力、安全因素(实践和环境)、系统角色、风险评估、危险情境意识、差错性质、不良事件、有效沟通、处理和分析差错等。

2005 年,澳大利亚发表了《国家患者安全教育框架》,指出卫生保健服务人员的基本能力包括:沟通能力,不良事件和隐患事件的鉴别、阻止和管理能力,信息和现有证据的利用能力,工作安全伦理能力,继续教育和用药安全等。2006 年,悉尼大学率先将患者安全教育整合到医学本科的教育计划中。

加拿大的患者安全协会建立了多学科、以能力为基础的患者安全教育框架。该框架涉及 6 个方面的能力,包括创建患者安全文化的能力、团队合作的能力、有效沟通的能力、风险管理的能力、优化个人和环境因素的能力、鉴别和报告不良事件的能力。该协会提倡各医学院校和医疗机构以此框架作为患者安全课程设置和继续教育的依据。

我国的医学教育模式是终身学习。在院校教育、临床实践环节的教育内容、结构、效果等方面还需要进一步的优化和完善。2005 年,王家良主编的《循证医学》重点介绍药物不良反应证据的分析与评价。2005 年,姜安丽主编的《护理学基础》(上下册、本科护理/双语)教材中有关于安全的内容介绍。2012 年 7 月,卫生部委托中国医院协会将 WHO 编制的《患者安全教程指南(多学科综合版)》翻译成中文出版。随后,临床医学、口腔医学、护理学等专业陆续将患者安全的内容整合到各自的专业教学中。国内一些院校通过开设患者安全选修课的方式,积极探索在校学生的患者安全教育路径。该举措旨在帮助学生树立"安全第一"的职业价值观念,培养其职业风险意识,提升沟通交流能力和团队合作能力。同时,引导学生敬畏生命、尊重患者,重视规章制度、操作规程及技术规范的学习,使其能够正确看待医疗过程中发生的错误以及可能对患者造成伤害的事件,并善于从错误中汲取经验、不断学习。

二、医学生的患者安全教育指南的确立

2002 年,第 55 届世界卫生大会第 9 次会议上设立关于患者安全的议题。2004 年 10 月,"患者安全世界联盟"在华盛顿正式成立。其主要职责是寻求有关患者安全的解决方

案,定期公布关于患者安全的技术报告,引领和推动全球患者安全行动。该联盟共有192个成员国,中国是成员之一。

2008年,WHO首次召开医学生患者安全教育课程指南专家委员会。2009年初,颁布了《医学本科生患者安全教育指南》。2010年,全球有11所医学院校在医学教育的课程中试行患者安全教育。

2011年,WHO颁布的《医学院患者安全课程指南》讨论了更有效地教学和评估患者安全的各种方法,主要由澳大利亚和英国的卫生保健核心团队完成,它包含11个至关重要的主题,具体内容如下:

主题1:什么是患者安全?

主题2:运用人为因素工程学知识对患者安全的重要性。

主题3:理解医疗系统复杂性对患者照顾的影响。

主题4:做一名高效的团队合作者。

主题5:从错误中学习,防范伤害。

主题6:了解和管理临床风险。

主题7:采用质量改进方法,提高照顾水平。

主题8:与患者和照顾者交流。

主题9:感染预防与防控。

主题10:患者安全和侵入性操作。

主题11:提高用药安全。

《医学院患者安全课程指南》的颁布,促进了患者安全教育在全球范围的推广和普及,对从源头遏制或减少医疗护理不良事件的发生,最大限度地促进患者安全具有非常重要的作用。

三、医学生的患者安全教育时机与意义

(一)患者安全教育课程开设的时间

结合医学教育规律和特点,患者安全教育课程的最佳开设时间应安排在医学生掌握了基础医学知识和部分专业基础知识之后、专业课学习过程中或临床实习之前。

(二)患者安全教育的意义

1. 培养医学生的患者安全意识,突出以患者为中心的理念　生物-心理-社会医学模式要求将患者置于医疗照顾的核心位置,患者就医过程就是医务人员与患者一起共同战胜疾病、促进健康的过程。患者安全的实质就是以患者为中心、尊重患者的知情同意权、医疗护理服务的参与权和选择权。通过临床实践,使医学生认识到患者安全的重要性,培养其关注患者安全的态度和行为。

2. 促进医学生全面掌握专业理论与技能,提高医学生医疗服务质量　医学专业学制长,学生的学习负担重。医学基础课程和专业课程,如微生物学知识有助于学生了解医源性感染,提高感染防控意识;药理学知识能够指导患者安全用药;伦理学、人际沟通等知识与技能的学习是保证患者安全的重要组成部分;患者安全教育可以激发学生内在的学习

动力,扎实掌握全面的理论和技能,在卫生保健服务中尽最大可能减少伤害患者事件的发生。教学过程采用案例和问题为导向的分析讨论,能够帮助学生拓宽思路,从错误中学习。

3. 强化职业价值观教育,促进医学生的职业发展　医疗护理服务的最高目标是在保证患者安全的前提下,履行减轻疾病痛苦、促进人类健康的神圣职业使命。患者安全第一、患者利益至上、公众健康利益至上等卫生保健服务的核心价值观念要渗透至医学教育的整个过程中。从医疗机构到卫生保健服务个人,从思想文化观念到具体的医疗护理服务实践,患者安全不是单纯的理论说教,而是结合专业特点,内容全面、目标清晰、以问题为导向的价值观教育。患者安全与质量管理是医学职业发展的重要组成部分,为医学生未来的职业生涯奠定基础。

四、改善患者安全和患者安全教育的建议

（1）邀请一名患者权益倡导者作为医学院课程委员会的成员。

（2）考虑与各级教师和学员（住院医师和医学生）一起参与模拟体验。这可能有助于加快文化变革纵向整合的速度。

（3）让患者安全成为医学院每日、全天的关注重点,如此一来,便无需举办全国患者安全周,因为该主题将全面融入医学院的日常。尽早培养医学生的患者安全理念,使患者安全成为标准操作程序的一部分,而不是一个"单独"的话题,也不是另一个必须处理的"事情"。伊莱恩·贝桑松（Elaine Besancon）写道:"在医学院课程中,将患者安全视为事后才考虑,这会促使学生在医学院毕业后和职业生涯中继续以这种方式对待它。但医学院是强调患者安全和质量提高的最佳时机,因为医学生还没有对低效率和不安全的做法麻木不仁,而许多经验丰富的医疗保健专业人员不仅容忍这些做法,甚至没有意识到。学习患者安全必须是亲身体验,这样才能真正引起内心深处的共鸣。"

（4）注意隐性课程。专业监管机构希望医生、护士和专职卫生专业人员在与患者沟通、共同决策以及提供支持性照护方面达到合格的标准。为此,已经编制了包含这些主题的详细课程,以帮助教育人员教授相关技能。但受训者进入临床后,技术能力比人际交往能力更受重视,隐性课程往往淹没了他们在正式培训中学到的东西。

第四节　患者安全的护理研究

📖 拓展阅读1-6　基于文献计量的国内患者安全研究现状与热点分析

一、护士在患者安全中的作用

（一）护士在患者安全与质量改善中的责任和作用

患者安全与质量改善是医疗服务中不可忽视的重要环节,而护士作为医疗团队中的

重要成员,承担着重要的责任和作用。他们在医疗过程中负责协助医生进行治疗、提供护理服务,并在患者安全和质量改善方面发挥着关键的作用。

1. 护士在患者安全方面具有重要责任 患者安全是医疗服务的核心价值之一,而护士作为与患者最直接接触的医疗人员,承担着保护患者安全的责任。他们需要确保医疗环境的清洁和卫生,遵循严格的感染控制措施,以防止交叉感染的发生。此外,护士还需要对患者的身体状况进行全面评估,及时发现并处理潜在的危险因素,确保患者的安全。

2. 护士在质量改善中发挥重要的作用 质量改善是医疗服务不断提升的关键环节,而护士作为医疗团队中的一员,负责提供护理服务,对患者的病情变化和治疗效果进行观察和记录。护士通过及时向医生反馈患者的病情变化,帮助医生及时调整治疗方案,提高治疗效果。此外,护士还需要对患者的护理过程进行评估和改进,确保护理服务的质量和效果。他们通过参与医疗质量评估和改进活动,提供宝贵的经验和建议,促进医疗服务的不断提升。

3. 护士还承担着其他重要的作用 ①护士作为患者的主要照顾者,需要与患者建立良好的沟通和信任关系。他们需要倾听患者的需求和意见,并及时回应和解决患者的问题和困扰。②护士需要提供患者教育,帮助患者了解和掌握疾病的知识和管理方法,提高患者的自我护理能力。③护士还需要提供心理支持,帮助患者应对疾病和治疗过程中的心理压力和困扰。

(二)护士在患者安全发展中的作用

美国底特律梅西大学护理学院索尼娅·科瓦尔斯基(Sonya L. Kowalski)和莫林·安东尼(Maureen Anthony)教授分析了 1900—2015 年间发表的 1 086 篇与患者安全有关的文章后指出:护士在促进患者安全发展的过程中,发挥着非常重要的作用。在各个时期,护士在患者安全发展中具有代表性的作用如下。

20 世纪初,在保证手术安全性方面:在家庭进行的手术中,护士认真核查手术用海绵数量,确保准确无误;在预防感染方面:细菌学理论发现后,倡导手卫生的重要。

20 世纪 30 年代,在用药安全性方面:在用胰岛素治疗糖尿病的方案中,护士注意观察药物反应,对预防患者发生低血糖起到了重要的作用。

20 世纪 40 年代,护士参与患者安全设施的发明和方案制订;制订儿科病房防止跌倒、窒息、灼伤和用药错误的流程和措施;针对常见不良事件类型,提出相应的预防措施。

20 世纪 50 年代,在高危患者快速干预方面:实施早产儿专科护理,降低了早产患儿的死亡率;同时,将儿童患者的安全问题列入护理教育中。

20 世纪 60 年代,在医院获得性感染的风险控制方面:护理界非常重视护士在伤口感染和细菌耐药方面提出的相应建议。

20 世纪 80 年代,护士意识到医疗事故预防的重要性,关注用药安全的研究,建立用药错误预防的每月专栏。

21 世纪,在患者安全的研究内容方面:关注系统因素,包括沟通交流、护患比例、排班制度、工作时间等,认识到错误源于系统而非单纯个人。将不良事件报告系统、专科护理质量改进新技术等应用到保障患者安全中来。

二、患者安全的相关研究内容、方法及步骤

自 2002 年以来,关注患者安全已经成为国际性问题。人们已经认识到之前大大低估了不良事件带来的严重影响。全世界的国家都希望通过采取促进患者安全的措施,提高卫生保健服务质量。

(一) 研究内容

在患者安全领域,结合 WHO 关于患者安全研究的领域和内容,患者安全护理的研究主要集中在可预见的后果、系统因素和程序因素 3 个方面。

1. 可预见的后果　包括医疗护理安全不良事件(如跌倒、压力性损伤、坠床等)、手术和麻醉导致的损伤、医院感染、不安全注射、不安全的血液制品、药物治疗不良事件、母婴安全、老年人安全、医疗器械使用不良事件等。

2. 系统因素　包括组织和机构存在管理缺陷和潜在的失误、安全文化、人力资源、教育和培训,以及人的应激、疲乏和情绪管理。

3. 程序因素　包括非人为的器械和程序事件、误诊、检查结果跟踪、质量改进、安全文化测评与反馈、患者参与患者安全。

(二) 研究方法

1. 按照性质分类

(1) 质性研究(qualitative study):又称定性研究,是指对某种现象在特定情形下的特征、方式、内涵予以观察、记录、分析、解释的过程。质性研究的目的在于全面、详细地描述现象,通常用于患者安全研究的早期阶段。例如,发现某一不良事件并寻找其潜在原因等,收集的资料一般是语言或者图片等,该方法通常费时且结论缺乏推广性。

(2) 量性研究(quantitative study):又称定量研究,是指确定事物某方面量的规定性的科学研究,即将问题与现象用数量来表示,进而去分析、考验、解释,最终获得意义的研究方法和过程。量性研究通常用于患者安全研究的后期阶段。例如,验证某一干预措施的有效性等,收集的资料一般是数值型数据。

(3) 混合研究(mixed methods approaches):指以实用主义哲学观为指导,以最能理解所研究问题为目标,综合运用质性、量性研究方法收集和分析资料的一种研究方法。这种研究方法可用于患者安全研究。例如,在对某种干预措施进行评价时,可以运用量性研究分析数据并判断干预措施是否有效,运用质性研究分析干预措施有效或无效的原因,二者结合可为干预措施的改进提供全面支持。

2. 按照是否施加干预措施分类

(1) 非实验性研究(non-experimental study):又称为观察性研究(observational study),指不施加任何干预和处理措施,在自然状态下对研究对象的特征进行观察、记录,并对结果进行描述和对比分析的一种研究方法,在患者安全研究的早期阶段,如测量伤害时经常会应用观察性研究。例如,估计某医院某年内发生的不良事件的数量。

(2) 类实验性研究(quasi-experimental study):又称为准实验研究,只对研究对象施加某种干预或处理措施,但研究设计缺少随机分组原则和(或)无对照组的一种研究。因

为针对人的临床医学研究中,有时不易将干预对象随机分配到不同的组别中,很难实施完全的实验性研究,所以选择类实验性研究更可行。类实验性研究的实用性很好,广泛应用于医学和护理学领域。常用的方法包括自身前后对照设计、间断时间系列设计等。

（3）实验性研究（experimental study）:指研究者根据研究目的人为地对受试对象设置干预措施,按重复、对照、随机化原则控制非干预措施的影响,总结干预因素效果的一种研究方法。在患者研究的后期阶段,例如实施及评价研究方案,经常会用到实验性研究。例如,在经济欠发达地区,手术伤口感染一直是需要引起关注的问题。针对子宫切除或剖宫产患者,可以采用随机对照实验性研究方法,即将传统的术后青霉素治疗方案与单剂量氨苄西林甲硝唑联合预防方案进行对比分析,以评价新型预防方案的有效性。

（三）研究步骤

患者安全护理研究应该是一个动态的循环过程,主要有 5 个步骤:发现问题、寻找原因、确定并实施解决方案、评价影响和实施与反馈。

1. 发现问题　分析现状,发现导致患者伤害的不良事件,并分析严重性和类型。例如,卫生保健服务行业每年受到伤害或死亡的患者数量、不良事件类型等。常用的方法包括观察法、自我报告法、测验法和文献查阅法。

2. 寻找原因　寻找导致患者伤害的不良事件的原因。例如,发生了什么？为什么会发生？如何预防其发生？

3. 确定并实施解决方案　找到影响患者安全的原因后,运用随机对照试验、整群随机试验等方法确定有效解决的方案。一旦确定了解决方案之后,要通过各种渠道确保解决方案能有效地实施。例如,让医院领导同意该方案,对卫生保健服务人员进行方案的教育和培训等。

4. 评价影响　针对实施方案从结构、过程和结果 3 个方面评价其影响,做出可行性、可接受性或可承受性评价。结构主要指卫生保健系统内的资源配置关系,如床位数、人力资源配置等;过程主要指卫生保健服务运行的质量与效率,如临床路径、员工培训与教育等;结果是对卫生保健服务结构和过程最终质量的评价,主要涉及临床工作、患者和社会 3 个方面,包括疾病的治愈率、患者的主观生活状态和满意度、社会经济成本等指标。

5. 实施与反馈　在保证患者安全的前提下,要选择能带来最大利益且障碍最小的措施,并将该措施转化为卫生保健服务人员的行为。要定期对实施过程进行监测,及时清除障碍、反馈实施的效果和取得的成绩。

（孙振洁）

第二章 患者安全管理组织与团队

微课　护理风险管理

情景案例

两位优秀护理管理者的故事

在一次全国护理管理会议上，王主任和李主任作为优秀护理管理者的代表，分别介绍了各自医院有效的管理经验。王主任认为，员工的主人翁意识非常重要，她在医院大力推行民主化、人性化管理模式，鼓励管理者与一线护士积极沟通工作中出现的问题，同时也尽可能满足员工对学习、薪酬等的合理需求。此外，她还专注于新技术、新方法的创新与改革。在王主任的带领下，医院形成了一支凝聚力强、团结向上、勇于创新的护理团队。作为另一家大型三甲医院的护理部主任，李主任则认为，护理作为一项专业性强、风险性高的工作，必须有严格的规章制度和管理体制。因此，护理部制订了严格的规章制度、考核指标、奖惩办法等。她还经常约谈病房护士长，了解各科室的工作强度及难度，对人员、资金、设备等资源进行合理分配和调整。在李主任的严格要求下，全院护士一直保持严谨求实的工作态度和精湛的护理技术。

请思考：

1. 两位护理部主任在各自的工作中承担了哪些管理角色？

2. 如何应对目前护理管理的挑战，成为一名优秀的护理管理者？

第一节　患者安全管理组织

医院是具有高风险的组织机构,医疗风险无处不在,防范医疗风险和保障患者安全已成为医疗机构必须面对的现实问题。为了保障医疗安全,医疗机构需采取多种措施和方法,为患者建立合理有效的医疗安全管理组织、护理安全管理体系、高效医疗保健团队,以预防医疗风险和护理风险。

一、医疗安全管理组织

医疗安全工作是医院管理工作的重要组成部分,医疗安全的核心是医疗质量,是医院管理者不可忽视的重要工作。医疗安全是保证患者得到良好医疗服务的先决条件,在医院管理中具有重要的意义。医疗安全是医院、医务人员、患者和社会共同追求的目标之一。

(一)医疗安全

医疗安全(medical safety)一般是指患者在医院的诊疗过程中,不发生因医疗机构及其医务人员责任心不强、技术过失、医疗设备问题、管理不善等单一或众多原因引起的医疗缺陷,造成对患者病情、身体、心理和精神不利影响或损害等后果。

1. **医疗安全的含义**　①患者在诊疗过程中不发生允许范围以外的心理、机体结构、组织器官功能障碍或死亡;②患者在诊疗过程中,医疗机构由于医疗质量管理体系不健全、管理过失或医疗行为过失给患者造成允许范围以外的生理、机体结构或功能上的障碍、缺陷或死亡,属于医疗不安全。

2. **医疗安全的影响因素**　医疗安全是医院管理的第一要素,也是医疗服务质量的前提和最基本要求。医疗工作属于高风险工作,加强医疗安全管理非常重要。医疗安全的影响因素主要有 6 个方面:

(1)组织管理因素:包括医院内部纪律松散、管理机制不健全、规章制度不落实、工作人员责任心不强、设备物资管理不善、院内感染控制不到位等因素。

(2)医疗技术因素:由于医务人员的医疗技术水平低、经验不足或协作不好而对患者安全构成威胁的因素。

(3)医源性因素:指医务人员在提供医疗服务时采取不适当的诊断、治疗措施,或言行不当给患者造成的不安全感和不安全结果。

(4)药源性因素:由于使用药物而引起不良后果的因素。用药不当、药物配伍不当或无效用药等都可能给患者带来危害。

(5)设备器材因素:医疗设备种类不全、性能不良、规格不配套、数量不足等都会影响医疗技术效果,形成医疗不安全因素。

(6)环境因素:如医院消毒措施不当,以及病房内外的空气污染、供水污染等因素。

(二)医疗安全管理

医疗安全管理(management of medical safety)是指为了保障患者及医务人员的生命

安全和身体健康而制订和实施的一系列管理措施和策略。医疗安全管理是围绕医务人员在实施医疗行为、患者在接受医疗服务过程中不受任何意外伤害所进行的全部管理活动。医疗安全管理包含的内容非常广泛，如医疗安全、护理安全、药品安全、院内感染控制、医技安全、仪器设备安全、后勤安全和医院治安管理等都属于它的范畴。医疗安全管理既是静态的管理制度，也是动态的管理活动。

1. 医疗安全管理的重要性

(1) 医疗安全管理是医疗质量管理的重要组成部分。医疗安全管理贯穿医疗质量管理的全过程，是医疗质量管理的重要内容。加强医疗安全管理可以减少医疗不安全行为的发生。

(2) 医疗安全是评价医院医疗质量优劣的重要指标。加强医疗安全管理是维护医患双方正当权益的前提，是患者选择医院和医生的重要标准，也是医院提供优质医疗服务的基础。单纯强调提高医疗质量而忽视医疗安全管理，势必会隐藏安全隐患，甚至产生严重的医疗损害后果。因此，没有可靠的医疗安全管理，持续的医疗质量改进是不可能实现的。

(3) 医疗安全直接影响社会效益和经济效益。医疗不安全会延长患者的治疗时间，使治疗手段复杂化，并且可增加医疗成本，加重患者和社会的经济负担，有时还会引起医疗纠纷，影响医院的社会形象和信誉。

2. 医疗安全管理体系　为了增进医疗安全，医院应建立医疗安全管理体系。该体系包括静态的制度体系和动态的管理系统。

(1) 制度体系：包括医疗安全管理的有关法律、法规、规章与行政措施文件汇编或编纂系统；各临床科室诊疗规范与诊疗常规系统；医院内部规章制度系统。在此基础上，根据门诊与病区的不同流程制订相应的流程服务质量规范。

(2) 管理系统：由科室、职能部门和医院有关管理人员组成三级监督控制网络，依照医疗服务质量流程、规范和标准开展全面的质量管理与监督，建立考评档案，合理奖惩到人。在医疗实践中，做到职责明确、预防为主，并层层把关，将各种医疗安全隐患消灭在萌芽状态。

3. 医疗安全管理模式　目前，国内外医疗安全管理模式多种多样，常用的医疗安全管理模式有4种：单纯被动地处理不安全事件的管理模式、医疗缺陷管理与不安全事件处理相结合的管理模式、医疗风险管理(risk management)模式和医疗安全预警/防范管理模式。其中医疗安全预警/防范管理模式是依据以患者为中心、以在医疗质量持续改进基础上提供优质服务为管理理念而建立起来的管理模式，也是最有效、最有前景的医疗安全管理模式。常用医疗安全管理模式的比较如表2-1所示。

表2-1　常用医疗安全管理模式的比较

模式	目的和宗旨	管理范畴和性质	管理重点	事件处理模式
单纯被动地处理不安全事件的管理模式	息事宁人，减少损失，维持秩序	医疗事务性管理	集中关注事故、纠纷的了结	行政处理或"私了"(特殊的需法治处理)

（续表）

模式	目的和宗旨	管理范畴和性质	管理重点	事件处理模式
医疗缺陷管理与不安全事件处理相结合的管理模式	提高医疗质量,维持医疗秩序,减少医院损失	医疗质量管理	以医疗缺陷管理为重点	行政处理和法律诉讼处理结合
医疗风险管理模式	回避医院蒙受的损失	风险管理和质量管理相结合	以医疗风险管理为重点	三种对策相结合的处理模式*
医疗安全预警/防范管理模式	以患者为中心,安全优质服务	全面质量管理,医疗安全信息系统	以医疗安全预警/防范管理为重点	行政处理和法治化处理模式相结合

注：*三种对策：①与患者搞好关系,尽可能不使患者投诉；②医疗事故保险处理；③医事法律服务处理。

（三）医疗安全管理组织体系

医院医疗安全管理组织体系由医院医疗安全管理委员会、质量管理职能部门及科室质量控制小组三级管理网络构成。

1. 医院医疗质量和医疗安全管理委员会　院长是医院质量安全管理第一责任人。院长为主任委员,业务副院长为副主任委员,委员分别为医务部、护理部、临床、医技、药剂科室负责人及各科护士长。

2. 质量管理职能部门　坚持以提高人员素质为基础,以控制病例单元环节质量为重点,以终末质量信息反馈为导向,持续改进医疗服务质量；质量管理职能部门始终以环节质量督查为工作重点。

3. 科室医疗质量和医疗安全管理小组　科室设立质量控制小组,由行政科主任(副主任)任组长、护士长任副组长,质控医师、质控护士为成员。科主任为科室质量管理第一责任人。

医疗安全管理组织主要具有如下职责和作用：①接待患者或家属投诉,处理医疗事故和医疗纠纷；②统筹与监督医疗风险活动,研究如何降低和化解医疗风险；③培训医务人员,通过提高医务人员的综合素质来降低医疗风险。

（四）医疗安全管理实践措施

1. 建立安全文化　医院应致力于建立安全文化,使每个医务人员都能够意识到安全的重要性并将其视为首要任务。

2. 实施全面质量管理

(1) 建立质量管理体系。建立和完善医疗质量管理体系,明确各部门的职责和流程,确保医疗活动的规范化和标准化。医院要严格贯彻落实三级医师查房制度、查对制度、首诊负责制、会诊制度、术前术后讨论制度、疑难急危重症死亡病例讨论制度、危急值报告制度、交接班制度、病历书写制度、医疗安全隐患制度等一系列制度,及时发现安全隐患、薄弱环节并予以整改。同时,还要树立全局观念,团结协作并设立奖惩制度,以防范医疗事故的发生。

（2）强化质量控制。通过定期检查、评估和反馈，及时发现和纠正医疗质量问题，提高医疗服务水平。

（3）加强医务人员综合素质教育。综合素质教育包括职业道德、专业技能和法律意识的教育。职业道德教育是要树立良好的医德医风，加强医务人员的服务意识培养，尊重患者的知情权和选择权。专业技能教育是要加强"三基"训练和考核，提高医务人员的专业素质、心理素质、岗位工作能力与动手能力。法律意识教育是要强化医务人员在诊疗各个环节的法治观念，加强法律、法规和安全管理条例的学习，最终实现用法律手段规范医疗工作。

3. 加强医疗设备管理

（1）设备采购与验收：严格把关医疗设备的采购验收和登记，确保设备的质量和合规性。

（2）设备维护与保养：建立设备维护和保养制度，定期对设备进行检查、清洁和维修，确保设备的正常运行。

（3）设备使用监管：加强设备使用过程中的监管和管理，防止设备故障或操作不当对患者造成伤害。

4. 完善医疗信息管理系统

（1）信息化基础设施建设：加强医院信息化基础设施建设，提高医疗信息的存储、传输和处理能力。

（2）电子病历系统建设：推广电子病历系统，实现患者信息的数字化管理和共享。

（3）数据分析与利用：利用大数据和人工智能技术对医疗信息进行分析和挖掘，为医疗质量和安全管理提供科学依据。

5. 建立医疗安全隐患的预警和监控机制 医院可建立符合自身情况的医疗风险预警机制，动态监测医疗服务全过程；要及时发现隐患并采取措施，同时还可借鉴其他行业的预警机制，利用现代信息技术与网络技术构建医疗安全防护网。

6. 加强安全教育，树立医疗风险防范意识 医院要开展安全培训和教育活动，加强对各种风险和预防措施的宣传和培训，提高医务人员的安全意识；要经常采用多种形式对医务人员进行安全教育，如医疗纠纷案例分析、医疗安全知识专题讲座和座谈会等，以提高医务人员的风险防范意识。

7. 加强医务人员和医患之间的有效沟通 医务人员之间、医患之间的有效沟通可保证信息通畅和准确，避免临床失误和医疗纠纷的产生，保证患者安全。

8. 鼓励患者参与医疗安全 在医疗服务过程中，医务人员必须与患者直接接触，即患者必须作为参与者出现在医疗服务的过程中。在患者参与医疗服务的过程中，如果能发挥患者的积极作用，将会降低医疗风险，有利于提高诊疗效果；反之，如果患者不遵医嘱或不配合医生的诊疗，将会增加医疗风险、导致临床失误。为了更好地发挥患者的积极作用，增进医疗安全，可采用多种方式对患者和家属进行培训，如对患者进行风险教育等，从而鼓励患者和家属成为增进医疗安全的合作者。

（五）医疗质量与安全管理展望

1. 信息化技术的应用

（1）医疗信息化：通过建立医疗信息化系统，实现医疗数据的共享和整合，提高医疗服务的效率和质量。

（2）远程医疗：利用信息技术提供远程诊断、治疗和监测服务，突破地域限制，提高医疗服务的可及性。

（3）人工智能与机器学习：应用人工智能和机器学习技术辅助诊断、治疗和医学研究，提高医疗决策的准确性和科学性。

2. 个性化医疗服务的推广

（1）个体化诊疗：根据患者的基因、生活习惯等个体差异，制订个性化的诊疗方案，提高治疗效果。

（2）精准医疗：通过基因测序等技术，实现疾病的精准诊断和个性化治疗，提高医疗服务的精准性和有效性。

（3）患者参与决策：加强患者教育，提高患者对医疗决策的参与度和自主性，满足患者的个性化需求。

3. 国际医疗质量与安全管理经验的借鉴

（1）国际医疗质量评估：学习国际先进的医疗质量评估标准和体系，提高我国医疗质量评估的科学性和客观性。

（2）国际医疗安全管理经验：借鉴国际医疗安全管理的成功案例和经验教训，完善我国医疗安全管理体系。

（3）国际合作与交流：加强国际合作与交流，共同推动全球医疗质量与安全管理水平的提升。

二、护理安全管理体系

（一）护理安全

护理安全（nursing safety）是指在实施护理服务的过程中，不发生法律和法定规章制度允许范围以外的心理、机体结构或功能上的损害、障碍、缺陷或死亡。护理安全包括实施护理活动的环境安全、护理主体的安全和护理对象的安全。

影响护理安全的主要因素与影响医疗安全的因素一致。此外，影响护理安全的因素还包括以下4个方面：

1. 护理人员因素 主要指护理人员的数量或素质不能满足工作基本要求而给患者造成的不安全影响。

2. 患者的违医行为 主要指治疗和护理过程中患者不遵医行为造成的安全问题，如患者不按时服药或擅自外出等造成的不良后果或意外事件。

3. 患者的主观因素 在市场经济作用下，某些患者的价值观发生扭曲，对护理人员提出苛刻条件，伤害他们的尊严，从而影响护理工作的完成。

4. 社会原因 目前社会对医院的关注越来越密切，巨大的舆论压力导致患者对医院失去信任,这既加大了护理工作的难度,也影响了护理工作。

(二)护理安全管理

护理安全管理(nursing safety management)是指以创建安全的工作场所为目的,主动地实施一系列与安全及职业健康相关的各种行动措施和工作程序。它包括环境安全管理、患者安全管理和护士职业防护,是医院安全管理和护理质量管理的重要内容。加强护理安全管理是护理工作的永恒主题。安全管理制度的全面实施与安全管理指南在临床实践中的有效运用,对提升护理安全具有至关重要的作用。

护理安全管理贯穿诊疗护理的全过程,包括人、物、信息的安全管理及护理过程的安全管理。

1. 人的安全管理 是所有管理中最重要的环节,包括对患者和护理人员的人身安全保障与财产安全保证。通过加强对护理过程的有序化安全管理,可以创造良好的患者就医环境和员工工作环境,并杜绝人身伤害事件的发生。对人的管理需重点关注新护士、实习护生、新医生和新入院患者等。

2. 物的安全管理 涵盖范围广泛,主要包括医院环境安全、药品安全、仪器设备安全以及患者食品卫生安全等。

3. 信息的安全管理 医学信息更新速度快,各科室应组织业务学习以提高护理人员的自身业务素质。同时,医疗上通用的名词缩略语、英文缩写、代号等应标准化,避免出现信息传递或表述错误。

4. 护理过程的安全管理 每一项护理活动都包含许多环节,护理安全管理应从基础抓起,环环相扣;必要时应建立护理关键流程,以提高护理安全。

(三)护理安全管理体系

医院应建立健全的护理安全管理体系,需要遵循组织机构健全的原则,合理设置"护理部—科护士长—病区护士长"三级护理安全管理体系,要明确制订和落实"部—科—区"相应的工作标准和职责。各级护理管理岗位人员要有从事临床护理工作的经历,并具备符合岗位任职要求的护理管理经验。护理部成立护理质量安全管理委员会,科室成立护理质量安全控制小组;病区作为科室下属的一个单元,根据其规模和特殊性,可以单独成立病区护理质量安全控制小组。护理质量安全管理委员会负责全院患者的安全管理和质量标准的制订、实施与监督。护理部每季度组织护理质量控制和安全管理不良事件分析研讨会,分析原因并提出改进措施;科护士长每月组织护士长对科室的护理质量和安全进行分析并制订防范措施;病区护士长每周对病区的护理质量和护理风险进行自我控制与管理。各级管理者需要采取科学的质量管理方法,如 PDCA 循环、品管圈活动等,从而持续改善患者的质量安全问题。

(四)护理风险及其管理

1. 护理风险(nursing risk) "医疗风险无处不在",已成为共识。随着人们自主意识的增强和护理工作自身的特殊性,护理工作所承担的风险也越来越大,已成为高风险、高压力、高纠纷的行业。护理人员是医嘱的具体执行者,医疗行为所伴随的风险往往与护理行为难以分割。因此,护理风险是医疗风险的一部分。护理风险贯穿护理工作的全过程,甚至护士的整个职业生涯,这将威胁护理人员的身心健康。

1) 护理风险相关概念

(1) 护理风险:是指医疗领域中因护理行为、系统因素或环境互动而引发的潜在不良事件或损害可能性。医院护理风险分为患者的医疗护理风险、护理人员的职业风险和其他人员(探视者、陪护等)的风险。

(2) 护理风险事件:存在于护理工作各个环节的不安全因素,可导致患者伤残或死亡等。

(3) 护理风险管理:对现有的或潜在的护理风险进行识别、评估、处理和评价,以减少护理风险事件的发生,以及风险事件对医院、患者、探视者、医务人员等的危害和经济损失。

(4) 护理职业风险:从事护理服务职业、具有一定发生频率并由该职业者承受的风险,包括经济风险、政治风险、法律风险和人身风险。

(5) 护理风险管理体系:构成护理风险管理全部要素的有机整体,各要素在这个统一体中相互联系、相互作用,共同发挥对护理风险的管理作用,包括护理风险管理的组织机构体系、流程管理体系和规章制度体系。

2) 护理风险分类　风险事件根据是否直接对患者造成损害,分为直接护理风险和间接护理风险。直接护理风险的结果可以对患者造成直接损害,一般源于护理人员自身;间接护理风险的结果一般不对患者造成直接伤害,源于技术性、设备性和管理性因素。直接护理风险和间接护理风险是相对的概念,很多风险不单是直接风险或间接风险,而是两种风险同时存在。

3) 护理风险的特点

(1) 多样性和广泛性:护理服务涉及护理技术操作、药物治疗等过程。因此,护理风险具有多样性,且广泛存在于从患者入院至出院的全过程。

(2) 难以预测性:是指护理风险的发生带有极大的偶然性、突然性和个体差异性。

(3) 难以防范性:对于护理风险,有的风险可以防范,有的风险经护理人员努力后仍不能防范与避免,仍会对患者造成伤害。

(4) 后果严重性:药物不良反应、有创性介入检查和治疗等原因,导致护理风险一旦发生,其结果可能是加重病情,也可能是造成新的伤害,甚至危及患者生命。

4) 护理风险产生的原因

(1) 管理因素:①管理制度缺失、不健全、不完善,制度执行率不高,缺乏考核或监督机制;②职业道德教育薄弱、管理监督不得力;③对护理人员的教育培训不足,尤其是对新进人员和实习进修人员的规范化培训不够且监督管理不力;④护理人才流失;⑤医院为了减员增效压缩护士编制,致临床护理人员配置不足、护士工作超负荷、身心疲惫,也是导致护理不良事件的重要原因之一。抢救危重症患者、工作繁忙、交接班前后、中午、夜班、节假日等工作时段都是护理风险发生的高危时段,若护理人员人力不足或经验不足,容易发生护理风险事件。

(2) 患者因素:护理风险很大程度上来自患者,包括患者的身体健康因素、人体解剖因素和疾病综合因素等,都会影响医疗行为的成功和效果。①患者或家属对疾病缺乏正确的认识,对医疗结果期望值过高;②心理承受力差,当治疗结局欠佳时,易对医护人员产生不信任,甚至不配合治疗护理,从而导致护理不良事件;③患者心境不良,导致过激行为,引发护患冲突。

(3) 护理人员自身因素:临床经验影响护理人员对疾病的认知和判断力,新毕业、低年资、新轮转科室的护士和实习护士等都属于发生护理风险的高危护理人群。①法律意识淡薄,自我保护意识不强,如忽视患者的知情权、隐私权而导致纠纷;②法治观念缺乏,忽视护理记录中的法律问题,超越护士职业权限,未经医嘱执行治疗;③专业理论技术水平跟不上护理工作要求,而致操作失败或操作错误;④工作责任心不强,注意力不集中,导致查对制度执行不到位而引起护理不良事件;⑤情绪化、态度生硬、行为不当或过失给患者造成不安全感;⑥职业压力大,包括工作环境、工作压力、烦琐的工作内容、不断更新的知识技能、复杂的人际关系。

(4) 医疗技术的局限性因素:现代医学科学虽有很大发展,但由于人体的特异性和复杂性,现代医学科学的诊疗技术不能包治百病,仍存在不可预知或不能避免的风险。

(5) 沟通因素:护理人员沟通技巧不足、对病情和诊治风险解释不足等都会导致沟通不畅,引发护理风险。

(6) 仪器设备因素:专业仪器设备不健全及不能处于良好的备用状态,如配药时缺乏专用配药工作台;吸痰、吸氧管道老化,以及供氧、供电、消毒等设施不完备;呼吸机、监护仪、除颤仪、微量泵等未及时保养维修,使用时性能不良等都是较为严重的安全隐患。

(7) 环境因素:包括医院的基础设施、病区物品配备和放置存在的不安全因素;病房临时加床致使床位不固定;地面过滑致患者跌倒,无床档致患者坠床;隔离措施不到位造成环境污染或交叉感染;射线防护不当;患者在住院期间财物丢失等。以上这些环境因素都会增大护理风险。

2. 护理风险管理　是以患者安全为中心,为了实现安全、有效和高质量护理而采取的措施。护理风险管理组织就是护理质量管理组织,包括护理质量管理委员会、护理部护理质控组、各科室护理质控小组。护理风险管理人员包括护士长、护理质控责任护士和护理风险评估护士等。护理风险管理组织和人员构成了护理风险管理的组织体系。

1) 护理风险管理的意义　护理风险管理是对患者、护士、护理技术、药物、环境、设备、制度、程序等风险因素进行管理。目的是使护理风险系数降到最低程度,保障患者和医务人员的安全。管理的意义:①体现积极预防的管理原则;②体现以患者为中心的服务宗旨;③有利于管理制度的健全和持续质量改进。

2) 护理风险管理程序　包括护理风险识别、护理风险评估、护理风险控制和护理风险管理效果评价 4 个阶段。这 4 个阶段的循环不是简单的重复,每一次循环都是在前一次循环使护理质量得到提升、风险得到控制的基础上进一步循环,从而使护理风险获得更有效的控制。

(1) 护理风险的识别:是护理风险管理的基础,其主要任务是对护理服务过程中客观存在的、潜在的各种风险进行系统的识别和归类,并分析产生护理风险事故的原因。风险识别是一个动态的监测过程。作为风险管理流程的第一步,风险识别与评估的成果直接影响着整个风险管理流程的每一步,影响着最终的风险管理决策。常用的护理风险识别技术有3种:①通常从多年积累的临床资料入手,分析和明确各类风险事件的易发部位、环节和人员等;②工作流程图法,包括综合流程图及高风险部分的详细流程图,由此全面分析各个环节可能发生的风险事件;③调查法,即设计专门调查表,调查关键人员,掌握可能发生风险事件的信息。在护理工作中可以把后两种方法结合运用,流程图法便于直观分析、全面综合,调查法有利于了解存在的风险,并且可以补充和完善工作流程图。

(2)护理风险评估:是在风险识别的基础上进行定量分析和描述,通过对资料和数据的处理发现可能存在的风险因素,确认风险的性质、损失程度和发生概率,为选择处理方法和正确的风险管理决策提供依据。

风险评估一般运用概率论和数理统计方法来完成,其中期望值和标准差是描述某个特定风险损失概率分布特征的重要指标。一般来说,频率高、幅度小的损失标准差小,频率低、幅度大的损失标准差大。护理风险定量分析常采用风险量化分析来评价,如风险的危险度=风险严重程度×风险频率。

护理风险评估内容有以下3个方面:①评估护理操作所带来的风险。护理操作所带来的风险是护理中普遍存在的问题,它具有共性。因而所有的操作必须重视和严格防范。例如,无菌操作防止感染,"三查八对"防止护理出错。②具体护理操作的风险。就某一具体护理操作而言,由于操作需要达到特定的护理目的,涉及患者身体特定部位或特定的技术风险。例如输液,既要防止输入静脉中的液体混入空气,也要防止输入液体回流等。每一项具体的护理操作既有其技术要领,也有其经常出问题的薄弱环节,分析评估这些风险,让护理人员牢记,并且在实际工作中谨慎注意,则可以有效避免护理风险的发生。③针对具体患者的特殊风险。

(3)护理风险控制:是护理风险管理的核心内容,是在风险识别和风险评价基础上采取的应对风险事件的措施。护理风险控制包括风险前控制、风险中控制、风险后控制和风险监测。风险前控制即风险预防,如修订规章制度、完善工作流程、制订防范措施、护理风险教育。护理风险控制的主要措施包括:①风险预防,是指采取积极措施预防风险事件的发生;②风险教育,是指将已发生的风险事件作为风险教育素材,进行风险教育,以增强风险意识、防患于未然;③风险承担,是指将风险损失的承担责任保留在医院内部,由医院自身承担风险;④风险转移,是指将风险转给其他机构;⑤风险回避,是指停止提供可能产生某种风险的医疗项目;⑥风险取消,是指取消风险发生率太高,对医院工作影响大,或购买保险费用过高,或疗效不确切的项目,从而完全避免此类风险事件的发生;⑦风险相关的法律事项,是指对于风险发生率较高的服务项目,在日常工作中应注意准备必要的法律材料。

(4)护理风险管理效果评价:是对风险管理手段的效益性和适用性进行分析、检查、评估和修正,为下一个周期提供更好的决策。在信息化时代,大部分医院都建立了医院信息化系统,可通过系统进行风险管理。

拓展阅读2-1　患者安全专项行动方案(2023—2025年)

第二节　卫生保健团队

在线案例2-1　患者为何会患电光性眼炎

随着医疗模式的转变,以患者为中心,提供安全、高效、全程、整体医疗服务已成为业界的基本理念和服务宗旨,医疗团队管理逐步被重视。构建高效的医疗团队,保证患者安全,已成为未来发展的趋势。

一、卫生保健团队合作与患者安全

(一)卫生保健团队相关概念

1. 卫生保健(health care)　是指个人或社区享受的旨在促进、保持、监视或恢复健康的服务。

2. 团队(team)　是指为了实现某一目标而由相互协作的个体组成的正式群体。团队具有如下特征:①清晰的目标;②团队成员之间相互依赖、彼此协作;③所有成员具有共同的责任。高效团队是在团队概念基础上衍生发展出来的一种高级、理想的团队形式,是指在有效的领导下,团队成员相互信任、沟通良好、积极协同工作、高效率地朝着目标推进的团队。管理实践证明,在工作中加强团队协作,使群体发展成为高效团队,已成为现代组织的一个主要趋势。

3. 卫生保健团队(health care team)　是指通过合作和协调行动来实现共同卫生保健目标的医学相关专业的若干人员及其他有关的卫生保健人员。真正意义上的卫生保健团队由技术人员(医生、护士、医疗助理等)和辅助人员(前台员二、顾问、生物医学技术人员等)组成。开展整体医疗的关键环节是要建立一支高效的卫生保健团队。

4. 团队合作(team work)　是指团队成员通过彼此间的合作达成共同的目标。为了给患者提供安全有效的照顾,医生、护士、药剂师、技师和其他卫生保健专业人员等必须合作。

(二)卫生保健团队合作

现代卫生保健的快速发展与复杂性激增,正推动从业者从独立行医转向以共同目标为核心的团队协作模式。科技的迅猛迭代要求医疗领域突破学科边界,通过多学科团队合作高效转化创新成果。这一模式弥补了传统个体化诊疗的碎片化局限,依托成员专业互补、资源整合与协同作业,显著提升医疗质量与安全性,有效降低诊疗风险。团队协作的可持续性依赖于成员间工作技能的深度共享,而组织架构的团队化并不等同于高效协作。增强医疗团队效能、保障患者安全的核心,在于系统化推广与发展团队培训——通过标准化沟通训练、跨学科模拟演练等手段,将松散的结构转化为具备凝聚力的功能单元,实现"专业协同"向"安全增效"的实质性跃迁。

二、卫生保健中的团队类型

卫生保健领域有许多团队类型,依据不同的标准可以分成农村卫生保健诊所、社区基层卫生保健团队、妇幼诊所、重症监护病房、为特定任务而建立的团队、多专业团队等不同的类型。团队成员可以位于某个共同的地理位置,也可以分布在多个区域;团队可以包括单一学科的专业人员,也可以包括多个学科的专业人员。在不同的时间,团队之间或团队内部的专业人员角色会有所变化。另外,在以患者为中心的医护活动和患者安全方面,患者及其照顾者越来越被视为卫生保健团队的积极成员。其中患者是团队中唯一一个参与整个医护过程的成员,在自身疾病或病情经历上,他们是专家。

美国制订的 TeamSTEPPS 项目中确定了卫生保健支持和服务中的许多相互关联的团队类型。

1. 核心团队　包括直接参与患者护理的团队领导和成员。这些成员是直接的卫生保健服务者,如护士、牙医、药剂师、医生、助理等。他们在卫生保健机构的诊所或病房内活动。核心团队的成员还包括管理从患者评估到患者出院的人员。例如,病例管理者的核心团队可能经常发生变化,但通常包括一位医务人员基本不变;根据卫生保健领域不同,还可能包括理疗医生、牙医和(或)药剂师。

2. 协调团队　是负责核心团队的日常运营管理、协调和资源管理的小组。在医院中,护士经常担当协调角色。在农村和诊所中,协调团队可能包括卫生服务管理者、医生、护士或其他卫生专业人员。

3. 紧急团队　是为了应对紧急事件或特定事件而建立的,比如心搏骤停应急团队、灾难应急团队、产科急诊团队和快速反应团队等。紧急团队一般由许多来自核心团队的成员所组成。

4. 辅助服务团队　为患者照顾提供支持服务,如医院清洁工或医院勤杂人员。辅助服务团队主要是提供服务的团队,任务是协助核心团队。他们为患者提供与具体任务有关的、有时间限制的直接服务,或者提供有助于患者的照顾服务。这些团队成员经常不在患者接受常规照顾的地方。一般而言,辅助服务团队是独立运作的,但在某些时候他们也可视为核心团队的一部分。

5. 支持服务团队　包括在卫生保健机构根据特定任务提供间接服务的个人,该团队成员有助于患者及其家属体验到最佳的卫生保健服务。他们的角色是综合的,负责卫生保健机构内的环境、财产和后勤工作管理。

6. 管理团队　管理层包括某个中心或机构的行政领导人,他们全天候对组织的总体运营和管理负责。管理层通过建立和交流愿景,制订和执行政策,提供成功必要的资源,设定医务人员期望,使团队为其表现负责,以及确定组织文化,从而为团队系统塑造氛围和文化。

三、卫生保健工作中的团队管理与协作方式

(一)团队管理

1. 明确工作目标　在卫生保健工作中,团队成员需要清楚地认识到团队的目标和实

际的工作要求。只有明确了工作目标，才能激发团队成员的工作热情和积极性，使团队成员全力投入工作中去。

2. 建立分工合作机制　卫生保健工作需要多个岗位的人员协作完成。为了保证卫生保健服务的质量和效率，需要建立分工合作机制。分工明确、协作顺畅，不仅可以提高工作效率，还可以有效降低卫生保健服务的成本。

3. 建立有效的沟通机制　卫生保健工作需要不同岗位的人员之间频繁沟通。建立有效的沟通机制，可以促进不同岗位的人员交流合作，增进团队的凝聚力。在沟通中，还可以及时发现问题和弊端，并及时改善和调整，保证卫生保健服务的质量和效率。

4. 激励与奖惩机制　在卫生保健工作中，激励与奖惩机制也是必不可少的。通过激励与奖惩机制，可以调动团队成员的积极性和工作热情，增强团队的凝聚力。

(二) 协作方式

1. 情景式教育　在卫生保健工作中，情景式教育是一种非常有效的协作方式。通过情景式教育，可以帮助团队成员理解工作的实际情况和困难，提高工作的参与度和质量。

2. 培训与研讨会　是卫生保健工作中不可缺少的协作方式。通过培训和研讨会，可以提高团队成员的专业知识和技能水平，增强团队成员之间的互动和合作。

3. 实践演练　在卫生保健工作中，实践演练也是十分必要的。通过实践演练，可以让团队成员更加深入地理解工作流程和工作重点，为后续工作的顺利开展打下良好基础。

4. 信息共享　是卫生保健工作中不可忽视的协作方式。通过信息共享，可以让团队成员更好地了解工作进展和成果，以便更好地协作和配合。

📖 **拓展阅读 2-2　TeamSTEPPS 课程简介**

四、成功卫生保健团队的特点

有效团队合作有许多模型。从历史观点上说，这些模型来自其他行业，如航空业的机组资源管理（crew resource management，CRM）。卫生保健团队有很多类型，有些稳定，有些不稳定。团队成员的知识水平和技能也不同，必须相互协调。代表成功的卫生保健团队的特点主要包括：

1. 共同目的　团队成员共同达成一个与患者和组织有关的清晰目的。该目的包括集体利益和团队利益。

2. 可衡量的目标　目标是团队目的和结果的中间变量。目标不仅关注团队的任务，也专注于团队如何取得患者的照顾结果。团队成员共同制订目标，并用清晰、可衡量的术语描述目标。

3. 角色清晰　团队中每位成员的作用、职责和义务都有明确的规定，这种做法可以优化团队的效率，并且团队可利用成员分工的优势经常超额完成任务。

4. 相互信任和尊重　团队成员彼此信任。他们尊重和欣赏各自的角色，也尊重彼此的才能、信仰及专业贡献。有些团队还能够接受和鼓励团队成员意见多样化。

5. 有效沟通 对团队合作成功至关重要。有效团队有固定的沟通模式,但该沟通模式也是可变的。团队需要优化并持续改进沟通技巧。良好的卫生保健团队能够迅速和定期分享意见和信息,作书面记录,预留时间进行团队反思。

6. 良好的凝聚力 凝聚力是指因为长时间一起工作而产生的友情和参与感。有凝聚力的团队具备唯一独特的团队精神和信念,并因团队成员希望继续合作,所以其团队寿命更长。

7. 有效领导 是有效团队的重要特征。有效团队的领导可以为其他团队成员的活动提供便利、指导和协调。团队需要能够设定和维护团队结构、管理矛盾、倾听成员心声、信任和支持成员的高效领导。

8. 可衡量的过程和结果 团队应实施针对成败的反馈,这种反馈要求可靠且及时。反馈既可对当前的表现提供追踪和提出改进意见,也可对未来提出策略。

五、有效团队合作的作用和面临的挑战

1. 有效团队合作 指包括患者在内的团队成员通过融合他们的观察、经验和决策制订职责等,彼此沟通,从而给患者提供最好服务的团队。在复杂的卫生保健系统的背景下,为了患者安全,有效的团队合作是必要的,因为这可以将照顾患者引起的沟通有误、角色与责任误解等引起的不良事件降至最低。有效的团队合作可在组织、团队整体、团队成员个体和患者等不同水平改进照顾水平。

2. 有效团队合作的作用

(1)组织的作用:缩短患者住院时间,减少住院费用,避免或减少意外住院,提高患者的可及性。

(2)团队的作用:提高照顾协调性,有效利用卫生保健服务,加强沟通和学科多样性。

(3)患者的作用:增加照顾满意度,提高治疗接受性,改善健康结局。

(4)团队成员的作用:增加工作满意度,提高角色清晰度,增强幸福感。

3. 有效团队合作面临的挑战 在卫生保健服务过程中,建立和维持有效的团队合作关系可能会存在一些障碍。

(1)角色变化:在许多卫生保健团队中,不同卫生保健专业人员所扮演的角色经常会变化,并且出现角色重叠。角色变化在角色确认和分配上会给团队带来挑战。

(2)环境变化:卫生保健的性质发生变化,比如慢性疾病照顾服务的多样性在增加,这些变化就要求建立新的团队或对现有团队进行调整。

(3)卫生保健行业的等级系统:对于一个充分考虑团队成员意见、运转良好的团队而言,卫生保健行业的等级系统有时可能会起到反作用。虽然越来越多的人承认团队合作对于卫生保健至关重要,但尚未付诸实践。

(4)卫生保健行业的个人主义:许多卫生保健专业,如护理、口腔医学和临床医学专业,是基于卫生保健者和患者之间独立的一对一关系进行的。虽然这种关系仍属于核心价值,但是许多团队合作和共同照顾的观念已对其提出挑战。

(5)团队的不稳定性:许多卫生保健团队是为特定任务或事件而临时建立的团队,比如创伤团队。团队的临时性使其特别强调团队成员培训的质量。因为工作人员将注意力

放在提供服务上,所以对教育和培训未给予以充分关注,这就给卫生保健带来了特定的挑战。

（6）团队合作失败引起的事故:对引人注目的事故(如航空灾难)进行审查,发现了可能导致事故发生的团队合作失败的 3 种主要类型,分别是团队角色定义不明、缺乏有效协调及其他错误传达。

（7）解决分歧和冲突:这项能力对团队合作成功至关重要,尤其对团队成员少或等级严格的团队来说更具挑战。

（衣玉丽）

第三章　患者安全文化

学习目标

【素质目标】树立正确对待不良事件的态度。

【知识目标】能理解患者安全文化的概念和特征；能理解传统观念与安全文化观念对待错误的观念与做法；能掌握护理不良事件的分级标准；能理解患者安全文化的概念和特征。

【能力目标】能根据临床情景，分析不良事件并正确报告。

微课　护理不良事件的分类分级

情景案例

忘记重启呼吸机致患者死亡

香港某医院公布了一宗严重的医疗事故。一名男性患者，58岁，入院后由于血压偏低，内科医生为他处方强心药。此后患者情况转差，次日凌晨1时许被转送到重症监护病房治疗。重症监护病房医生为其加大强心药的使用剂量，患者肾功能开始转弱，医护人员为他安排床旁血液滤过，并加大供氧量。患者于清晨5时30分左右出现神志不清，医生为其行气管插管接呼吸机以协助呼吸。其后因为需要调整呼吸机的配件，护士在关机并调整呼吸机的配件后竟忘记重启呼吸机。约1分钟后，患者心搏骤停，经急救后恢复，随后继续积极救治。同日早上，患者一度恢复意识但病情反复，最终于当晚10时不治离世。

1. 事件发生后处理措施　①医院第一时间向患者家属解释事件，并向他们衷心致歉，承诺为家属提供一切所需的协助；②成立调查委员会，8周内呈交事件报告；③召集有关媒体，公开事件经过；④注意仪器设备的使用状态，进一步规范呼吸机使用程序。

2. 事件调查结论　事故调查委员会认为该事件过程中有4个因素导致患者死亡。①护士急于协助抢救，未注意到呼吸机处于待机模式；②责任护士未严格执行调整呼吸机的操作规程；③呼吸机显示屏上的提示灯被病床旁的大型血液透析机遮挡；④事件中使用的呼吸机没有声音提示功能，未能提醒卫生保健服务人员呼吸机处于待机模式。

3. 事件改进措施 ①加强重症监护病房护士对呼吸机使用的训练;②调整呼吸机的操作流程;③妥善放置病床附近的仪器,避免有可能遮挡呼吸机显示屏的情况发生;④建议设备生产商为呼吸机加入声音提示功能,提醒医护人员呼吸机正处于待机模式;⑤考虑采用有声音提示功能的"吸气支持功能模式";⑥定期审核员工执行相关操作规程的情况,及时消除存在的安全隐患。

请思考:

请从体现患者安全文化的角度分析该医院的处理措施。

第一节 安全文化与患者安全文化

拓展阅读 3-1 安全文化概念及发展

文化(culture)是人类在社会历史发展过程中创造的物质财富和精神财富的总和。人是文化的核心,文化是人类智慧和创造力的体现。安全文化是组织或社会中对安全价值观、安全信念和安全行为的共同理解和认同。它是一种集体的心智模式,代表了对安全的重视程度和对安全的态度。安全文化的建立和培养可以帮助组织实现可持续发展和促进员工的安全行为。在现代社会中,安全文化已成为一个组织运行最稳固的推动力量。

一、安全文化的结构

安全文化(safety culture)具有表层和理层两重结构,如图3-1所示。

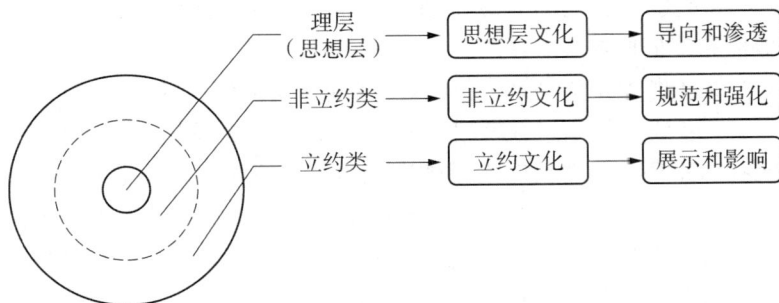

图3-1 安全文化结构示意图

1. 表层结构 指安全文化的表象层,具体是指各种意义明确、内容具体的行为规范和标准。表层结构又分立约类和非立约类两部分。立约类是指用一定的形式明确规定的内容。例如,安全的法律、条例、规范、标准等。非立约类是指没有具体形式律定,是人们普遍认可约定俗成的内容。例如,安全的意识、安全的行为习惯等。立约类的内容是有限的,非立约类的内容涵盖的范围广,是对立约类内容的补充和延伸。

2. 理层结构　也称思想层,是指安全文化的思维模式和价值观念,表现为安全的思维习惯和安全态度,处理安全与生产任务、安全与效益之间的关系等。安全文化的两层结构是紧密联系的,表层结构是理层结构的外化形式;理层结构是核心,对表层结构起导向和渗透作用。

二、安全文化的功能

1. 规范人的安全行为　安全是人的基本需要。人类的一切生产和生活,要求参与者必须掌握和实施安全的行为,才能保证社会秩序处于良性运行状态。安全文化的作用可以使每个人都受到熏陶,即使个别人有所怠慢,但由于强有力的安全文化场的约束与控制,个别人不安全的行为会受到群体不容而得到约束和纠正。

2. 实施有效管理　为了实现系统目标,需要对系统中各子系统的关系进行协调匹配,使系统连成一个整体,克服顾此失彼和管理上的片面性。这种协调需要有统一的价值观念和行为取向为基础,安全文化能够成为管理的根本手段,保证系统不偏离目标。

3. 促进组织有序发展　安全文化是社会经济发展水平在人的价值观上的综合反映,是人类文明程度的标志。它对于一个组织乃至整个社会的发展具有助推作用。一旦发生安全事件,对组织就会产生程度不同的破坏作用、呈现无序的混乱状态,影响组织有序发展。

三、患者安全文化的特征

患者安全文化(patient safety culture)是卫生保健机构的个人或组织以患者安全为共同信仰和价值基础,在服务过程中尽最大可能将伤害患者的风险程度降到最低,围绕这一目标而形成的全体人员共同的态度、信念、价值观及行为方式的总和。患者安全文化是将希波克拉底的誓言"无损于患者为先(first do no harm)",放在所有工作最优先的位置,每个人以促进患者安全为目标,进行持续不断的行为改进,最终引导规范全体成员对待患者安全的态度、信仰和价值取向。

1. 价值观　保证患者安全是第一位的,患者安全是卫生保健工作的目标与核心。

2. 态度　①患者安全是经过教育培训和临床实践不断提升的职业素养;②不良事件发生是不可避免的,重要的是要及时发现伤害患者的不良事件或潜在的隐患;③发生不良事件要采用报告制度,减少错误再次发生;④科学分析不良事件产生的原因,分清楚组织机构和个人的责任;⑤发生不良事件只惩罚个人是不公正的,公开报告有助于更多的人从错误中学习;⑥患者及其照顾者是促进患者安全的重要力量。

3. 行为方式　①自觉遵守工作制度、规范和程序,学习掌握促进安全的知识与技能;②完善工作流程、持续改进工作质量;③报告自己或他人的不良事件;④清除安全隐患,从错误中学习。

四、传统观念与安全文化观念的比较

1. 部分临床工作观念 在卫生保健服务行业,安全文化的内涵是随着社会经济的发展而不断地丰富和完善。部分临床工作观念/做法与安全文化观念/做法的比较,如表3-1所示。

表3-1 部分临床工作观念/做法与安全文化观念/做法的比较

问 题	示 例	传统观念/做法	安全文化观念/做法
手卫生问题	高年资老师在为患者做完操作后没有洗手,又去给另一名患者操作	学习者什么都没说,遵循和模仿老师的做法	①所有人员应该知晓"何时以及如何"保持手卫生;②什么都不说,但是自己采用安全的手卫生方法;③礼貌地与老师沟通,并且继续采用安全的手卫生方法
关于手术部位的核查	很多外科高年资医师未参与检查等待手术患者的正确手术部位,让团队的其他成员检查就可以	高年资外科医师只管做好手术,不需要参与检查	①患者手术部位的识别是非常重要的工作流程之一;②参与手术的团队成员都要认真按照规范核查手术部位
给药	一名学生了解到患者对青霉素过敏,但是看到医师正准备开出青霉素医嘱	①什么都没说,害怕被认为自己与上级的决定不一致;②可能该医生已经了解患者的情况	①立即与该医师分享患者有关过敏的情况;②实习学生也是团队成员,应该维护患者的权益;③人人都有责任保证患者安全
让患者签署知情同意书	年轻的医务人员与患者沟通一种之前从未听说过的治疗方法,征求患者的同意	①接受任务;②害怕别人说自己对该治疗方案知之甚少;③以模糊浅显的方式向患者简单介绍该治疗方法,让患者在同意书上签字	①拒绝该任务,并且建议请对该治疗方法比较熟悉且有经验的人去完成该项任务;②接受任务,但明确表明自己对该治疗方案懂得很少,需要事先获得一些指导,并且要求一位监督人员陪同协助/监督
患者在卫生保健服务中的角色	在病室巡诊过程中忽略患者,并且未与患者及其家属讨论其卫生保健服务的相关问题	患者或其家属缺乏医学常识,治疗护理方案应该听从医务人员的安排	①与患者及其照顾者建立良好的关系,沟通顺畅;②重要的检查、护理措施要与患者及其家属沟通(如果有时间限制,要做好解释);③邀请和鼓励患者大胆说出自己的意见

2. 对待错误的观念 对待错误的传统观念/做法与安全文化观念/做法的比较,如表3-2所示。

表3-2 对待错误的传统观念/做法与安全文化观念/做法的比较

问 题	示 例	传统观念/做法	安全文化观念/做法
对错误的态度	病房发生一例用药错误	①只有不称职或不道德的人才会犯错,优秀的卫生专业人员不会犯错;②犯错误是不称职的表现;③人人应该努力工作,避免犯错;④我	①理解所有人都会犯错,认识到错误可能是多种因素造成的,可能还有潜在的因素促成错误发生;②发生错误,首先要照顾好患者,按照要求报告,并从错误中汲取经验

(续表)

问 题	示 例	传统观念/做法	安全文化观念/做法
发生不可预防的事件或不良反应	一名患者连续几天使用该药物后出现了过敏反应	不会这么愚蠢,犯这种低级错误 ①是患者自身情况导致的; ②属个别案例,不必大惊小怪;③所在科室也未对此案例进行讨论	①与上级进行交谈,了解有关向患者坦诚披露错误的相关要求,了解医院有关政策规定;②询问患者是否希望得到更多有关其卫生保健服务的信息,如果希望,将这一情况告诉负责的医生;③寻找原因,制订措施防范类似事件发生,减少对患者的伤害;④填写不良事件表格
对犯错误的个人	护士因为疏忽,遗漏了一项重要的护理措施,导致患者家属投诉	①犯错误的护士被领导批评;②医院或护士个人因为错误而受到惩罚	①给予犯错的同事应有的支持和理解;②积极讨论对待错误更好的解决方法,而不仅仅是批评处罚;③专注错误:在团队工作中寻找可能涉及的多个因素并加以改进,防止团队其他成员再犯类似错误是关键

第二节　错误与不良事件的文化观念

一、错误与不良事件的关系

错误是指未能按照预定计划实施行动,或实施不正确的行动。做了错的事情(犯错)或没有做正确的事情(疏忽)时,就能发生错误。

在大多数人的观念里,一直有一种"卫生保健服务人员不应该犯错误"的文化观念,人们忽略了有人就会犯错误这样一种普遍性的现实,其中也包括卫生保健人员。错误不是孤立的,是由众多环节中的某一个或几个因素发生改变所致的。人为的错误也并非完全是人的疏忽和无能,也可能是系统内潜在的缺陷造成使人容易犯错误的环境。

一般错误与不良事件之间具有直接的因果关系。但发生在卫生保健服务行业的错误与不良事件,即使错误和不良后果之间不一定有关联,也会使问题变得复杂。

二、卫生保健服务行业中错误的类型

卫生保健服务行业在排除主观故意错误后,在现有的可获得的知识、资源和情景条件下,错误主要分为3种类型。

1. 基于技能为基础的过失和失误　卫生保健服务人员由于对基本技能太过熟悉,放松警惕、省略部分程序或者因为劳累、其他情况干扰等导致错误发生。如果严格执行工作程序,对下意识的行为实施有效的监测,可以防范此类错误的发生。

2. 基于规则的过失和失误　由于规则掌握不熟练,这种错误大多发生在紧急情况下。

例如,患者突发上消化道大出血,由于训练不够,导致护理人员手忙脚乱,贻误了抢救时机。针对这类错误,应加强规则培训,分解流程使之简便而容易掌握。决定服务质量的不是团队中最优秀的人,而是能力最差的人,在工作中尽量减少人们对记忆的依赖。

3. 基于知识的过失和失误　由于专业知识和经验有限,对问题认识不全面、风险估计不足而出现的过错。例如,年轻的护理人员、新入职的员工或实习的学生在面对情况复杂的患者时,未能给予足够的注意、提供必要的预防性治疗和适当的监测、跟踪服务等,导致患者发生跌倒、走失、误吸或窒息、烫伤以及其他意外的错误。减少这类错误需要卫生保健服务系统的完善和优化团队建设。

三、卫生保健服务行业中错误发生的相关因素

卫生保健服务系统的错误发生主要与 3 个方面的因素有关。①人的因素:包括卫生保健服务人员、患者、照顾者及其他利益相关人员。例如,患者的病情重、抢救工作繁忙、值班的是新入职的护士、缺乏工作经验、病情观察不及时,均容易发生错误。②人与机器、设备、服务设施之间关联的因素。③卫生保健服务质量的控制、管理与改进。例如,医疗机构设置和管理模式、工作环境和团队成员沟通等存在隐患,其中人员配备不足、没有执行必要的核查制度、团队成员之间沟通交流不畅比较常见。

四、卫生保健服务行业中错误发生的阶段

1. 隐患阶段　错误可能是由个人原因、任务相关原因、情境原因和系统设计缺陷等一个或多个原因导致。

(1) 不安全的人性弱点。人具有自我意识性和思维灵活性,并具备创造力和想象力。但是人的记忆力有限,一段时间内处理信息的能力也是有限的。人的注意力容易分散,这既是优点也是缺点。当有异常事件发生时,注意力分散可以帮助人们更快地注意到危险的存在,注意力分散也使人们能够适应新的环境、获取新的信息。但是,注意力分散使人更容易犯错误。人在注意力分散时,没有办法专注任务中最重要的方面。遗忘也是人脑的认知机制之一,艾宾浩斯遗忘曲线告诉我们,记忆内容在 24 小时后的平均保留率约为 34%,1 周后衰减至约 21%。大脑在某些情境下也可能产生错觉而欺骗我们,导致错误的发生。因此,人犯错是不可避免的,我们只有想办法防止错误发生,不能保证人绝不犯错误。

(2) 卫生保健服务技术的副作用。随着卫生保健服务系统复杂程度的增加以及新技术的广泛应用,卫生保健服务质量不断提升,同时也带来了一些副作用。具体表现为:①由于过分依赖仪器设备,人在非技术条件下的各种基本技能降低了;②新技术推广应用过程中,操作失误的可能性增加;③新技术使用后信息产生的渠道多、信息过量,卫生保健人员发现失误和改正失误的能力受到影响;④存在技术过度使用的问题。

(3) 系统设计上的缺陷。卫生保健服务是一个复杂的系统,安全运行需要有符合社会发展需要的体制和管理方法、建筑设施和仪器设备;需要完善的规章制度、科学的标准和流程;还需要管理者、专业技术人员正确的态度及行为。如果系统没有建立有效的防御屏障和患者安全保护机制,或者工作环节设计不合理、医疗仪器设备保养不良、工作人员职

责安排不合理、工作任务增加、人员超时加班等,导致失误可以是单个因素,也可以是几种因素组合产生的。系统越复杂,对设计的要求愈加精细,患者安全取决于许多人在正确的时间做正确的事情。

(4) 患者及照顾者方面的因素:卫生保健专业人员与患者及照顾者沟通不畅,以及患者所患疾病复杂等因素。

2. **危机与拦阻阶段**　卫生保健服务系统有安全的规章制度、工作流程和质量改进措施等构成了患者安全的防御机制,可有效拦阻错误的发生,或者在危机出现时能够降低不良事件对患者的伤害。

(1) 患者方面的拦阻作用。作为卫生保健服务的对象,患者及其照顾者是医疗系统的要素之一。在接受服务的过程中,患者及其照顾者对有关内容的熟悉程度、自身的体验和感受、与专业人员的及时沟通交流、对医疗护理技术操作的质疑等,都会对错误的发生起到部分拦阻的作用。

(2) 安全文化的拦阻作用。在卫生保健服务行业,安全文化的两层结构在错误发生时分别起着重要的拦阻作用。表层结构的各种规范、制度和操作程序,例如查对制度、分级管理制度、准入制度等都是保证系统正常运行、拦阻错误发生的第一道防线。当系统风险防范机制失效,个人的错误、失误、疏忽、违规等不安全行为突破第一道防线,危险逼近患者时,安全文化的深层结构,即人们的思维模式和价值观念可以有效拦阻错误的发生。专业技术人员以"患者安全优先"的思维模式和价值观念、强烈的工作责任心和善于从错误中学习的能力、团队成员之间互助和有效的沟通等被称为第二道防线,可以有效地拦阻错误的发生或最大限度降低对患者的伤害。

3. **伤害形成阶段**　错误作用于患者所造成的疾病、损伤、痛苦、失能和死亡,给患者及其家庭造成心理上、生理上、社会功能上的伤害和经济损失。伤害包括住院时间延长、新发疾病、失能、植物人、死亡等程度不同的后果。

第三节　应对不良事件的患者安全文化

在线案例 3-1　实习护生发错出院时的带药

一、不良事件

1984 年,查尔斯·佩罗(Charles Perrow)提出了"常态事故理论(normal accidents)"。该理论认为,世界上不存在完美之事,任何设备、程序、人员、物品、环境无一例外,不可避免偶尔会发生意外。1990 年,曼彻斯特大学教授詹姆斯·瑞森(James Reason)在其著名的心理学专著《人为过失》(*Human Error*)中提出了瑞士奶酪理论(Swiss cheese model)。该理论认为,单片奶酪上有空洞,当多片处在不同位置的奶酪空洞连在一起,空洞就可以穿行。瑞士奶酪理论提示,卫生保健服务行业的安全性需要持续不断地改进和完善,意外事件的发生是多种因素而非单一孤立因素造成的。卫生保健服务系统是关乎人的生命安危的高风险行业,尽管全行业一直都在致力于提高服务质量,减少伤害患者的事件发生,卫生保健服务专业人员也非常谨慎小心地工作,但是还会出现人们不愿意看到的造成患者痛苦、住院时间延长、身体功能障碍,甚至死亡的意外事件。

（一）事件的分类

事件(event)是指卫生保健服务过程中发生在患者身上或涉及患者的某些事情。事件可按照有无对患者造成伤害、是否可控和事件的性质、严重程度不同进行分类。

1. 按事件是否造成患者伤害分类

（1）无伤害事件(no harm incident)：发生在患者身上,未造成可辨识伤害的事件。

（2）患者安全事件(patient safety incident)：指可能或已经对患者造成不必要伤害的某个事件。

（3）不良事件(adverse event)：根据 WHO 的定义,不良事件是指并非由疾病并发症所致,而是与医疗管理有关的行为造成的伤害。其中,医疗管理涵盖医疗服务的各个方面,如疾病的诊断和治疗、参与医疗服务的系统和设备等。不良事件分为可预防事件和不可预防事件。在我国,医疗质量安全不良事件是指在医疗机构内被工作人员主动发现的,或患者在接受诊疗服务过程中出现的,除患者自身疾病自然过程外的各种因素所致的安全隐患、不安全状态或造成后果的负性事件。

2. 按事件是否可控分类

（1）可预防的不良事件(preventable adverse event)：指卫生保健服务过程中由于未执行正确、规范的程序或行为导致的患者伤害事件。

（2）不可预防的不良事件(unpreventable adverse event)：指执行了规范的卫生保健服务程序和行为,仍然出现的患者伤害事件。

3. 按事件的严重程度分类

（1）一级事件：又称警告事件,指非预期的死亡或是非疾病自然进展过程中造成永久性功能丧失。

（2）二级事件：又称不良事件,指在疾病医疗过程中因诊疗活动而非疾病本身造成患者机体和功能的损害。

（3）三级事件：又称未造成后果事件,指虽然发生了错误事实,但未给患者机体与功能造成任何损害,或有轻微后果但不需任何处理可完全康复。

（4）四级事件：又称隐患事件,指由于及时发现错误而未形成事实。

4. 按事件性质分类

（1）违规(violation)：指故意违反已经确定的操作步骤、标准或规则。

（2）错误(error)：指未按照预定计划实施行动,或实施了不正确的计划。

5. 与患者伤害事件相关的概念

（1）危险(hazard)：指可能引发不良事件的环境或行为。

（2）促成因素(contributing factor)：指能够诱发不良事件发生的环境或行为。

（3）减轻因素(mitigating factor)：指控制或减少不良事件进展的一些措施或情况。

（4）伤害程度（degree of harm）：指身体损害的严重性和持续时间,以及对治疗的影响。

(二) 医疗安全不良事件分类

1. 医疗事件 主要是指医疗诊断或治疗失误导致患者出现严重并发症、非正常死亡、严重功能障碍、住院时间延长或住院费用增加等事件,包括误诊误治、麻醉、手术、导管/介入意外及其他事件。

2. 药品事件 主要是指在管理及调剂药品时出现的不良事件及严重药物不良反应等事件,包括药品管理应用、药品调剂分发、药物不良反应/事件及其他事件。

3. 护理事件 主要是指患者在住院期间发生的与患者安全相关的护理意外事件,包括跌倒/坠床、烧烫伤、压力性损伤、误吸、误咽、导管意外、约束意外、转运意外、输液不良反应及其他事件。

4. 医学技术检查事件 主要是指在辅助检查过程中因操作失误或仪器故障等发生的事件,包括标本采集、功能检查、医学影像、放射安全、病理切片及其他事件。

5. 输血事件 主要是指在输血过程中发生的操作或记录及严重输血不良反应等事件。

6. 医院感染事件 主要是指在院内发生的严重感染等事件,包括院内感染聚集、职业暴露、医疗废物泄漏等事件。

7. 医疗器械事件 主要是指因医疗器械或医疗设备的原因给患者或工作人员带来损害等事件。

8. 安全管理与意外伤害事件 主要是指在临床诊疗活动中以及医院运行过程中发生的其他不良事件。

二、不良事件报告

拓展阅读 3-2 国家卫生健康委办公厅关于进一步加强医疗质量(安全)不良事件管理的通知

有很多不良事件被研究证明是可以预防的。因此,为了及时发现不良事件和安全隐患、减少医疗差错、避免医疗纠纷、保障患者安全,很多国家(如美国、英国、澳大利亚等)都建立了较为完善的医疗不良事件报告系统。不良事件报告系统的建立和完善,表明医学发展进入了理性思考阶段,其最终目的是要发现、分析整个医疗服务系统中存在的不安全问题,特别是要找出那些容易因个人错误而影响全局的不良因素。

(一) 不良事件报告的意义与原则

1. 不良事件报告的意义

(1) 通过报告不良事件,可以及时发现安全隐患,有效避免医疗差错与纠纷。医疗不良事件作为一个重要的信息资源,通过规范的信息渠道在医疗机构和医务人员之间进行共享,使得医疗机构和医务人员从他人的过失中吸取经验教训,以免重蹈覆辙。医疗不良事件报告系统的建立可以为医生的执业行为设置"防火墙",帮助医生避免医疗差错行为,从而可以有效地减少医疗纠纷。

（2）有利于分析原因，制定政策。建立系统化的医疗不良事件报告机制，能够为卫生行政主管部门提供辖区内医疗纠纷的流行病学数据，从而制定精准的质量改进政策。

（3）建立医疗不良事件报告制度，是医院进行医疗责任保险的前提。医疗行业是高风险行业，而医疗责任保险具有适法性、公正性和预防性。无论对社会、患者和医生都具有积极的作用。但是，医疗责任保险理赔是建立在医院如实报告医疗事故的基础上的，医院只有正视医疗事故这个现实，如实报告，才可能使医疗责任保险落到实处，切实保护患者和医院自身的利益，降低医生的职业风险。

2. 不良事件报告原则　应遵循自愿性、保密性、非处罚性和公开性的原则。鼓励卫生保健人员报告本人或团队其他人员的相关事件信息，可采取多种形式报告（如实名或匿名报告），报告人相关受理部门和受理人员应该严格保密。对主动报告有关信息的，将给予严格保密。

对于不良事件的报告，建议早发现、早报告，一般不良事件报告时间为 24～48 小时内；严重不良事件报告应在处理事件的同时先口头上报相关部门，事后在 24～48 小时内补填相关不良事件报告的材料。

（二）不良事件报告系统及特征

随着医患矛盾越来越突出，患者安全的关注度越来越高。目前国家卫健委出台的等级评审要求中，已经将患者安全提升到了一个新的高度。医院安全（不良）事件管理系统是以提高医院医疗服务质量为目的，收集、处理医院内发生的医院安全不良相关事件，进行统计分析，并持续整改，完成闭环管理，为医院医疗服务质量的提升提供信息支撑。

1. WHO 关于不良事件报告的 10 个建议

（1）对不良事件和危害进行分析，鉴定错误的性质，展开进一步调查，挖掘深层次原因，确保患者安全。

（2）明确不良事件报告和学习系统的内容：①目标体系；②由谁报告；③报告什么；④接收报告和处理数据的机制；⑤专家分析数据；⑥对于报告的回应；⑦方法的分类和决策意识；⑧报告事件结果的传播能力；⑨传播途径的调查结果；⑩技术基础设施和数据安全性。

（3）鼓励个人和组织广泛报告各种安全信息和事件。

（4）报告不良事件的个人不应因为报告而受到惩罚。

（5）报告系统应保持独立的地位。

（6）报告者的身份通常不应透露给第三方。

（7）对报告的事件要及时进行分析和处理。

（8）报告的事件应该由熟悉临床情况和护理过程的专家进行分析，找出事件发生的根本原因。

（9）收到报告的部门应该有能力传播改进建议。在可能的情况下，参与的组织都应当同意执行建议。

（10）建议的预防措施应该迅速传播，特别是在鉴定严重的不良事件之后。

2. 不良事件报告系统的特征

（1）非惩罚性：一个成功的不良事件报告制度的首要特征就是非惩罚性。报告内容不作为对报告人或其他人违规惩罚的依据，也不作为所涉及人员和部门惩罚的依据，不涉及人员的晋级、评优和奖罚。非惩罚性不良事件报告系统应该是保护报告者免遭责难。

（2）保密性：报告中有关患者和报告者的信息绝对不能透露给第三方，保密信息同样不能用于诉讼。违反保密原则、泄漏信息会影响报告者的自愿性。

（3）及时回应性：必须对报告的不良事件及时进行分析，并进行有效的决策，做出的实施建议应迅速传播到需要知道的组织和个人。例如，当发现药物有新的危险时，必须通过刊物或互联网等途径进行发布和传播。

（4）权威性：不良事件报告必须由专家进行评估和分析。这些专家必须了解发生事件的临床情况，而且接受过不良事件原因分析方面的训练，能够进行有价值的分析。

（5）针对性：不良事件的改进应该集中于系统流程或者产品的改良，而不仅仅是单纯的针对个人的表现。任何不良事件报告的建议都应该强调安全是一个基本原则，当由于系统缺陷而导致令人震惊的个别错误发生时，如果系统缺陷得不到及时纠正，悲剧可能会在另一个人身上重演。

（6）独立性：报告系统必须独立于那些有权惩罚报告者的组织。在政府系统的报告机构和惩戒机构之间，要建立或维护一个"中间地带"。这可能存在很多困难，但它却是必不可少的。

（7）数据分析：对上报的不良事件进行数据挖掘，为医疗机构提供有价值的信息和建议。

（8）预警功能：通过智能化分析，对可能出现的不良事件进行预警，预防类似事件发生。

完善不良事件报告系统能够有效地促进医疗护理质量的提升，减少伤害患者的不良事件发生，降低社会和个人的医疗照顾费用支出。2017年9月，"国家患者安全报告和学习系统"发布，是以学习为目的的患者安全报告系统，具有即时上报、迅速反馈、实时分析、在线学习等功能。该系统面向全国医疗机构、医务人员、患者及患者家属，为公众提供了报告和学习的工具，逐步形成符合国情的患者安全目标，推进我国患者安全工作，为决策部门提供政策依据，并与国际患者安全工作节奏同步，通过大数据分析改进系统流程、构建安全文化、建立预警系统。

三、护理不良事件分类及分级

1. 定义 目前尚无统一的定义。国内认为，护理不良事件（nursing adverse events）是指与护理相关的损伤，即在诊疗护理过程中，任何可能影响患者的诊疗结果、增加患者痛苦和负担并能引发护理纠纷事故的事件。如用药错误、输液外渗、操作错误、标本错误、患者坠床、跌倒、管路滑脱、压疮、烫伤、分娩意外、仪器设备、患者行为，以及其他与患者安全相关的、非正常的护理意外事件等。护理不良事件是护理管理的重要组成部分，是护理防范措施的重要环节。

2. 分类 护理不良事件的分类有多种。其中，常用的分类方法是将护理不良事件分为过程、知识和技能三大类。过程类不良事件包括管理、观察、实施、交流等方面的错误。知识类不良事件则指缺乏临床基本知识和技能,或者非标准的理论。技能类不良事件则指护理工作中诊断和实施决策的错误。

3. 分级 根据不良事件的严重程度和特征,参照香港医院管理局制定的《护理不良事件分级标准》,护理不良事件可分为 6 级,具体分级标准如表 3-3 所示。

表 3-3 护理不良事件分级标准

等级	标 准
0 级	事件在执行前被制止
Ⅰ 级	事件发生并已执行,但未造成伤害
Ⅱ 级	轻微伤害,生命体征未改变,需进行临床观察及轻微处理
Ⅲ 级	中度伤害,部分生命体征有改变,需进一步临床观察及简单处理
Ⅳ 级	重度伤害,生命体征明显改变,需提升护理级别及紧急处理
Ⅴ 级	出现永久性功能丧失
Ⅵ 级	死亡

第四节 患者安全文化建设

医疗风险与患者安全是全球医疗行业共同面对的难题。医疗机构通过建立患者安全文化体系,发展和创新管理理念,促进患者安全。患者安全文化是医疗机构在保障患者安全过程中形成的一种集体共识,具体体现为医务人员的共同理念、态度、价值观及行为方式。其核心在于通过认知改变驱动行为改变的心理学机制,即当医务人员对患者安全文化的认知水平提升时,其临床实践中的安全行为将随之优化,进而直接降低医疗风险。因此,提升医务人员对患者安全文化的认知不仅是保障患者安全的关键路径,也是医疗机构实现科学化、精细化管理的重要策略。

一、患者安全文化现状

美国医疗机构联合评审委员会要求所有参评机构进行患者安全文化测评。患者安全世界联盟提出的患者安全文化建设有 5 个目标:①所有卫生保健服务人员树立患者安全的意识与价值观念;②将患者安全置于医院的财务和运营目标之上;③对患者安全不良事件的发现、公开报告和解决给予鼓励和奖赏的文化;④组织卫生保健服务人员从不良事件中学习的文化;⑤建立合适的资源、结构和责任,保证患者安全制度有效执行的文化。

在我国,患者安全越来越受到重视。中国医院协会发布的《患者安全目标(2019)》提出,建立不良事件自愿报告及强制性报告的制度和流程,倡导从错误中学习,构建公正的患者安全文化。很多卫生保健服务机构采取积极措施促进患者安全。在国家层面开展医院管理年、医疗质量万里行等活动,以提升医疗护理服务质量;在行业层面吸收和运用国际先进的管理思想和技术,按照美国卫生保健组织认证联合委员会(Joint Commission on

Accreditation of Healthcare Organizations，JCAHO)的指标要求，开展医院评审、单病种质量控制、技术准入与规范管理等，完善医院的制度建设、规范工作流程，以及持续不断地进行质量改进，增加患者的满意度，保障患者安全。但是，也有一些机构对患者安全重视程度不够，缺乏必要的监测和人力、财力支持。如发生不良事件，不是关注系统的质量改进，而是简单地处罚个人，甚至为逃避惩罚，对不良事件或潜在的隐患隐瞒不报或视而不见，严重影响了卫生保健服务行业的声誉和形象。可见，患者安全文化建设任重道远。

二、患者安全文化测评

（一）测评内容

患者安全文化测评是患者安全文化建设的首要步骤。通过实施安全文化测评，可以将代表安全文化特性的工作人员的思维习惯、安全思想以及工作作风等展现出来，然后综合数据分析，发现现存的和潜在的安全问题，进而提出相应的改进措施，促进卫生保健机构安全文化的改变。

1. 领导效力　是患者安全文化的一个重要因素，包括卫生保健机构的安全预算、安全交流的机会创建、安全培训、个人支持、专业技术人员能力提升等，清晰明确的领导决策是安全文化测评重要的对象。

2. 沟通渠道　包括常规沟通和突发情况沟通两个方面。常规沟通是指卫生保健服务人员不同层级之间、常规工作制度、流程的执行与反馈等情况的沟通。常规沟通保证管理层和执行层之间信息通畅，各类事件的处理与反馈及时、有效。突发情况沟通是指卫生保健团队内部在发生突发事件后，专业技术人员对事故风险的认知、安全工作参与的积极性、系统结构和设备改良等方面的沟通。

3. 员工参与程度　患者安全文化渗透至卫生保健人员的日常行为之中。专业技术人员的责任完善、有效培训、决策反馈等，都是患者安全文化建设的构成基础。积极的安全文化能够为专业人员提供一个良好的参与环境，保证员工主动参与安全决策，个人能够自由地贡献安全思想并在实践中付之于行动。

4. 学习文化建设　通过建立学习文化、鼓励员工更好地理解机构的安全政策，认清组织当前的安全状态，明确存在的问题与不足。对曾发生的不良事件、失误、不安全的行为和状态进行专业分析与讨论，这些都是体现学习文化的重要环节。学习文化还表现为互动式学习、信息共享、氛围建设和自查等。

5. 安全责任与态度　关注患者安全问题、参与组织的安全文化行动和质量改进，是衡量卫生保健机构是否形成开放的安全文化氛围的重要标志。患者安全文化的责任与态度还体现在公正地处理事故、关心员工、自由反馈不良事件而不用担心被嘲笑或受到惩罚等方面。

（二）测评常用工具

创造积极的患者安全文化的第一步就是评估医疗机构的安全文化现状。患者安全文化大多是通过量表测评医疗机构中员工对患者安全的看法和态度，以明确有关患者安全需要改进的领域以及实施的干预措施是否有效。

1. 医院患者安全文化调查问卷(Hospital Survey on Patient Safety Culture，HSOPSC) 2004 年，美国卫生保健研究和质量机构(the Agency for Healthcare Research and Quality，AHRQ)开发了 HSOPSC，是评估医务人员患者安全文化的特征性工具，已在全球范围内得到广泛应用。2019 年，AHRQ 根据十余年来全球用户及利益相关者的反馈对原问卷进行修订与优化，最终形成 HSOPSC 2.0 版。目前该问卷已被翻译成 35 种语言，在 62 个国家得到应用。我国学者已完成对 HSOPSC 1.0 版的汉化、信效度检验及临床应用。2023 年，尹文慧等对 HSOPSC 2.0 版进行汉化。中文版 HSOPSC 2.0 版包含 9 个维度 32 个条目，经多中心调查证实其具有较好的信效度。

2. 患者安全文化感知量表(Safety Attitudes Questionnaire，SAQ) 旨在测量个体对科室、医院、管理者安全态度的看法。最初的版本由美国得克萨斯大学设计，由陈方蕾于 2008 年翻译成中文。该量表有 24 个条目，包含团队氛围(7 个条目)、对工作的满意度(6 个条目)、对压力的认知(4 个条目)、单位安全的氛围(4 个条目)、对管理的感受(3 个条目) 5 个维度，其中压力认知维度采用反向得分。采用 Likert 5 级评分法，1 分(非常不同意)~ 5 分(非常同意)。各维度得分为本维度所包括条目得分的累加，总得分为 24~120 分；分数越高，表示对患者安全文化感知越高。该量表的信效度良好。

3. 曼彻斯特患者安全框架(Manchester Patient Safety Framework，MaPSaF) 作为唯一的质性研究方法，由英国曼彻斯特大学 Parker 教授开发，最初用于英国初级卫生保健机构的安全文化测评，而后在英国医疗卫生服务系统中广泛应用。其内容为二维矩阵测评结构：横向为安全文化 5 个演进分期，纵向为安全文化 9 个测评维度。该量表的优点在于除了对组织安全文化现状做出诊断之外，还能挖掘出组织深层次信息，从而为测评组织提供更有针对性的管理建议。其缺点在于不如量性测评工具便利，结论外延性也较为局限。2011 年，谢惠兰等运用汉化版曼彻斯特患者安全框架对护理人员进行质性研究，填补了国内此类研究的空白。

4. 其他工具 已经公开发表的用于患者安全文化评估的其他工具还包括：领导策略——患者安全的组织途径(Strategies for Leadership：An Organizational Approach to Patient Safety，SLOAPS)、医疗保健组织的患者安全变化(Patient Safety Climate in Health Care Organizations，PSCHO)、退伍军人健康管理局患者安全文化调查问卷(Veterans Health Administration Patient Safety Culture Questionnaire，VHA PSCQ)、安全文化调查(Culture of Safety Survey，CSS)、安全氛围调查(Safety Climate Survey，SCS)、用药安全自我评估(Medication Safety Self Assessment，MSSA)等。

（郭永洪）

第四章　人为因素工程学与患者安全

● 学习目标 ●

【素质目标】培养具有"以人为本、敬畏生命、质量第一"的职业价值观,树立扎实严谨的护理工作作风。

【知识目标】能理解人为因素工程学的概念;理解研究人为因素工程学是明确人与设备、环境之间相互作用的关系;能掌握护理工作中的不安全因素,促进患者安全的各项人为因素措施。

【能力目标】能评估护理工作中存在的安全隐患,并运用人为因素工程学思维方式分析问题、解决问题。

微课　人为因素工程学与患者安全

情景案例

手术纱布遗留患者体内事件

2018年,在某省会城市的一家三级甲等医院内,一位中年女性患者因胆结石准备在普外科进行手术治疗。经过一系列术前检查和准备,患者顺利被推入手术室接受胆囊切除手术。手术过程看似顺利,术后患者也安全返回病房。

然而术后不久,患者便出现了腹部疼痛加剧、发热等症状。主治医师起初以为是术后正常的炎症反应,对其进行了常规抗感染治疗,但症状并未缓解反而逐渐加重。随后,医院为患者安排了详细的检查,结果在腹部CT检查中发现患者腹腔内竟遗留了一块手术纱布。医院紧急为患者进行了二次手术,取出了遗留在腹腔内的纱布。经过一段时间后患者身体状况才逐渐好转。此次事件给患者带来了极大的痛苦,不仅延长了住院时间,增加了医疗费用,还对患者的身心造成了严重的伤害。患者及家属情绪激动,向医院提出了索赔要求,并对医院的医疗质量和安全管理提出了质疑。

经调查发现,该起事件是由于手术团队成员在手术结束后器械数料清点环节出现疏忽,未严格按照人为因素工程学中所强调的流程和标准进行操作,同时缺乏有效的监督机制进行复核。手术人员因长时间工作后处于疲劳状态,注意力不集中,也是导致此次事故发生的重要人为因素。

请思考：

　　请从人为因素工程学角度分析此次手术纱布遗留事件发生的原因。

第一节　护理工作与人为因素工程学

　　在卫生保健行业中，患者安全事件通常源于如高强度的工作量、欠佳的界面设计、监管不足、紧张的工作环境、制度缺陷、连续的组织变更等。为了保障患者安全，众多学者开始关注患者安全事件发生的原因。正是由于相信"不良事件的发生很少是单一不安全行为的结果"，人为因素理论（human factors engineering，HFE）被引入卫生保健领域。人为因素理论尝试更好地理解导致人发生错误的缺陷从而减少错误发生的可能性，以及当错误确实发生时允许系统去修复。人为因素理论对于医院患者安全管理具有重要的指导意义。

一、人为因素工程学理论

　　1. 人为因素理论研究发展史　　人为因素学也被称为人类因素工程学，又称为工效学（ergonomics），以执行操作的人为研究中心，涉及心理学，生理学、工程学、医学、社会学和统计学等学科。人为因素的概念于20世纪30年代由美国科学家Hein-rich在《工业事故预防》中首次提出。1957年，人为因素在美国航空领域被承认，并于当年创建了人为因素协会，召开了首届会议。在我国，国家标准局从1980年开始将这个学科定名为"人类工效学"。该理论认为人为因素是引发事故的最大根源，随后在航空、航海领域引起关注并开展相关研究。直到20世纪60年代，Chapanis等首次将人为因素理论用于医疗安全。早期，人为因素理论在医学领域主要用于指导医疗设备的设计，如考虑不同科室、不同使用者的特征，采用以"使用者为中心"的医疗设备及产品设计理念指导胰岛素泵的设计和发展，以降低因胰岛素泵使用不当导致的不良事件；优化患者监测设备的界面组合、设计电子医疗记录单、药物标签的重新设计等，以降低错误的发生。随后，人为因素理论逐步扩展至医疗系统患者安全的各项工作管理中，如患者安全文化的建设、各项核对清单的开发及使用等。

　　2. 人为因素工程学定义　　目前，学科的名称没有统一，定义也没有统一。得到各国大多数学者所认同的是国际人类工效学学会（International Ergonomics Association）于2000年发布的定义：人类工效学是研究人在某种工作环境中的解剖学、生理学和心理学等方面的各种因素；研究人和机器及环境的相互作用；研究在工作中、生活中和休息时怎样统一考虑工作效率、人的健康、安全和舒适等问题的学科。中国朱祖祥教授主编的《人类工效学》一书中所下的定义是：人类工效学是一门以心理学、生理学、解剖学、人体测量学等学科为基础,研究如何使人-机-环境系统的设计符合人的身体结构和生理心理特点,以实现人、机、环境之间的最佳匹配,使处于不同条件下的人能有效地、安全地、健康和舒适地进行工作和生活的科学。因此,人类工效学主要研究人的工作优化问题。

> 📖 **拓展阅读 4-1   2024 人因工程与智能系统交互国际会议首次在国内召开**

二、护理组织因素

1. **人力资源配备**   国外研究中常采用护士总数、护士数与患者数的比例以及患者接受注册护士的平均照护时间作为反映护士数量的关键指标。国内研究通常采用护士总数、护士数与患者数的比例、床位数与护士数的比例等指标来体现。Papastavrou 等分析了国外 17 篇关于护理人力资源配备的文献发现,由于护理人力资源短缺,增加了护士的平均工作量,阻碍了护士与患者之间的有效沟通和交流,使护士缺乏足够的时间评估和护理患者,导致患者坠床率、院内感染率和其他不良事件的发生率增高,同时也导致对护士的工作满意度降低。张文娴等指出,护理人力资源配备直接影响护士对每位患者的平均护理时间。护士护理患者的时间越多,患者的安全风险越低。谢菲等指出,出于成本考虑,医院管理者严格控制护理人力资源编制,导致护理人员缺乏,人员流动性大,从而导致护理安全问题增加。

2. **专业技术结构**   护士专业技术结构是指具有不同等级、不同资格水平、不同教育背景和经验的护士所构成的组合。护士在识别患者是否具有威胁生命的并发症和弥补差错方面扮演着重要的角色。国外的研究表明,注册护士占护士总数的比例、护士的学历水平以及护士的工作经验均与患者病死率、不良事件发生率呈负相关。Manojlovich 等在美国和加拿大的调查发现,高年资护士由于熟悉业务知识、技术操作熟练、应急能力和应变能力较强,相对于低年资护士更有利于保障患者安全。葛学娣等采用问卷调查法,对三级综合性医院工作满 1 年的 581 名护理人员进行调查,86% 的护士认为缺乏工作经验是导致护理意外处理不力的重要因素,工作经验丰富的护士在识别潜在的威胁患者生命安全的并发症和护理差错方面可以发挥更显著的作用。

3. **环境因素**   护理工作环境是指护士在提供护理服务时,通过管理者的授权和支持,获得充分的自主性、决策权和责任感,从而能够高效、专业地满足患者需求的工作场所。其中护士参与医院事务、领导力、医护关系以及人力物力的充足性等是其核心部分。部分学者构建了新医改形势下集束化护理人力资源配置管理方案并应用,结果显示护理管理中实施合理的人力资源配置可以改善护理工作环境,而良好的护理工作环境可以降低患者死亡、跌倒、抢救失败和并发症等不良患者结局的发生率。Labrague 等对 881 名临床护士进行横断面调查,构建了护士工作环境、跨专业合作和患者不良事件的中介效应模型,提出改善护士工作环境、加强跨专业合作的针对性干预措施,可以显著提升护士保障患者安全的能力,进而减少患者不良事件的发生。

三、护理中的不安全因素

1. **缺乏经验** 初级卫生保健服务人员或卫生保健专业实习学生不能直接为患者做诊疗护理技术操作,需要先在模拟环境中用人体模型或其他道具进行练习。他们第一次为患者进行操作时,必须有上级护理人员对其进行合理监督。在经验不多的情况下,卫生保健服务人员不能假装或让别人觉得他们很有经验。

2. **存在出勤主义** 出勤主义是指一个人处于工作中但没有完全表现或投入工作的情况,包括因工作压力相关出勤和隐性缺勤(即带病上班)。有研究指出,因工作压力相关的出勤在护理团队活力与安全感之间、心理健康与不良事件报告频率之间、职业倦怠与不良事件频率之间、团队活力与不良事件报告频率之间起部分中介作用。对巴西某教学医院211名护理专业人员的纵向定量研究结果表明,74.9%的护士有过隐性缺勤行为,而隐性缺勤可能引起用药差错、跌倒、压疮、交叉感染等不良事件,严重损害患者安全。Rainbow对295份横断面调查的问卷进行分析,结果显示人力资源配置不合理会增加护士隐性缺勤的发生率,而隐性缺勤会导致护士与患者面对面沟通减少、疾病传播、患者护理质量下降,影响患者安全。国内对于护理人力资源配置、护士隐性缺勤和患者安全的研究尚处于萌芽阶段,大部分研究主要集中于护士隐性缺勤的现状调查、影响因素分析以及与领导力、心理资本等的关系研究,其在护理人力资源与患者结局的中介作用尚未进行验证,需要引起管理者的高度重视。

3. **未充分检查** 确保每个患者都按照正确的方式、服用正确的药物剂量是卫生保健服务工作最基本的要求。检查行为可以避免用错药或身份识别错误。

4. **流程简陋** 在第一次使用设备或操作前,卫生保健人员应该先熟悉、了解具体的要求和注意事项,或者先观看别人如何操作,并与其探讨体会,遵守操作规程和指南,关注设备的定期维护与检测情况。流程简陋是准备不充分、人员不足或对特定患者重视不够。

5. **信息不准确** 持续高质量卫生保健和治疗取决于每个卫生保健服务人员及时对患者进行详细的评估和检查,并完整地记录在病历中。错误传递信息或信息不准确、不充分是导致不良事件发生的常见因素。口头信息的准确传递也是至关重要的。由于参与患者照顾的卫生保健服务人员类型众多,因此,对于口头和书面交流的信息都应该进行核实,确保其正确性。

6. **规章制度不完善或执行不力** 几乎所有的人类行为都受到个人无法直接控制因素的制约和支配。规章制度不健全、管理措施不力、对卫生保健服务人员缺乏有效的职业道德教育、管理者无预见性和洞察力等,都是影响患者安全的因素。例如,护士在给患者做护理操作时没有按规范洗手;药剂师没有详细地为患者讲述如何服药;助产士没有合理告知孕妇分娩不同阶段的相关知识等。

7. **监督反馈不及时** 人很难百分之百地避免失误,只有极少数护士能确保其行为始终保持完全正确。在卫生保健服务过程中进行有效监督,可以避免许多错误的发生。即便出现错误,若能及时进行反馈,也可以减少类似错误的再次发生。

四、容易导致犯错的个人因素

1. 记忆力　一些卫生保健服务人员认为如果能够将教科书中的技术信息照背出来，那么他们就可以成为优秀的人才，但是事实并非如此。依赖记忆，特别是当涉及很多步骤时，人类大脑只能记住有限的信息。例如，护士在工作中有很多信息需要确认，这时候必须养成使用核对单而不是依靠记忆力的习惯。

2. 注意力被分散　是指注意力被意外打断，包括打断和分心、接受突发任务等。尽管在工作中随时可能发生被打扰的现象，但是护士并没有在学校或者护理培训中学会应对的方法。Rivera 等随机观察了新生儿重症监护病房白班和夜班护士的工作情况，计时 15 小时 7 分钟，并记录他们工作时的状态，最后抽取 10 名护士进行 20～45 分钟访视。该研究揭示了护士在受到干扰后决策的两个显著特征：①护士受外界干扰后的决策行为具有情境依赖性，其决策过程表现出对即时工作情境的强依赖性；②当护士作为干扰发起者时，会快速评估干扰行为可能带来的双重影响，通过权衡利弊再实施干扰。

3. 疲劳　是卫生专业人员犯错的一个常见因素。人的记忆力会受到疲劳的影响，睡眠不足是发生错误的危险因素之一。卫生保健人员在值班超过 24 小时的时候所犯的错误比值班时间较短时所犯的错误明显严重。疲劳成为患者安全领域一个众所周知的危险因素。当人处于疲劳状态时，其警惕性会下降，且无法正常执行任务。意识到因疲劳所导致的问题后，许多国家已经或正在对卫生保健服务人员的工作时数进行改革。

4. 饥饿和疾病　当感受到饥饿或身体不适时，卫生保健人员就不能像平常一样工作，犯错的可能性也会大大增加。例如，当一名护士头痛时可能导致核对有误，从而引起给药错误。

5. 压力与职业倦怠　高压力使人不能有效率地工作，低压力使人厌倦、不能足够警惕，从而无法完成预期任务。职业倦怠是指长期面临工作压力的个体由于得不到有效缓解，而产生心理、生理疲惫。护士是职业倦怠的高发人群。长期处于高压状态下的护士群体，容易出现职业倦怠。职业倦怠不仅严重危害护士的身心健康，还会影响工作质量，威胁患者安全。

6. 心理健康状态欠佳　卫生保健服务人员也容易因考试、家庭和工作场所方面的忧虑而紧张不安，抑郁和心理健康问题发生率高于一般人群。特别是在工作初始会出现紧张和相关的心理健康问题。

7. 语言或文化因素　是导致沟通错误的因素之一。卫生保健服务人员之间存在着因语言障碍和文化因素导致发生不良事件的危险。患者也是卫生保健系统的一部分，卫生保健服务人员如果没有注意到他们的文化层次或生活背景、意识到患者及其照顾者的理解程度，那么服务质量就会受到影响。

8. 评判性思维不足　在以护理程序为基础的护理实务中，护士经常通过评判性思维做出关于患者护理的各种决定。而且，这些护理决定将直接影响患者的安全。影响护士准确做出符合逻辑的临床决定的主要因素包括：①护理专业知识和临床技能的水平；②对于患者的关心程度；③护理活动过程中的各种障碍；④护理工作任务的数量；⑤各种关键信息的缺失；⑥妨碍建设性思维的行为。

五、实习生与患者安全

医学专业学生在临床实践的见习和实习环节被称为实习学生。他们遇到的挑战是如何从患者身上获取知识、在保证患者安全的前提下将已掌握的知识运用到特定的患者身上。

（一）实习生存在的不安全因素

1. 法律意识和自我保护意识淡薄 医学生普遍缺乏综合的卫生法律知识，自我保护法律意识淡薄加之相应的临床经验不足，易发生护理纠纷，《中华人民共和国护士管理办法》第四章第十九条明确规定：未经执业注册者不能从事护理工作。但是很多护生进入临床工作1～2月就希望能独立工作，如果不加强职业的使命感和责任感，便无法对自己的行为进行约束，在实际工作中缺乏自我保护意识。

2. 知识和技能有限 住院患者往往存在多种疾病，涉及很多专业的医疗问题，实习学生由于自身专业知识掌握不好、临床经验不足、责任心不强，再加上缺乏人文科学和社会科学等方面的知识，无法满足患者的身心需求，甚至发生护理差错和事故。

3. 护患沟通不畅或无效 由于护生到临床实习，工作经验不足，面对患者时语言表达生硬，对患者提出的问题或要求难以解答和满足时表现出不满或不语，表情冷漠、不耐烦；对患者的称呼、操作解释、操作中的语言配合及操作完毕时对患者的态度不适当、不完善也是安全隐患的重要因素之一。

4. 高风险工作环境 卫生保健服务是一个高风险的行业，繁杂的工作流程、快节奏的工作氛围、长时间的工作压力等都要求实习学生必须时刻保持高度警惕。

5. 人际关系因素 如果实习学生与指导教师之间、与其他卫生保健服务人员之间的人际关系处理不好，会影响个人的技能训练和知识掌握，甚至导致错误的发生。当实习学生与指导教师之间出现纠缠不清的问题时，应该及时寻求上级教师的调解和帮助以改善关系。

（二）提高实习生患者安全意识的应对措施

1. 转变护生培养模式 运用多样化教学模式结合临床实际案例强化护生的患者安全文化认知。国内外研究证明，运用翻转课堂、案例导向式等教学方式有利于提高护生对患者安全文化的认知。患者安全文化课程应贯穿护生整个实习期。

2. 运用先进教学框架 美国护理学院学会（American Association of Colleges of Nursing，AACN）发布的护理质量与安全教育（quality and safety education in nursing，QSEN）概念引起学者广泛关注。该教学框架包括六大类：以患者为中心的护理、团队工作与协作、循证实践、质量促进、安全和信息及其所应具备的知识、技能和态度。经过十余年的发展，AACN积累了丰富的资源和经验，证明QSEN框架有利于提高护生护理质量和安全文化意识，保障患者安全。目前国内尚未有人开展基于QSEN框架下实习护生的安全文化教育课程，可借鉴国外教育经验，提高我国护生的安全文化水平。

3. 指导和监督实践 这是专业理论和技能学习最直接的方法，保证患者安全要求首先在模拟环境下体验和实践。实习学生需要在指导老师陪伴下，掌握基本的知识与技能，在反复实践中提升质量。对每个实习学生来说,良好的指导和监督是必不可少的;指导或监督的质量将在很大程度上决定实习学生能否成功融入和适应医院或卫生保健环境。实习学生也应该告知患者他们是学习者,并在征得患者同意后再对其进行治疗或实施该项程序。

4. 敢于承认不足,学会寻求帮助 对实习学生来说,寻求帮助是一件必不可少的事情。所有卫生保健服务人员都意识到,实习学生正处于职业生涯的初步阶段,不可能具备独立治疗护理患者所需要的全部知识和技能,他们愿意对实习学生的求助给予帮助。

拓展阅读 4-2 研究人类因素常用的模式

第二节 促进患者安全的人为因素工程学措施

在线案例 4-1 患者走失

随着科学技术进步,现代医疗护理活动日趋复杂,安全问题已成为各级卫生管理部门强调和把握的重点。安全作为衡量护理服务质量的重要指标,与患者的身心健康及生命安全息息相关。所有的卫生专业工作者都必须注意犯错的可能性,这一点对经验不足的初级医务人员尤其重要。

一、提高安全胜任力与核心能力

(一)安全胜任力

胜任力(competency)是指能够区分在特定工作岗位和组织环境中绩效水平的个人特征,如职业技能、身心素质等。Campbell 等将胜任力定义为将知识、技能和态度纳入临床表现实践的能力。综上,患者安全胜任力是指医护人员在将卫生保健相关的不必要伤害减少到可接受的最低限度风险控制过程中所需具备的知识、技能和态度。护士的患者安全胜任力是保证患者安全的关键因素,提高其患者安全胜任力对促进我国医疗护理安全至关重要。目前,国内外有关患者安全胜任力的框架主要有以下几种。

1. 加拿大患者安全胜任力框架 由加拿大患者安全机构与加拿大皇家内科及外科医师协会经过系统文献回顾和多次专家会议制定。该框架包括 6 项内容:安全文化,团队合作,有效沟通,风险管理,识别、反应、上报不良事件,优化人员和环境因素。本框架适用所有加拿大卫生保健人员,具有普遍性。其结构简单、层次清楚,能够给患者安全教育提供科学依据,并以胜任力为出发点评估医务人员保障患者安全的能力,可通过相关教育培养使医务人员的胜任力结构更适应患者安全实践需求。

2. 美国患者安全胜任力框架 美国护理学院学会和美国北卡罗来纳大学教堂山分校护理学院联合编制了美国护理质量和安全教育框架。该框架包括 6 项内容:以患者为中心的护理、团队合作、循证护理实践、质量改进、安全和信息。该框架分为执业前和高级护理实践2个水准,针对不同水准的对象具体内容有所不同。执业前水准主要为未取得护士资格证的护生所设,高级护理实践水准则适用于护理研究生教育阶段的在职护士。该框架具有专指性,能够将护理实践与理论相结合,改善护理不良结局。

3. 韩国患者安全胜任力框架　由 Lee 等基于 2005 年版的《澳大利亚安全和保健质量》及相关文献关于患者安全胜任力的描述而制定。该框架主要包括知识、技能、态度3个维度及7个项目(识别、反应、上报不良事件,风险管理,有效沟通,团队合作和理解患者安全文化,理解患者安全概念,信息,循证护理实践),每个项目分别从知识、技能和态度3个维度进行评价。该框架结构清晰,富有条理性,能够为护生的患者安全胜任力教育改革提供理论依据与支持,目前未见其他国家应用该框架。

4. 澳大利亚患者安全胜任力框架　Levett Jones 等通过 3 轮德尔菲专家咨询法,构建适合护理学生的患者安全胜任力框架。该框架是基于 Miller 的胜任力金字塔所构建,主要包含知识和技能2个维度和9个项目(以患者为中心的护理,治疗性沟通,文化能力,团队合作和协作实践,临床推理,循证护理实践,预防、减少、反应不良事件,感染预防和控制,用药安全),每个项目分别从知识和技能维度来评价患者安全胜任力。该框架具有针对性,侧重于安全教育,可以为开发护生的患者安全课程提供理论依据。

5. 中国患者安全胜任力框架　郭颖达于 2013 年基于相关要素概念,通过回顾文献、半结构式访谈、专家工作会议法构建了适用于尚未获得护士执业资格的护生和新入职护士的患者安全胜任力框架。该框架包括患者安全认知与技能、患者安全态度2个维度。其中前者包括以患者为中心、有效沟通、团队协作、安全风险管理、信息与循证护理实践、护理质量改进、专业化素养7个方面;后者强调安全文化、风险意识及主动报告不良事件3个方面。该框架结合了我国护理专业的发展,可以为护理院校开展患者安全护理教育提供理论指导,为临床新护士岗位培训提供科学参照,可作为开发护士患者安全胜任力水平测量工具的基础。

(二) 核心能力

核心能力(core competency)在不同的行业有不同的具体表现。每一个职业都有区别于其他职业的独特知识、技能和价值观,而这一系列能够助力工作取得成功、兼具独特性及相关的行为模式,便构成了该职业的核心能力。护士核心能力是指护理人员从事护理工作必须具有的综合能力。当前,我国的护理教育以全面提升人的综合素质为宗旨,以能力培养为核心。因此,护士核心能力的评价可以为护理课程设置与护理教育效果评价提供参考。此外,核心能力评价指标也可为护士的准入、认证和护理人才的评定提供参考,为护理人力资源管理与政策制定提供方向和依据,有利于护理事业的整体发展。当前国内外有关的护士核心能力主要包括通科护士核心能力和专科护士核心能力两个范畴。下面以我国与美国为例,介绍护士核心能力评价指标体系的研究进展。

1. 美国通科护士核心能力评价指标体系框架　美国护理学院学会于 1986 年制定了用于护理专业本科教育的标准,并对其进行了多次修订;1998 年的修订版本提出护士核心能力主要包括 4 个方面,即评判性思维能力、评估能力、沟通能力以及技术能力,并且对于每一项核心能力的概念都进行了界定。2003 年,国际护士会(International Council of

Nurses，ICN)对通科护士核心能力的基本框架进行了界定,提出核心能力应包括 3 个不同版块,分别为:掌握专业、伦理及法律的能力,提供护理服务及管理的能力,专业可持续发展的能力。3 个版块又包含 8 个不同要素:责任心、伦理、法律意识、基础的护理原则(延伸为 6 个方向,即护理评估、计划、实施、评价、健康促进、治疗性交流和人际关系)、相关的领导与管理能力、专业发展、质量的持续改进和接受继续教育等。同年,美国医学研究所也提出了包含有 6 个方面的核心能力框架,为护士及其他医护人员核心能力的评价提供了基础。这 6 个方面的核心能力分别为:尊重患者的个性化、价值观、爱好和个人的需求;相互合作、协调、沟通能力和运用多学科知识体系为患者提供服务的能力;了解并且希望获得循证医学的实践知识;在护理过程中能够促进护理质量和保证护理安全的能力;在医疗保健过程中能指导护士重视并且正确运用信息,减少差错发生、提高知识和系统思维的能力;培养良好的职业素养。

2. 美国专科护士核心能力评价指标体系框架　美国专科护士核心能力的研究开始较早,涉及助产、肿瘤、公共卫生、护理管理等多个专科。1978 年,美国助产护士学院(American College of Nurse Midwives，ACNM)首次颁布助产护士必备的核心能力标准,目的是为助产护士的教育提供一个标准化的指导方案。在 2002 年对其进行了第 4 次修订,突出了《护理新程序与助产实践的整合指南》的作用,强调助产护士和助产士即使已经掌握了本标准外的其他能力,也一定要学习 ACNM 颁布的《护理新程序与助产实践的整合指南》。Calzone 等采用德尔菲法,从癌症遗传学入手,对肿瘤科高级执业护士的核心能力进行研究,得出该专科高级执业护士应具备 6 个方面的核心能力,分别为:直接的护理服务提供者、护理过程的协调者、咨询者、健康教育者、理论研究者及专业的态度。此研究结果得到广泛认同,为肿瘤专科护士的培养、课程设置的改进以及相关领域的进一步研究提供了基础。Burman 运用对家庭访视护士应具备的核心能力进行了问卷调查,结果显示访谈能力、循证医学运用、评判性思维能力、法律伦理相关知识、精神文化的信仰等排在核心能力相关性的前几位。此结果为家庭访视护士核心能力的评价和考核指明了方向。

3. 国内通科护士核心能力评价指标体系框架　国内对通科护士核心能力评价指标体系的研究始于 21 世纪初。2003 年 12 月,教育部等 6 部委制定了《中等职业学校和五年制高职护理专业领域技能型紧缺人才培养培训指导方案》,明确规定了不同层次的护理教育核心课程和实训项目内容,率先为我国的通科护士培养以及通科护士核心能力评价指标的构建指明了研究方向。我国香港地区通科护士核心能力评价指标的相关研究起步较早,其护士管理局在 2005 年指出,护士的核心能力应能够覆盖 5 个不同范畴:专业、合法且符合道德规范的护理工作,健康教育与健康促进,领导和管理,科研能力,个人效能与专业的持续发展能力;并对所提出的核心能力的标准和要求从能力、知识、技巧、态度 4 个不同方面做了具体、详细的阐述。刘明等对中国护士核心能力进行了系列研究,于 2005 年提出"中国注册护士核心能力架构"。该架构以 2003 年公布的"护士核心能力框架"为研究背景,运用质性研究方法建立;随后其完善了注册护士核心能力量表,并于 2008 年对此量表进行了结构效度验证性因子分析,得出护士核心能力应包括 7 个方面:批判性思维及科研能力、临床护理能力、领导能力、人际关系能力、法律与伦理实践能力、专业发展能力、教育咨询能力。2011 年,王莹等采用类属分析和现象学分析法等质性研究的方法对 9 名护理专家进行深度访谈,整理分析出关于护士核心能力的 4 个方面的主题:知识储备能力、专业实践能力、专业素质和专业发展能力。Zhang 及赵茜等基于胜任力模型针对高年资和不同层级的护士展开研究,分别构建了护士核心能力的框架。廖兰兰和于洁等研究了不同职称、年资护士核心能力的评价指标,充实了通科护士核心能力评价的研究体系。

4. 国内专科护士核心能力评价指标体系框架 专科护士的培养对于提高护理专业技术水平具有重要作用,中国专科护士核心能力评价指标体系也随着专科护士发展日渐完善。田海燕和姚晖运用德尔菲法,建立了重症监护病房专科护士的核心能力评价指标体系。田海燕认为,应从 5 个方面对重症监护病房专科护士的核心能力进行评价,即临床实践能力、人际关系的构建能力、批判性思维、有效管理能力及专业持续发展能力,该一级指标下又细化了 16 个二级指标和 50 个三级指标。而姚晖将专业理论知识的掌握、专业操作技能的掌握、其他相关能力纳入评价体系的一级指标,并下设了 16 个二级指标和 42 个三级指标,同时赋予指标相应的权重值。邬俏璇等构建了产科护士核心能力的三级评价指标体系,共 80 个条目,为产科护士的准入、培训、考核等提供了依据。文静等构建了儿科护士核心能力评价指标体系框架,6 个一级指标分别为专业态度、护理实践、批判性思维、沟通协调、疾病信息管理、专业持续发展,下设二级指标 20 个,三级指标 66 个。樊落等运用层次分析法从 3 个维度确定了急诊专科护士核心能力评价指标体系,5 个一级指标分别是专业实践能力、管理能力、评判性思维能力、沟通协调能力和专业发展能力,下设 15 个二级指标及 55 个三级指标。该评价指标体系针对分层级能力进阶的模式进行,能够促进高素质护理人员的培养,也可作为建立相应层级评价工具的基础。刘瑞玲等综合运用了访谈及问卷调查等方法,对肿瘤专科护士核心能力进行了深入研究,制订了肿瘤专科护士核心能力评价指标体系草案,采用德尔菲法对草案进行修改,并采用层次分析法计算各指标权重,最终将临床实践能力、管理能力、批判性思维能力、沟通协调能力及专业发展能力确定为评价指标。随着我国社区卫生服务的发展,社区护士核心能力的研究也逐渐展开。

(三)能力评估与执业适合性

卫生保健组织有责任确保参与患者照顾和治疗的卫生保健专业人员具备适当的资质和胜任能力。卫生保健服务机构须定期检查卫生保健专业人员是否具备在预定领域执业所需的资质和经验。

1. 能力评估 专门机构根据个人的证件、教育、培训、经验和能力在规定的范围内是否适合向患者提供特定照顾和治疗服务的评估和核准过程。我国《护士条例》规定:护士执业,应当经执业注册取得护士执业证书。申请护士执业注册,应当具备一系列条件,包括身心健康、学习和实习经历,以及通过国务院卫生主管部门组织的护士执业资格考试等。

2. 执业适合性 是保障患者安全的关键要素。在引发不良事件的诸多因素中,卫生保健专业人员的能力不足是显著诱因之一。很多导致不良事件的发生与执业人员的专业适配性存在直接关联。大多数国家建立卫生保健专业人员登记制度,对不同类型的卫生保健专业人员进行登记,处理各种投诉并确保标准得到执行。卫生保健专业人员有责任报告因不具备胜任能力或行为不专业而存在不安全的情况。有些国家强制要求报告执业者所存在的不适合情况。

二、管理疲劳与压力

护士的工作时间是影响患者安全的重要因素之一。工作时间延长会降低护士的警觉性,使护理不良事件发生率和潜在风险增大。由于护理工作需要为患者提供连续的照护服务,所以护士需要倒班。但是倒班会影响人体的正常生物节律,干扰身体功能与外部环境的协调,影响人的健康状态。合理排班是减少护理不良事件的有效措施之一。提倡优化护理人员的排班模式,实行弹性排班制度,提高护士的满意度,从而减少不良事件的发生。

卫生保健服务人员必须对自己的身体情况和健康状况进行监控。自我状态监控的工具有 HALT 和 IMSAFE 两种。

HALT 是指注意你是否出现了以下状况。①H:hungry(饥饿);②A:angry(生气);③L:late(迟到);④T:tired(疲劳)。

IMSAFE 是指注意你是否存在以下状况:① I:illness(疾病);② M:medication(prescription and others)[药物(处方或其他药物)];③S:stress(压力);④A:alcohol(酒精);⑤F:fatigue(疲劳);⑥E:emotion(情绪)。

机器具有可预测性和可靠性,但人并非机器,人类行为具有无法预测及不稳定性。由于人的记忆能力有限,因此处理信息的能力也是有限的。但是,人类具有创造性、自我意识性、想象力,并且具有灵活的思维能力。同时,人类注意力是容易分散的,注意力分散则更容易犯错。因为在注意力分散时,可能无法专注于工作中最重要的方面,从而导致错误的发生。不论经验水平、智力水平、动力或警戒度如何,即使注意力非常集中,也可能产生错觉,这是决定或措施产生缺陷的主要原因,因此有时会发生低级错误。

三、健全科学的人为因素工程学措施

目前,在卫生保健机构允许范围以外的不安全因素或称安全隐患是客观存在的。如何使用人为因素以减少不良事件和错误的发生,航空、制造和军事等行业已经成功地将人为因素知识用于改善系统和服务。运用人为因素工程学思维方式构建科学的管理模式,可以降低卫生保健服务人为错误发生的可能性。

1. 避免记忆依赖　在医疗和护理活动中,仅仅依靠记忆是非常危险的,特别是可能导致患者用错药或用错剂量时,情况更加危险。寻找流程或过程中涉及步骤的相关图片和图表,对照图片或图表检查自己的行为,可以减少工作记忆负荷,使卫生保健服务人员将注意力放在手头任务上。

2. 让事件直观化　使用帮助患者诊断、治疗和护理的设备启动,关闭步骤相关图片、注意事项以及阅读显示器将帮助工作者掌握相关技巧。例如,使用有关手卫生的图片提醒工具,就是使用直观提醒工具的一个典型范例。

3. 审查和简化流程　"简单就好",这一观点适用于各行各业,包括卫生保健服务行业。现在一些卫生保健任务已经变得太过复杂,从而成了发生错误的温床。需要定期审查现有的工作流程,进行优化处理。例如,围绕现有的常规护理操作流程,进行深入调查,取消烦琐环节,重新设计,使其具有兼容多样、连续性工作的特点,更简单化,并提高护理人员工作中的自主权,从而减少错误。

4. 操作流程标准化 不仅能够减少对记忆的依赖,而且还能提高效率和节省时间。例如:基础护理学实训技术操作指南。

5. 经常使用核查单 核对单已经在许多卫生保健服务中广泛使用。选择或执行治疗方案时使用核对单的习惯,减少了工作疏漏,保证患者安全。

6. 减少警惕依赖 当工作者处于时间较长的重复活动中时,必须警惕发生错误的可能性。如果没有太多的刺激,人很快就会注意力分散和倦怠,导致无法专注手头任务,特别是当人感到很累时,更无法专注。

7. 减少交接环节,提供连续照顾 大多数卫生保健专业人员在特定的工作环境下,如病房、药房和诊所内,与接受照顾的患者保持联系,当患者在多个卫生保健环境之间转移时(从患者家中转移至医院,或从一家医院转移到另一家医院),卫生保健专业工作者需要理解如何保证患者照顾的连续性。在照顾服务从一名专业人员过渡到另一名专业人员以及从一个照顾环境过渡到另一个照顾环境的过程中,若信息不准确或不全面则会导致患者治疗出现差错。如果始终能让患者参与信息交换,特别在移交和换班期间将有助确保信息沟通的准确无误。

8. 确保护士人文关怀

(1)重视护士职业压力:护理人员工作超负荷运转、频繁倒夜班、职业认同感低等易导致护士职业压力过高。研究表明,护士压力过高会导致护理差错的发生。因此,在护理安全管理过程中,应重视职业压力的产生对于患者安全的影响,加强对压力的有效应对及管理,营造有利于患者的安全文化。关注职业压力的产生,可以达到促使护士形成安全护理行为的目的。

(2)构建非惩罚性不良事件报告系统:在护理管理工作过程中,通过构建非惩罚性不良事件报告系统,鼓励临床一线护理人员主动上报各类护理不良事件,注重培养安全护理的信念和态度;建立配套的奖励制度,鼓励医护人员上报不良事件。

(3)提供良好的护士工作环境:是护士提供护理服务、更好地完成护理工作、提高护理质量的重要支持条件,可以提高患者的安全水平和护士的工作满意度。护理管理者应构建良好的护士工作环境,从而保障患者安全。

(4)构建安全文化氛围:护理工作中所体现的安全文化是指护士对于患者安全所形成的共同的价值观和信念。它体现了护士对患者安全的观念、态度和行为方式,决定了组织对于提供健康服务和安全管理的承诺和能力。良好的安全文化能够规范人的安全行为。护理管理工作应注重安全文化建设,将护理安全纳入目标管理;强化护理安全文化内涵,培养护士安全护理行为和意识;完善各项安全管理制度,将安全理念融入制度的建设中,倡导安全文化,提升科室的安全文化水平和氛围。将安全文化视为一种管理思路运用到老年病房护理管理中,可增强护士的护理安全服务意识,提高护士的风险防范意识和能力。通过营造手术室的安全文化,可有效规避手术室护理风险,减少手术室的护理缺陷,提升了护理服务质量。

9. 建立多学科团队 患者安全存在于诊疗服务的各个环节,需要整个医疗体系中医务人员以及医疗辅助人员的相互配合、共同努力。国外针对患者安全问题,多开展"医师-技师-护士"团队培训模式,以提高工作人员之间的配合效率,降低差错事件的发生率。目前,我国尚没有多学科团队整体培训的开展,针对患者安全问题的研究多是将医疗和护理问题分开进行研究。多学科团队合作模式是我国患者安全管理的薄弱点,应予以加强。

在线案例 4-2　患者自行拔除留置针

（惠宁，秦洁）

第五章 沟通与患者安全

【素质目标】具有善于沟通、团结协助的职业精神。

【知识目标】能理解沟通的概念、重要性;能掌握使用 SBAR 技术进行沟通的技巧;能熟悉不良事件发生后的沟通方法,并在沟通中适当应用人文关怀。

【能力目标】能运用所学知识,结合临床护理工作实际情景,正确使用沟通方法和技巧。能根据护理临床工作中的情况,正确对待各种类型的不良事件。

微课 医患沟通中的风险

情景案例

患者家属怀疑用错药

某医院呼吸科收治了一名慢性支气管炎急性加重患者。住院第二天,患者发生心室颤动,经抢救患者脱离了危险。医生为了预防患者心室颤动复发,给患者使用盐酸胺碘酮治疗,采用微量泵泵入,患者的血压由 120/80 mmHg 降到 95/65 mmHg。这时护士进来更换液体,顺口说了句:"血压那么低,不会是盐酸胺碘酮引起的吧?"没想到,这句话被家属记住了,他们马上找到主管医生问:"患者血压现在很低,肯定是用错药了吧!"医生解释说用药是为了预防心室颤动复发,医务人员一直在观察患者的生命体征,一时的低血压问题不严重。但家属依然坚持认为用错药了,最后科主任出面才平息了这场风波。

请思考:

1. 护士在患者面前言论不当可能引发的后果有哪些?

2. 如何提升医护人员对敏感医疗信息的保密意识和沟通技巧?

3. 在医疗环境中,如何确保医护人员之间的沟通准确性和一致性,避免患者误解或恐慌?

第一节　医护患沟通概述

沟通(communication)是指信息在两个人或更多人之间传递与理解的过程。信息发送者凭借一定的媒介将信息发送给既定的对象即接收者，并寻求反馈以达到相互理解的目的。沟通既可以是单纯的信息交流，也可以是思想、情感、态度的综合交流。理想的沟通方式是经过信息传递之后，信息发送者发出的信息与接收者得到的信息在意义上是一致的，能达成共识的。有效的沟通对个人关系、团队协作、工作绩效以及社会和谐都至关重要。然而，在护患关系中，沟通不仅涉及信息传递，还涉及传递个人感受，护士须识别这些感受并让患者知道他们的感受已被理解。沟通是护理的基本组成部分，发展积极的护患关系对提供优质护理至关重要。

一、沟通的重要性

(一) 护士与患者的沟通

护士与患者的沟通是医疗护理过程中至关重要的一环，它不仅有助建立良好的护患关系，还能提高治疗效果，促进患者康复。在临床工作中，有效沟通贯穿于医疗护理工作的各个环节。准确的信息沟通不但可以提高工作效率，还能降低因沟通不畅导致的一系列问题。护士与患者之间开展积极有效的沟通，多角度应对医疗活动中的各类问题，可以大大降低不良事件的发生率，保证医疗安全。临床沟通能力是当代护士必备的技能之一。良好的沟通技能不但可以帮助医护工作者精准获取临床治疗需要的各类信息，而且能满足患者的健康需求。

1. 与患者建立良好的护患关系　沟通交流对建立良好的护患关系非常重要。良好的沟通，能创造和谐氛围，增进护患之间的情感，缩短心理距离，患者感到被理解、尊重、关心和支持，由此会对护士产生信任，愿意向护士倾诉，护士可了解患者的感受和想法，以促进患者的心理健康，进一步促进身心健康。护患之间的相互信任、良好的人际关系，为开展护理工作奠定了良好的基础。

2. 防止护患矛盾冲突　护士与患者接触最早也最多，一言一行都被患者所关注。护士的言语内容、表情动作、态度行为都会对患者产生影响，使患者产生喜悦或厌恶、满意或恐惧等不同的体验。护患矛盾的产生，大多不是护理技术原因导致，而是护患之间沟通不畅或语言用词不当所造成的。有效的沟通不仅能避免护患之间潜在的冲突发生，还能增强护士和患者及其家属之间的亲和力。

(二) 护士与医生的沟通

沟通能力是护士的核心能力之一，也是医生从业中的核心竞争力。因此，医护人员在思想上需要足够重视沟通的重要性，更需要清楚地认识到医护沟通在重症患者抢救中存在问题或多或少会影响抢救工作。有研究显示，因医护沟通障碍造成的不良事件高达60%以上，且不良的医护沟通对患者的病死率、住院时间、住院费用、并发症等诸多方面均存在不利影响。因此,护士与医生之间的沟通在医疗过程中具有不可估量的重要性,它直接影响到患者的治疗效果、医疗安全以及患者满意度。以下是几个关键点,阐述了护士与医生沟通的重要性。

1. 确保治疗方案的准确性 护士是医嘱的直接执行者,与医生的紧密沟通可以确保医嘱执行的准确无误。护士在执行医嘱前对不明确或有疑问的地方进行询问,可以避免执行错误的治疗措施,保证患者安全。

2. 病情信息的及时反馈 护士与患者接触的时间通常比医生更长,能够更全面地观察患者的病情变化、治疗效果及不良反应。护士及时将这些信息反馈给医生,有助于医生调整治疗方案,做出更准确的诊断。

3. 团队协作,提升效率 良好的沟通是医疗团队协作的基石。护士与医生之间沟通顺畅能够减少工作中的误解和冲突,提高工作效率。在紧急情况下,快速的沟通能够迅速启动应急预案,保障患者生命安全。

4. 提升患者满意度 患者通常对医疗团队的协作和沟通有着很高的期望。护士与医生之间的良好沟通能够展现出医疗团队的专业性和协作精神,增强患者对医疗服务的信任感和满意度。

5. 促进医疗质量持续改进 通过护士与医生的沟通,可以及时发现医疗过程中存在的问题和不足。这些反馈对于医院管理层来说是非常宝贵的资源,有助于制订改进措施,提升医疗质量和服务水平。

6. 情感支持与心理慰藉 在医疗过程中,患者和家属往往处于焦虑、紧张的状态。护士与医生的沟通不仅限于病情和治疗方案,还包括对患者和家属的情感支持和心理慰藉。这种全方位的关怀有助于缓解患者的心理压力,促进康复。

二、沟通的技巧

1. 尊重与倾听 护士应展现出对患者的尊重,包括他们的感受、意见和隐私。倾听是沟通的基础,耐心倾听、不打断患者的陈述,让患者感受到被重视和理解。

2. 使用简单易懂的语言 考虑到患者的文化背景、教育程度和健康状况,护士应使用简单、清晰、易懂的语言来解释病情、治疗方案、护理措施等,避免使用过多的医学术语,以免造成误解或恐慌。

3. 保持积极的态度 护士应保持乐观、积极的心态,即使面对病情严重的患者也要给予鼓励和支持,帮助患者树立战胜疾病的信心。

4. 非语言沟通 除了口头交流,非语言沟通(如面部表情、肢体语言、触摸等)同样重要。护士的微笑、温柔的眼神接触、适当的触摸(如握手、轻拍肩膀)都能传递关怀和安慰,增强患者的信任感。

5. 确认理解 在沟通过程中,护士应不时地询问患者是否理解所传达的信息,确保信息的准确传递和接收,有助于及时发现并纠正误解。

6. 提供个性化护理计划 根据患者的具体情况,制订个性化的护理计划,并在沟通中详细解释计划的内容、目的和预期效果,让患者了解自己的护理过程,增加参与感和满意度。

7. 关注患者情绪变化　患者在治疗过程中可能会出现焦虑、恐惧、抑郁等情绪反应。护士应敏锐地察觉这些变化，及时给予心理疏导和支持，帮助患者调整心态，积极面对治疗。

8. 保持耐心和同情心　护理工作需要极大的耐心和同情心。面对患者的各种需求和情绪反应，护士应保持冷静和耐心，设身处地为患者着想，提供必要的帮助和安慰。

9. 促进家庭和社会支持　护士还应鼓励患者的家庭成员和社会支持系统参与患者的护理过程，提供情感支持和实际帮助，共同促进患者的康复。

10. 持续评估与反馈　沟通是一个持续的过程。护士应定期评估与患者的沟通效果，收集反馈意见，不断改进沟通方式和方法，以更好地满足患者的需求和期望。

三、沟通中的风险

医患沟通风险是医疗过程中不可忽视的一个重要方面，它涉及医疗质量、患者安全以及医患关系的和谐。

(一) 定义

医患沟通风险是指在医疗过程中，由于医护人员与患者之间沟通不畅、信息不对称或沟通方式不当等原因，导致患者安全受到威胁、医疗质量下降或医患关系紧张的可能性。

(二) 主要表现

1. 沟通不畅　医护人员与患者之间缺乏有效的信息交流，导致患者对病情、治疗方案、预后等关键信息了解不足，容易产生误解和疑虑。

2. 信息不对称　医学知识的高度专业性和复杂性使得患者往往难以完全理解医生的解释，而医生也可能因为时间紧迫或沟通技巧不足而未能充分告知患者相关信息。

3. 沟通方式不当　医护人员在与患者沟通时，可能存在态度冷漠、语气生硬、解释不清等问题，导致患者感到被忽视或不被尊重，从而引发不满和纠纷。

(三) 发生原因

1. 具备的医学知识不对称　医生具备专业的医学知识和技能，而患者往往缺乏这些知识，导致双方在沟通过程中存在障碍。

2. 沟通意识和技巧缺乏　部分医护人员缺乏良好的沟通技巧和意识，未能充分关注患者的心理需求和感受，导致沟通效果不佳。

3. 医疗资源紧张　医护人员可能面临较大的工作压力和时间限制，难以保证与患者进行充分沟通。

4. 患者期望值差异　患者对医疗效果的期望往往高于实际可能达到的水平，当治疗效果不佳时容易产生不满和纠纷。

(四) 矛盾冲突

患者对护理信任度降低，加上护患沟通不畅，冲突也随之加剧。有研究发现，对 3 所三级甲等医院的 510 名护理人员在日常工作中遇到的护患冲突事件的调查发现，在一年内有 342 名护理人员在工作期间在工作场所内遭受过暴力侵犯，发生率达 50.71%；其中以言语暴力为主,占 45.24%。通过该项调查,分析其原因后得出,患者受到媒体舆论导向性指引的占有 48.29%;由于患者精神失常的占 38.89%;患者对病情期望值过高,但就现实而言疾病愈后不良,转而向医生护士发泄情绪的占 35.47%;或因患者抢救无效死亡后,护士遭到患者家属指责谩骂的占 32.48%。可见,护患矛盾冲突在日常医疗护理工作中较为常见。

沟通是一门艺术。在与患者接触过程中,护士如果语言使用不当,或护士态度等非语言沟通使用不当,会造成护患矛盾,甚至医疗纠纷。

1. 患者称呼不当引发的矛盾冲突　在医疗环境中,患者与医护人员之间的称呼方式可能会引发一些矛盾和冲突。这种现象通常源于以下几个方面:①文化差异:不同的文化背景对称呼有不同的要求和习惯。例如,在某些文化中,直呼其名可能被视为不尊重,而在另一些文化中则可能被认为是亲切的表现。②年龄差异:不同年龄段的人对称呼的接受程度也有所不同。年轻人可能更喜欢平等、随意的称呼方式,而老年人则可能更倾向于正式、尊敬的称呼。③教育背景:受教育程度较高的患者可能更注重礼仪和称呼的规范性,而受教育程度较低的患者可能对此不太在意。④情绪状态:当患者处于焦虑、痛苦或不满的情绪状态时,他们对称呼的敏感度可能会增加,从而更容易引发矛盾和冲突。

2. 猜测患者与家属关系引发的矛盾冲突　对于患者家属,护士不能想当然地随意乱称呼,一定要先弄清楚患者与家属之间的关系后再称呼,否则可能造成错误,引发护患矛盾。例如:护士去了病房单间,要为一位女患者做尿道口护理。患者年龄大概 30 多岁,陪着她的是一位年纪很大的男士。该护士对患者说:"我要做尿道口护理了,麻烦你父亲出去一下。""你说什么?"患者一下就发火了,原来这位男士是患者的丈夫。

3. 指责家属引发的矛盾冲突　对于患者的家属要注意尊重和理解。如患者家属违反医院的规章制度,要耐心解释。要理解患者家属关心患者的心情。

4. 患者面前指责同事引发的矛盾冲突　在患者面前指责同事工作中存在的问题,是一种不恰当的行为,它不仅可能加剧矛盾,还可能损害医院的形象和患者的信任。

第二节　护理工作中的沟通

在线案例 5-1　患者跳楼自杀

临床沟通能力是医疗专业人员的核心能力。几乎所有的护理工作都需要与患者及家属沟通交流。良好的护患沟通对保障优质护理服务,提高患者满意度及治疗依从性,促进患者康复起着重要作用。如何与患者有效沟通,需要从以下几个方面考虑:首先,医务人员要让患者对自己的病情及所采取的诊治措施知情同意;其次,从人文角度尊重每位患者的性格特点、宗教信仰、文化、个人价值观以及个人的需求;再次,使用标准化的沟通模式,可以提高沟通的效果,保证患者安全。

一、知情同意

（一）概念

知情同意(informed consent)既是法律原则也是伦理原则,一般是指患者有权知晓自己的病情,并对医务人员所采取的诊治措施进行取舍。患者的知情同意包括两层含义:知情是指患者和家属有权知道与患者有关的信息和资料,卫生保健服务人员有义务向患者和家属提供与患者有关的诊疗信息和资料,并针对患者的具体情况做出必要的解释,帮助患者对信息和资料的理解;同意是指卫生保健服务人员对患者采取的诊治措施必须得到患者的同意,包括对诊疗护理措施的承诺和对诊疗护理措施的选择和否定。

我国的知情同意制度属于"舶来品"。医学发展之初,医疗活动中崇尚医生父权主义,患者处于接受和服从诊疗措施的被动地位,并没有"知情同意"的概念。随着医患关系的变迁和人权理念的发展,知情同意原则首先在美国诞生,并在英美法系国家率先确立了知情同意权,其英文为"informed consent"。知情同意权伴随着人类权利意识的觉醒而诞生,奠基于西方哲学中自我决定的自主概念,其初衷和价值在于维护人的生命健康以及人格尊严,因此"informed"作为形容词,不仅是语义学解释上的"被告知而知情"的含义,就其目的应解释为"充分了解相关事实并就医疗措施等方案达到充分理解的程度","consent"一词的前缀"con-"的含义是"共同",即强调"患者同意的意思表示"应是与医师的医疗方案达成共识后做出的,是一种双向的理解与选择,而非单方面被动接受而做出的同意表示。

📖 **拓展阅读 5-1 我国患者知情同意权立法现状**

（二）患者知情的内容

1. **诊断或主要问题** 对于患者来说,在没有做出诊断或评估出问题的情况下,难以确定治疗或解决问题的方案是否对自己有利。如果是探查性治疗,应该明确告诉患者进行操作的目的。

2. **诊断或问题的不确定性程度** 医务人员在提供医疗保健服务过程中,因医疗工作本身的复杂性和局限性,容易出现差错,这是其固有的特点。诊疗初期,医务人员依据有限信息作出初步判断,但这一判断具有不确定性。随着患者更多症状的显现,以及后续更多关键信息的补充,原先的诊断可能得到验证,也可能被推翻,甚至已发现的问题都需要重新进行系统评估。因此,医务人员告知患者诊断或问题有不确定性,是医疗过程中必不可少的环节。

3. **治疗或解决方案所涉及的风险** 患者为了做出适合自己的决定,需要知道与治疗相关的任何不良反应或并发症,以及可能影响身心健康的任何潜在后果。患者需要知道治疗或计划解决方案中相关风险的性质以及一旦不接受治疗可能造成的各种后果。患者需要知道可供选择的治疗方案,而不仅仅是医务人员所喜欢的治疗方案。患者需要知道拟进行的治疗、预期效果、治疗开始时间、治疗时间长短、所涉及的费用、是否存在可考虑的替代治疗、治疗效果以及不接受治疗所带来的风险。有些治疗尽管存在一定的潜在风险,但比不治疗的情况要好。

4. 预期身体恢复的时间 治疗类型或是否继续治疗的决定可能会受到患者生活中其他因素的影响,如就业、家庭责任、经济情况、治疗位置等。

5. 提供护理和治疗医务人员的信息 依法享有知情权,可要求医疗机构提供参与护理治疗工作的医务人员的资质信息,包括相关医务人员的专业资质认证、培训背景及临床经验等核心信息。

6. 出院后所需的所有服务的有效性和花费 患者可能要求医务人员提供额外服务。如在某些情况下,患者可能在其恢复时要求提供非医疗性帮助(例如,协助安排从麻醉门诊治疗处理后安全返程及药品领取等)或在重大外科手术恢复时帮助处理日常事务。

(三) 医患沟通中的标准化模式——SPIKES

SPIKES(setting, patient's perception, information, knowledge, empathy, strategy/summary)是一种针对医患沟通设计的有效模型,尤其适用于病情告知和复杂医疗信息的传递。该模式由美国学者 Baile 等针对癌症病情告知设计,并在临床中得到了广泛应用,特别是在肿瘤学领域。SPIKES 沟通模式分为以下 6 个步骤。

1. S(setting up)——设定沟通场景

(1) 目的:为沟通创造一个适宜的环境,确保沟通过程的顺畅进行。

(2) 实施要点:①选择一个安静、私密且不被打扰的环境;②准备好必要的物品,如茶水、纸巾等,以应对患者的情绪反应;③预测患者的反应,并考虑是否有必要邀请家属陪同。

2. P(patient's perceptions)——评估患者的认知

(1) 目的:了解患者对病情的认知程度,以便更好地调整沟通策略。

(2) 实施要点:①通过开放式提问了解患者对病情的了解情况;②评估患者对疾病的态度和期望管理目标,以便在沟通中给予针对性的支持。

3. I(patient's invitation)——获得患者许可

(1) 目的:确保患者已经做好接受信息的准备,并尊重患者的知情权。

(2) 实施要点:①询问患者是否愿意了解病情的细节;②给予患者选择权,让他们决定想要了解多少信息。

4. K(knowledge)——告知医学专业信息

(1) 目的:将医学专业知识以患者易于理解的方式传达给患者。

(2) 实施要点 ①使用简单明了的语言解释病情和治疗方案;②提供必要的正面信息,帮助患者树立信心;③注意检查患者的理解程度,确保信息准确传达。

5. E(exploring/empathy)——移情并稳定患者情绪

(1) 目的:通过共情来稳定患者的情绪,增强患者的心理支持。

(2) 实施要点:①认可患者的情感反应,不打断或阻止其表达;②表达对患者的理解和同情,提供必要的心理支持;③鼓励患者表达自己的想法和感受,以便更好地了解患者的需求。

6. S(strategy/summary)——策略与总结

（1）目的：提出治疗建议，并总结沟通内容，确保患者理解并同意治疗方案。

（2）实施要点：①用简单易懂的语言总结沟通内容；②提出针对性的治疗建议，并鼓励患者参与决策过程；③确认患者是否理解并同意下一步的治疗计划。

二、医护人员之间的沟通

医生和护士尽管在各自不同的专业领域，有着自身独特的工作特点，但是其最终目标都是为了维护患者的健康而努力。因此，医护人员之间保持密切的沟通交流、信息互通，更有利于患者疾病的治疗和护理，促进患者早日康复。

（一）沟通的内容和原则

1. 以患者为中心　医护之间加强沟通和交流，虚心听取对方的意见和建议，共同为患者取得满意的疗效而努力。

2. 尊重　医生和护士都是医疗的主体，只有分工不同，没有高低贵贱之分。医护应互相尊重，医生应多给予护士支持，在患者面前注意树立护士的威信。

3. 理解　医护双方要充分认识对方的作用，承认对方的独立性和重要性，支持对方工作。护士要主动协助医生，对医疗工作提出合理的意见，认真执行医嘱。医生也要理解护士的辛勤劳动，尊重护理人员，重视护理人员提供的患者情况，及时修正治疗方案。

4. 合作　医生的正确诊断与护士的优质护理相配合是取得最佳医疗效果的保证，医护在工作中真诚合作，保证患者的医疗安全。

5. 监督　任何一种医疗差错都可能给患者带来痛苦和灾难。因此，医护之间应该互相监督，以便及时发现和预防。

（二）标准化沟通模式——SBAR

在线案例5-2　运用SBAR沟通模式汇报上消化道出血患者的病情

在线案例5-3　运用SBAR沟通模式汇报肝癌患者的病情

1. 现状-背景-评估-建议（situation-background-assessment-recommendation，SBAR）沟通模式　是WHO推荐的一种标准化、结构化的沟通模式，也是一种有效的沟通技术，分别表示目前发生了什么，是什么情况导致的，我认为问题是什么，我们应该如何去解决这个问题。SBAR是一种以结果为导向的沟通模式，曾被用于美国海军核潜艇和航空业，能在紧急情况下保证信息准确传递。在20世纪90年代，SBAR沟通模式被作为团队资源管理培训课程的一部分在各地医疗机构中被推荐和广泛开展使用，以减少由于沟通不良而引起不安全因素。该模式帮助医务人员梳理患者信息，厘清思路，避免条理不清、重点不突出或者遗漏，规范沟通方式以达到有效沟通的目的。SBAR模式在医疗机构中的应用内容，S：患者发生了什么，即患者的一般情况（床号、姓名、年龄、诊断、目前的病情状况等）；B：患者的临床背景是什么，即与患者病情相关的病史（患者的主诉、疾病史、过敏史、饮食情况等）；A：对患者病情的评估，包括患者异常反应、异常报告值、患者的心理状态、对问题的评估、观察要点；R：对患者当前情况的处理建议。

2. SBAR 在护理工作沟通中的重要作用

（1）SBAR 模式有助于提高护理工作的安全性和连续性。护理工作环节多、交接多、时间长，标准化的 SBAR 沟通模式有利于保证护理工作的安全性和连续性。

（2）SBAR 模式有助于提高护士的沟通能力和评判性思维。护士在使用 SBAR 模式过程中，需要随着患者病情的发展和变化，判断哪些是有效信息，并对信息分析、整合，进行进一步的评估和建议，这都有助于护士评判性思维的提高。

（3）SBAR 模式有助于促进医护之间的团队合作。护士在与医生沟通之前已经对患者的情况做过相关的信息处理，有助于医生直接把握重点，对患者突发情况及时准确地做出反馈。因此，SBAR 模式促进了医护关系的和谐发展。

（4）SBAR 模式有助提升护士的专业形象及提高患者满意度。护士在与患者的沟通交流中使用 SBAR 模式对患者解释相关知识并对他们的治疗和生活做出相应指导，能提高患者的满意度，提升专业形象。

SBAR 标准化沟通模式在国内外应用广泛，可应用于医院各科室患者的各种交接、医护沟通、临床教学等，已成为跨学科交流的标准模式，确保患者安全，提高患者满意度。

三、沟通中的人文关怀

人文关怀（humanistic care）是从国外学术界引入的一个概念，它强调人的价值、人的尊严和人格的完整，特别关心人的精神方面的问题。人文关怀是护患沟通的桥梁。据调查，临床上 80% 的护理纠纷是由于沟通不畅或沟通障碍导致的，30% 的护士不知道或不完全知道如何根据不同的情绪采用不同的沟通技巧，83% 的护士对沟通方式基本不了解，33% 的护士认为对患者及其家属提出的不合理要求应不加理睬，78% 的患者希望每天与护士交谈一次。可见，在护患关系中沟通的重要性，并且强调融入人文关怀的沟通至关重要。

（一）人文关怀的作用

1. 提高患者满意度　护理人文关怀强调以患者为中心，尊重患者的个体差异、人格尊严，满足患者的情感需求。这种关怀方式有助于建立和谐的护患关系，增强患者对护理人员的信任感，从而提高患者的满意度。患者感受到被尊重、被关怀，会更愿意配合治疗，促进康复进程。

2. 促进患者康复　有效的护理人文关怀能够改善患者的心理状态，增强患者的自信心和应对压力的能力。患者在接受治疗过程中，往往会面临身体和心理的双重压力。护理人员的关怀和支持可以帮助患者缓解焦虑、恐惧等负面情绪，提高治疗依从性，从而促进疾病的康复。

3. 增强护理工作的人性化　护理人文关怀将人文精神融入护理工作中，使护理工作不再是仅技术性操作，而是充满了人情味和温暖。护理人员通过言语、行为、情感等方式表达对患者的关怀和尊重，使护理工作更加人性化，体现了护理工作的本质和价值。

4. 提升护理人员的职业素养　护理人文关怀要求护理人员具备高度的职业道德和责任感，关注患者的身心健康需求，提供全方位的护理服务。这种关怀方式有助于提升护理人员的职业素养，培养护理人员的同理心和爱心，使护理人员在工作中更加用心、用情，为患者提供更加优质的护理服务。

5. 构建和谐的医疗环境　护理人文关怀是构建和谐医疗环境的重要组成部分。通过护理人员的关怀和支持，可以营造温馨、舒适的就医环境，缓解患者的紧张情绪，增强患者对医疗机构的信赖感和归属感。同时，护理人文关怀也有助于提升医护团队之间的协作精神和凝聚力，共同为患者提供优质的医疗服务。

（二）护患沟通中实施人文关怀的技巧

1. 关爱患者，急患者之所急，想患者之所想　医学无论怎么发展，其重要价值并不是治愈（cure），而是照料和关怀（care）。"nursing"一词来自拉丁语，其原意为抚育、保护、照顾。因此，护士必须重塑人文精神，提倡人文关怀。面对患者，要知道人不仅是生物人，也是社会人。在进行沟通时，不能忽视患者的生物本性和社会属性，要尊重患者的人格个性，从患者的角度，换位思考，设身处地替患者着想。患者生病住院，进入一个陌生环境，在身体上要受到病痛折磨，在心理上要承受非同寻常的压力。因此，在进行沟通时，护士一定要谨言慎行，以患者为本。有些话，可能是很平常的一句话，但如果从护理人员口中说出来，特别是对精神处在敏感状态的患者，会让其背上沉重的心理负担；护士不经意的失言，有时甚至还会引起护患纠纷。有这样一个护患纠纷：某三级医院的一位护士正在做治疗操作，医生叫她暂时离开病房去做其他事情。这位护士说："不行，15床快完了。"此话一出口，该床的患者立即瘫了下来，认为自己病情严重，真的"快完了"。其实，护士此话的本意是该患者的液体快输完了。对此，患者及其家属说这是咒骂，而护士十分委屈。我们应该从这起护患纠纷中得到启示，引以为戒。

2. 尊重患者，维护患者利益　美国心理学家马斯洛提出的人类基本需要层次论强调患者有自尊的需要，住院期间的患者希望被他人尊敬，得到他人的认同与重视。护患沟通时，应该不分患者的地位高低、职务大小、贫富悬殊，一视同仁平等对待。要尊重患者，尊老爱幼，对患者要像对自己的亲人一样。

3. 同情患者，保护患者隐私　任何角色都有其特定的权利和义务，当患者作为人文关怀的客体住进病房时，护士需要将医德理念转化为具身化的关怀实践，通过共情表达、个性化沟通及环境调适等综合举措，构建基于信任的安全氛围。在与患者沟通的过程中，对于知道的一些重要或隐私的事情，如生理缺陷、精神疾病、性病等，必须尊重患者的隐私权利，同情理解患者，患者不愿意陈述的内容不要追问。

4. 在沟通中注重人文关怀的技巧　人文关怀是护患沟通的桥梁。在护患沟通中，应当树立以患者为本的服务理念，善于观察不同区域、不同职业、不同文化层次患者的心理状况，根据其病情、性格、文化层次等采取不同的语言表达方式，用发自肺腑的真诚语言感动患者，让患者感到温暖。

5. 温馨使用安慰性语言　一位医学哲学家曾说过：医生"有时去治愈；常常去帮助；总是去安慰"。当患者受到病痛折磨的时候，特别需要别人的善意帮助和体贴关怀。护患沟通时，护士应声音温和，表达真诚关怀，会使患者听后获得依靠感和希望感。因此，护士要以安抚、热情、愉快的话语，引导患者说出内心的痛苦，鼓励其显露出自己的情绪、情感，帮助其树立战胜疾病的信心。对危重患者、大手术后患者、产后极度衰弱的产妇以及因病痛折磨而极度疲乏的患者,应适当运用沉默,给患者以思考的时间,让患者感受到护士是在体会他的心情,使其有充分的时间来考虑如何与护士合作和更好地回答问题,护士亦能借此机会考虑更有效的沟通途径,达到"此时无声胜有声"的效果。

6. **注意使用保护性语言**　俗话说:"医语如圣旨"。护理服务时,护士应以心换心,换位思考,以适应不同层次患者的特殊需求。当人的身体受到疾病的折磨与威胁时,其心理特点是渴望得到同情、关怀、体贴,从而得到感情上的满足。护士与患者交谈时,语言必须慎重、凝练、真诚,防止因语言不当引起不良的心理刺激,尤其对不良预后患者不要直接透露病情,对患者的隐私要注意语言的保密性。例如,在护理工作中经常听到患者痛苦的呻吟,尤其是手术后的患者,护士决不能粗暴地说:"做手术哪有不痛的。"护士应同情地说:"术后切口是会出现疼痛的,但用止痛药是有时间规定的,请您稍忍耐,到时间会立即给您止痛的。"无论在任何情况下,护士都要注意使用保护性语言来体现自己对患者的体贴与关怀,使患者得到精神上的安慰和鼓励,树立与病魔作斗争的信心。

7. **恰当使用专业性皮肤接触**　美国皮肤接触科研中心的专家对人体的皮肤接触进行了研究,揭示了按摩和触摸刺激可以增强免疫系统功能和有益健康的生理意义。怀抱婴儿可给予婴儿最好的情感温暖,如果其满足不了,则可表现为"皮肤饥饿"的状况,出现如食欲不振、发育不良、智力衰退、性格缺陷等现象。触摸是一种专业性非语言沟通,对患者来讲,是一种无声的安慰。如经常为卧床患者按摩、翻身、擦身等,不仅可使患者感到舒适、放松,还能促进血液循环、预防压疮等。当患者痛苦时,可轻轻地抚摸他的手或拍拍他的肩;患者发高烧时,可摸摸他的额部;产妇分娩时,按摩她的腹部,可促使其顺利分娩,从而降低剖宫产率;阵痛时紧握她的手,还可以稳定产妇的情绪。在护理视觉或听觉方面有障碍的患者时,触摸还可以传递关怀之情。

第三节　发生不良事件后的沟通

在线案例 5-4　发生不良事件后的沟通

发生不良事件后对护患关系也会产生冲击,严重的可能会使患者对护士产生信任危机,继而升级到对医院的不信任;而护士也会因为患者和家属一直纠缠而对患者变得冷漠,继而对职业丧失信心。所以,当不良事件发生后,如何与患者进行有效的沟通,对妥善解决不良事件造成的影响至关重要。

一、沟通原则

1. 公开性与及时性原则　当不良事件发生时,医疗机构要始终秉着开放、诚实的态度面对所发生的事件,将不良事件的所有信息及时传递给患者及家属。

2. 承认事故发生原则　医疗机构应当根据实际情况承认医疗不良事件。当患者及其家属要求启动公开披露程序时,医疗机构应当按照其要求开始启动公开披露程序。

3. 表达道歉原则　对于不良事件,医疗机构及其医务人员应当尽早地向患者及其家属所遭受的伤害表示遗憾和悲伤。对于具体的表达方式没有限制,医疗机构可根据不良事件的严重程度,选择相应的表达遗憾的方式,如赔礼道歉、承认错误、表示同情等。

4. 认同患者及其家属的合理期望原则　医疗机构和医务人员应当以尊重、同情的态度传递患者及其家属所希望了解的信息和资讯,并认同患者及其家属的合理期望和需求。

5. 员工支持原则　医疗机构应当给员工提供支持,营造一个鼓励员工面对并通报医疗不良事件的环境。

6. 保密原则　在公开披露各项政策和程序的过程中,要以相关法律为基础,充分考虑患者、照顾者与医务人员的隐私。公开披露虽然主要是医疗机构对患者及其照顾者的信息传递,但在这个过程中,仍然可能需要相关专业人员的支持和帮助。另外,公开披露程序必须有反馈和实证数据收集的过程。因此,在每一个过程中,既要考虑信息的公开性,同时也要考虑各方利益人员的隐私问题。

二、根据事件的严重程度选择沟通方式

在线案例 5-5　这位肝癌患者为何选择自杀
在线案例 5-6　医学生该为患者保密病情吗

1. 未造成后果的不良事件沟通　对未造成后果的事件,患者及其家属的态度良好,可由当事人或发现不良事件者与患者及其家属进行沟通,承认出现的错误,并真诚道歉。调查事件的原因,防止事件再度发生。

2. 造成后果的不良事件沟通　对造成后果的事件,可由对患者承担主要照顾服务的团队立即介入,展开讨论,决定由谁负责与患者及其家属沟通。沟通者需要具备良好的沟通能力。同时,该人员需要对患者就医的过程比较了解,能用患者理解的语言解释、沟通。告知相关信息,将已知的事实与患者及其家属讨论并表达同情与遗憾。倾听患者及家属对待事件的看法与想法,处理他们所关心的问题、向患者及其家属表达卫生保健服务机构的看法,并且时刻关注患者的临床状况、隐私等。如果患者死亡,则需要立即通知法医介入。另外,卫生保健服务机构也需要进一步对事件调查,以发现不良事件发生的原因与经过,并保证在规定的期限内向患者及其家属说明关于调查结果的内容,以及事件的处理意见。

3. 公开披露(open disclosure)　是指在发生与患者相关不良事件后,卫生保健服务机构有关人员公开、持续地与患者及其照顾者之间沟通的过程。包括对所发生的情况表示遗憾、让患者知情,以及提供关于调查的反馈信息(包括为防止将来发生类似事故而采取的各项措施)。公开披露是在不良事件发生后与患者及其家属的诚实沟通,对于处理医疗不良事件和避免医疗纠纷具有重要的价值和意义。

公开披露的 7 个步骤:①准备;②开展对话;③介绍事实;④积极倾听;⑤承认所说的内容;⑥结束对话;⑦记录对话内容。在公开披露对话之前,应考察所有相关事实,这一点很重要。需要确定合适的对话参与者,应选择适当的背景展开讨论。

在讨论之前,应确定患者及其家属是否愿意参与讨论和评估其对健康方面的认识和

理解能力。主导讨论的保健专业人员应说明一下事件的发生情况,避免使用医学专业术语。既不要使患者或其陪护者对信息应接不暇,又不能将事情描述得过于简单。卫生保健人员应放慢语速,清晰地讲述并注意使用肢体语言。在讲述事件的过程中,应解释目前所知道的结果和将来所采取的各项措施。保健专业人员应真诚地对患者和家属的遭遇做出回应。

卫生保健专业人员应恭敬、仔细地倾听患者及其家属的意见,这一点很重要。卫生保健专业人员不应滔滔不绝地讲,而应留出时间和机会让患者及其家属提问,并尽可能全面地回答所提出来的问题。

在对话结束时做出总结,重复对话期间所提出的关键问题,协商并跟进计划,适当记录对话内容和重要环节。

（施艳）

第六章 医院感染防控与患者安全

微课 医院感染

情景案例

宿州某医院的惨痛教训
——10人白内障手术全部感染,9人摘眼球

2005年12月11日,宿州市某医院眼科为10名患者做白内障超声乳化手术。当晚,1名患者出现眼痛症状。至12日上午,共10名患者相继出现眼部肿痛、流脓等症状。医院初步诊断为继发感染,立即对患者采取紧急救治措施,同时联系在治疗眼科疾病方面国内条件最好、技术力量最强的医院之一——复旦大学附属眼耳鼻喉科医院。12日下午3时许,医院组织救护车、医生、护士和其他工作人员,将10名患者及陪护人员紧急转院,并于13日凌晨入住复旦大学附属眼耳鼻喉科医院。

12月13日,根据病情,经患者及家属同意,救治医院对其中8名患者进行患侧眼球摘除手术,并对另外2名患者实施紧急治疗。17日上午,又对第9名患者实施患侧眼球摘除手术。截至12月20日上午10时,经救治医院确认,已有7名患者符合出院条件。为确保患者安心治疗,在上海住院期间,宿州市某医院垫付了全部的医疗费用,统一安排患者及陪护人员的生活。卫生部要求,各级卫生行政部门和医疗机构必

须从该事件中吸取教训,引以为戒,采取坚决措施,进行全面的检查和整改。

经调查,该起恶性医疗损害事件是由于宿州市某医院管理混乱,违法、违规与非医疗机构合作,严重违反诊疗技术规范,造成手术患者医源性感染所致。该事件性质恶劣,后果严重,社会影响极坏。安徽省卫生厅、宿州市政府及上海市卫生局根据调查结果对有关人员做出了处理决定。该事件涉及的违法犯罪问题,当地司法机关已经依法做出处理。安徽省卫生厅经研究决定,取消宿州市某医院二级甲等医院称号。

请思考:

1. 该医院患者眼球感染事件暴发的条件是什么? 发生眼球感染的原因有哪些?
2. 作为护士,在工作中怎样预防和控制医院感染的发生?

第一节 医院感染

医院感染被学界称为一场困扰全球已久的没有硝烟的战争。我国的医院感染发生率从 2012 年的 3.22% 下降至 2018 年的 1.98%,虽呈明显下降趋势,但其中仍有约 30% 的医院感染发生于重症医学科。究其原因,重症医学科绝大部分患者存在慢性疾病和急性生理功能紊乱,且留置导管并使用大量支持设备。故重症医学科的医院感染以呼吸机相关性肺炎、导管相关血流感染以及导管相关尿路感染最为常见,且感染的菌种大多为多重耐药菌,大大增加了治疗的难度。但需明确的是,患者处于高危状态以及留置导管不应成为医院感染发生的理由,而一旦发生医院感染往往给患者带来严重的不良后果。医院感染的危害不仅表现在增加患者发病率和病死率,增加患者的痛苦及医务人员工作量,降低病床周转率方面,还给患者及社会造成重大的经济损失。据报道,医院感染造成的额外病死率为 4%~33%,病死率最高的是医院获得性肺炎(hospital acquired pneumonia,HAP)。阿根廷的研究显示,尿路感染、导管相关血流感染、呼吸机相关性肺炎使病死率分别增加了 5%、25% 和 35%。另据报道,美国每年发生医院感染超过 200 万例,导致增加40 亿美元的额外费用和 8 万例患者死亡;英国估计每年发生 10 万例医院感染,造成 5 000例患者死亡,并额外支出 16 亿欧元,这些都是指直接的损失。发达国家的研究显示,每例医院感染的额外费用为 1 000~4 500 美元(平均 1 800 美元),但在儿科病房特别是新生儿病房额外费用可超过 10 000 美元。

医院感染是影响患者安全的主要因素之一。医院感染的预防与控制是医疗机构及其每个医务人员的责任,也是患者安全的关键组成部分。

一、定义

医院感染(healthcare associated infection)是指住院患者在医院内获得的感染,包括在住院期间发生的感染和在医院内获得出院后发生的感染,但不包括入院前已存在或入院时已处于潜伏期的感染。医院工作人员在医院内获得的感染也属于医院感染。以往医院感染称为医院内感染（nosocomial infection）又称为医院获得性感染（hospital-acquired infection）。医源性感染是指诊疗过程中由于病原体传播造成的感染。医院感染按临床诊断报告，力求做出病原学诊断。

医院感染暴发是指在医疗机构或其科室的患者中，短时间内发生 3 例以上同种同源感染病例的现象。

疑似医院感染暴发是指在医疗机构或其科室患者中，短时间内出现 3 例以上临床症状相似、怀疑有共同感染源或感染途径的感染病例现象。

1. 下列情况属于医院感染

（1）无明确潜伏期的感染，规定入院 48 小时后发生的感染为医院感染；有明确潜伏期的感染，自入院时起超过平均潜伏期后发生的感染为医院感染。

（2）本次感染直接与上次住院有关。

（3）在原有感染基础上出现其他部位新的感染（除外脓毒血症迁徙灶），或在原感染已知病原体的基础上又分离出新的病原体（排除污染和原来的混合感染）的感染。

（4）新生儿在分娩过程中和产后获得的感染。

（5）由于诊疗措施激活的潜在性感染，如疱疹病毒、结核杆菌等的感染。

（6）医务人员在医院工作期间获得的感染。

2. 下列情况不属于医院感染

（1）皮肤黏膜开放性伤口只有细菌定植而无炎症表现。

（2）由于创伤或非生物性因子刺激而产生的炎症表现。

（3）新生儿经胎盘获得（出生后 48 小时内发病）的感染，如单纯疱疹、弓形体病、水痘等。

（4）患者原有的慢性感染在医院内急性发作。

医院感染的发生既可以由皮肤、鼻腔、消化道等部位的内源性常驻菌引起，也可以由医疗环境、医疗设备和器械、探陪人员、医务人员带给患者的外源性病原体引起，也称为交叉感染（cross infection）。全身各器官、各部位都可能发生医院感染，可分为呼吸系统医院感染、手术部位医院感染、泌尿系统医院感染、血液系统医院感染、皮肤软组织医院感染等。

医院感染包含了一切与医院或医疗活动相关的感染，不仅包括医院内获得的感染，也包括社区诊疗活动中的感染。医院感染防控除了对住院患者实行全过程监督外，还需要与社区医疗体系形成协同防控网络，重点针对耐药菌传播建立跨区域预防机制。

二、发生的历史阶段

自有医院以来就存在医院感染问题。但是，从科学上来认识医院感染以及减少医院感染发生的必要性，是近代科学在发展过程中逐步认识、逐步深入和解决的。医院感染发生的历史可概括为以下 3 个阶段。

细菌学时代以前，即 19 世纪以前，人们认为创伤后发生的化脓性感染是不可避免的，因为当时人们还没有认识到自然界中的微生物，无法采取预防对策。比如霍姆斯于 1843

年发现了产褥热,是当时欧洲人所共知的一种极其危险的疾病。医院曾因它而被称为"死亡场所"。

细菌学时代以后,也就是19世纪以后,人们逐步认识了微生物。英国外科医生约瑟夫·利斯特(Joseph Lister)首先阐明了细菌与感染之间的关系,并提出消毒的概念。法国微生物学家巴斯德在显微镜下发现了空气中的微生物,并采用加热消毒等方法来减少它们的数量,从而控制感染。不久后产生了无菌技术,此后又进入了蒸汽消毒器灭菌时代。

在抗生素时代,1928年英国科学家亚历山大·弗莱明(Alexander Fleming)发现了青霉素,并于20世纪40年代制造成功,从此进入了抗生素时代。青霉素在预防和治疗感染上有特殊的效果,引起了医务人员极大的反响,但同时削弱了医院对灭菌技术的重视。直到20世纪70年代后,医务人员又把注意力转向无菌技术上,并且与抗生素应用相结合,正在有效地解决感染与医院感染问题。

三、发生的条件

在线案例 6-1　导尿管未及时拔出致尿管相关性尿路感染

感染源、传播途径和易感宿主是医院感染发生的三个要素,三者同时存在并互相联系构成了感染链,感染链的存在导致医院感染的发生。

(一)感染源

感染源(source of infection)又称为病原微生物贮源,是指病原微生物自然生存、繁殖并排出的宿主(人或动物)或场所。医院感染由细菌、病毒和真菌引起。这些病原微生物可能来自人或环境。

1. 内源性感染源　是指源于患者自身的病原微生物,这些微生物通常定植于皮肤、泌尿生殖道、胃肠道、呼吸道及口腔黏膜等特定部位,包括常居菌或暂居菌,在人体抵抗力下降或菌群易位发生时,既可引发自身感染,也可通过特定途径传播给他人。

2. 外源性感染源

(1)已感染的患者及病原携带者:①已感染的患者是最重要的感染源;②病原携带者(包括患者、患者家属、医院工作人员和探陪人员)是医院感染中另一重要感染源。

(2)环境贮源:医院的空气、水源、设备、器械、药品、食品以及垃圾等容易受各种病原微生物污染而成为感染源。

(3)动物感染源:各种动物如鼠、蚊、蝇、蟑螂、蜱、螨等都可能感染或携带病原微生物而成为动物感染源。

(二)传播途径

传播途径(modes of transmission)是指病原微生物从感染源传播到易感宿主的途径。

1. 接触传播(contact transmission)　指病原微生物通过手、媒介物直接或间接接触导致的传播,是医院感染中最常见也是最重要的传播方式之一。

(1)直接接触传播:当患者血液或其他体液内的病原微生物通过接触黏膜或皮肤破损

处(切口、擦伤处)进入工作人员体内(或从工作人员进入患者体内)时,人与人之间就出现病原微生物传播现象。

（2）间接接触传播:感染源排出的病原微生物通过医院工作人员的手、体温计、其他去污不充分的设备、医疗设备或玩具进行传播,是医疗活动中最常见的传播方式。

2. 空气传播(airborne transmission) 指带有病原微生物的微粒子($\leqslant 5\ \mu m$)以空气为媒介,随着气流流动而导致疾病传播,可通过气流远距离散布,与源头没有直接接触的人也可能会吸入。

3. 飞沫传播(droplet transmission) 指带有病原微生物的飞沫核($>5\ \mu m$)在空气中短距离(<1 米)移动到易感人群的口、鼻黏膜或眼结膜等导致的传播。受感染的人在咳嗽、打喷嚏或谈话时,以及在吸入和气管插管等过程中会产生携带传染性病原体的飞沫。这些飞沫在短距离内直接从受感染者的呼吸道到达接受者的敏感黏膜表面。

4. 其他途径 如通过动物携带病原微生物而引起生物媒介传播。

（三）易感宿主

易感宿主(susceptible hosts)是指对某种疾病或传染病缺乏免疫力的人。如将易感者作为一个总体,则称为易感人群。易感人群是指特别易受传染病侵害的人群,包括患有潜在严重疾病的患者,不合理使用抗生素者,近期接受外科手术的患者或留置导尿管、机械通气的患者。

临床常见的医院感染有中心导管相关血流感染、呼吸机相关肺炎、尿管相关尿路感染和手术部位感染等。

四、发生的原因

任何感染都是致病微生物与宿主在一定条件下相互作用而发生的一种病理过程,医院感染也不例外。一方面,病原体寻找一切机会和途径侵入人体,并在其生长、繁殖过程中排出代谢产物,损害宿主的细胞和组织;另一方面,人体启动自身的各种免疫防御机制,力图将侵入的病原体杀灭,将其连同毒性产物排出体外。两者力量的强弱和增减,决定着整个感染过程的发展和结局。医院感染的发生与个体自身的免疫功能状况、现代诊疗技术的应用和医院感染管理体制等密切相关。

1. 宿主免疫功能降低 艾滋病、糖尿病、肝脏疾病、造血系统疾病、恶性肿瘤、慢性基础疾病,以及免疫抑制剂治疗、肿瘤放射治疗、化学治疗、器官移植等,导致机体免疫功能低下,易发生医院感染。

2. 侵入性诊疗操作 创伤、烧伤、手术、留置尿管、血管内留置导管、机械通气和各种内镜检查等侵袭性操作,导致患者皮肤黏膜等解剖屏障的破坏,为病原体入侵提供了直接机会

3. 抗菌药物使用 长时间使用广谱抗菌药物导致患者体内正常菌群受到抑制,削弱了定植抵抗力,破坏了宿主微生态的平衡,造成微生物屏障破坏、耐药菌株增加,引起医院感染。其病原体多以条件性致病微生物和多重耐药细菌为主。

4. 医院环境 医院是各类患者聚集的场所,其环境易受各种病原微生物污染。如某

些建筑布局不合理会增加医院空气中病原微生物的浓度,医疗设备、器械等未按规定进行消毒灭菌等,均会增加医院感染的发生率。

5. 医院感染管理机制 医院感染管理制度不健全,医院感染管理资源不足和投入缺乏,以及医院领导和医院工作人员缺乏医院感染的相关知识,对医院感染的严重性认识不足、重视程度不够、制度执行不严格、监管不到位等都会增加医院感染的发生率。

五、流行病学特点

医院感染的流行病学特点可通过三间分布进行系统性描述,即人群分布、地区分布和时间分布。

1. 人群分布 ①调查发现,医院感染与年龄有关。婴幼儿和老年人医院感染发生率高,主要与婴幼儿和老年人抵抗力低有关。②多数调查发现,医院感染与性别无关。③患不同基础疾病的患者医院感染发生率不同,其中以恶性肿瘤患者发生率最高,其次为血液病患者。④有无危险因素与患者医院感染发生率相关,有危险因素的患者医院感染发生率高。

2. 地区分布

(1)不同科室患者的医院感染发生率有很大差异,通常认为重症监护病房患者的发生率最高,其次为肿瘤科、血液科、烧伤科的患者等。

(2)不同级别、性质及床位数的医院其医院感染发生率也不同。级别愈高,医院感染发生率愈高;如大医院高于小医院,教学医院高于非教学医院。这主要是因为前者收治的患者病情重,有较多的危险因素和侵入性操作。

(3)不同地区的医院感染发生率不同。一般认为,贫穷国家医院感染发生率高于发展中国家,发展中国家高于发达国家。2002 年 WHO 发布的数据显示,在由其资助的 14 个国家 55 所医院的现患率调查结果为:平均 8.7% 的住院患者发生了感染。参与调查的医院代表了 4 个 WHO 区域,即欧洲、东地中海、东南亚和西太平洋地区。医院感染发生率最高地区的是东地中海和东南亚区域(分别为 11.8% 和 10.0%),欧洲和西太平洋区域分别为 7.7% 和 9.0%。

3. 时间分布 医院感染发生率与季节变化的相关性不明显。也有报道,冬季医院感染发生率较高,夏季发生率较低。

六、预防和控制策略

目前,国内外在医院感染的预防和控制方面推出了一系列指南和规范,如改进医院建筑与布局、医院环境表面清洁与消毒、医疗器械和仪器设备的消毒灭菌、标准预防、基于传播途径的预防措施、手卫生、无菌技术、医疗废物安全管理、医院感染的监测和医院感染管理体系建设等。

(一) 改进医院建筑与布局

医院建筑布局合理与否对医院感染的预防至关重要。对传染病房、超净病房、手术室、监护室、观察室、探视接待室、供应室、洗衣房、厨房等,从预防感染的角度来看,为防止细菌的扩散和疾病的蔓延,在设备与布局上都应有特殊的要求。

(二) 医疗环境表面清洁与消毒

医院的环境清洁对最大限度地减少感染是必不可少的。应建立完善的环境清洁质量管理体系,按照《医疗机构环境表面清洁与消毒管理规范》(WS/T 512 - 2016)执行。

1. 基本概念

(1) 消毒(disinfection):是指清除或杀灭传播媒介上病原微生物,使其达到无害化的处理。能杀灭传播媒介上的微生物,并达到消毒要求的制剂称为消毒剂。

(2) 灭菌(sterilization):是指杀灭或清除医疗器械、器具和物品上一切微生物的处理,并达到灭菌保证水平的方法。灭菌保证水平(sterility assurance level,SAL)是灭菌处理单位产品上存在活微生物的概率,通常表示为10^{-6},即经灭菌处理后在 100 万件物品中最多只允许一件物品存在活微生物。

(3) 环境表面(environmental surface):医疗机构建筑物内部表面(如墙面、地面、玻璃窗、门、卫生间台面等)和医疗器械设备表面(监护仪、呼吸机、透析机、新生儿暖箱的表面等)。

(4) 环境表面清洁(environmental surface cleaning):消除环境表面污物的过程。

(5) 高频接触表面(high-touch surface):患者和医务人员的手频繁接触的环境表面,如床栏、床头桌、呼叫按钮、监护仪、微量泵、床帘、门把手、计算机等。

(6) 污点清洁与消毒(spot cleaning and disinfection):对被患者的少量体液、血液、排泄物、分泌物等感染性物质小范围污染的环境表面进行清洁与消毒处理。

(7) 低度风险区域(low-risk area):基本没有患者或患者只是短暂停留的区域,如行政管理部门、图书馆、会议室、病案室等。

(8) 中度风险区域(medium-risk area):有普通患者居住,患者血液、体液、分泌物、排泄物对环境表面存在潜在污染可能性的区域,如普通病房、门诊科室、功能检查室等。

(9) 高度风险区域(high-risk area):有感染或定植患者居住的区域,以及高度易感患者采取保护性隔离的区域,如感染性疾病科、手术室、产房、重症监护病房、移植病房、烧伤病房、早产儿室等。

2. 医院环境表面清洁与消毒　应遵循先清洁再消毒的原则,采取湿式卫生的清洁方式。医院将所有部门和科室按风险等级划分区域,不同风险区域应实施不同等级的环境清洁与消毒管理,具体如表 6-1 所示。

表 6-1　不同等级风险区域的日常清洁与消毒

风险等级	环境清洁等级分类	方式	频率(次/天)	标准
低度风险区域	清洁级	湿式卫生	1~2	区域内环境干净、干燥、无尘、无污垢、无碎屑、无异味等
中度风险区域	卫生级	湿式卫生,可采用清洁剂辅助清洁	2	区域内环境表面菌落总数<$10\,\text{cfu/cm}^2$,或自然菌落减少 1 个对数值以上

（续表）

风险等级	环境清洁等级分类	方式	频率（次/天）	标准
高度风险区域	消毒级	湿式卫生,可采用清洁剂辅助清洁。高频接触的环境表面,实施中低水平消毒	>2	区域内环境表面菌落总数符合CB15982要求

注:(1) 各类风险区域的环境表面一旦发生患者血液、体液、分泌物、排泄物等污染时应立即实施污点清洁与消毒。
(2) 凡开展侵入性操作、吸痰等高度危险诊疗活动结束后,应立即实施环境清洁与消毒。
(3) 在明确病原体污染时,可参考 WS/T 367 提供的方法进行消毒。○物品表面的清洁与消毒:物品表面(包括监护仪器、设备等的表面)应每天湿式清洁,保持清洁干燥;如遇污染时应及时清洁、消毒。使用中的新生儿床和暖箱内表面,日常清洁应以清水为主,不应使用任何消毒剂。②地面的清洁与消毒:擦拭地面的地巾应分区使用,用后集中清洗、消毒、干燥保存。

（三）医疗器械和仪器设备的清洁、消毒与灭菌

医疗器械和仪器设备是导致医院感染的重要途径之一,必须严格执行消毒技术规范,并遵循清洁、消毒、灭菌方法的选择原则。

（1）侵入性医疗器械:进入人体组织、无菌器官、腔隙,或接触人体破损皮肤、黏膜、组织的诊疗器械、器具和物品都应进行灭菌。

（2）接触性医疗器械:接触完整皮肤、完整黏膜的诊疗器械、器具和物品应进行消毒。

（3）针刺类医疗器械:各种用于注射、穿刺、采血等有创操作的医疗器具必须一用一灭菌。灭菌后的器械物品不得检出任何微生物。

（4）消毒类和一次性医疗器械:使用的消毒药械、一次性医疗器械和器具应符合国家有关规定。标有"一次性使用"字样的医疗器械、器具应一次性使用,严禁重复使用。

（5）重复使用的诊疗用品:医疗器械、器具和物品应遵循 WS 310.1-2016～WS 310.3-2016 的规定进行清洁、消毒或灭菌;接触完整皮肤的医疗器械如听诊器、监护仪导联线、血压计袖带等都应保持清洁,一旦被污染应及时清洁、消毒。

（四）标准预防

标准预防(standard precaution)是基于患者的血液、体液、分泌物(不包括汗液)、非完整皮肤和黏膜均可能含有感染性因子的原则,针对医院所有患者和医务人员采取的一组预防感染措施。

标准预防措施包括:

（1）手卫生、根据预期可能的暴露选用手套、隔离衣、口罩、护目镜或防护面罩,以及安全注射。

（2）穿戴合适的防护用品处理患者环境中污染的物品与医疗器械。

（3）有呼吸道症状的患者、探视者、医务人员等应采取呼吸道卫生(咳嗽礼仪)相关感染控制措施。

（五）基于传播途径的预防措施

在治疗已知或疑似感染传染源的患者时,应采取基于传播途径的预防措施。因为在

患者入院时通常不知道传染源,应根据临床综合表现和可能的病原体采取预防措施,并按照试验结果对其加以修改。基于传播途径的预防措施有接触传播、飞沫传播和空气传播的防控措施。

(六) 手卫生

手卫生是可切断感染链中病原体传播链条,降低医院感染发生率和定植率的一种方法。手卫生是预防和控制医院感染最重要、最简单、最有效、最经济的方法。每位医务人员必须掌握和依从,并将手卫生的知识和重要性告知患者、家属及其他人员。

(七) 无菌技术

无菌技术(aseptic technique)是指在医疗、护理操作过程中,防止一切微生物侵入人体和防止无菌物品、无菌区域被污染的技术。无菌操作技术贯穿整个医疗活动,医疗机构必须制订无菌技术操作规范,并认真落实;提供必要的、合适的设施与设备,定期进行监督与指导,提高医院感染的防控效果,保证患者安全。

无菌技术操作要求和原则如下:

1. 操作环境要求　操作环境清洁、宽敞、明亮;操作台面清洁、干燥、平坦,物品布局合理。无菌操作前 30 分钟应停止清洁工作,减少走动,以避免尘埃飞扬。

2. 操作者着装要求　操作者应着装整洁,修剪指甲,洗手,戴口罩;必要时穿无菌衣、戴无菌手套等。

3. 无菌物品管理要求

(1) 无菌物品必须与非无菌物品分开放置,并且有明显标志。

(2) 无菌物品应存放于无菌包或无菌容器内,不可过久地暴露在空气中。无菌物品一经取出,即使未用,也不可再放回无菌包(容器)内。

(3) 无菌包或无菌容器外须注明无菌物品的名称和灭菌日期,并按失效期的先后顺序摆放。

(4) 无菌物品必须在有效期内使用,可疑污染、污染或过期的应重新灭菌。符合存放环境要求、使用纺织品材料包装的无菌物品有效期一般为 7~14 天,其他包装的有效期一般为 7 天。

4. 操作过程中的无菌要求

(1) 所有无菌操作均应使用无菌用品,禁用未经灭菌或疑有污染的物品。

(2) 取用无菌物品时,应使用无菌持物钳(镊)。

(3) 无菌操作时,操作者的身体应与无菌区域保持一定的距离,手、前臂须保持在肩以下、腰部或治疗台面以上的视野范围内。

(4) 消毒处理的用物、手、臂不可接触无菌物品,也不可跨越无菌区。

(5) 一套无菌物品只供一位患者使用一次。

(八) 医疗废物的安全管理

医疗废物(medical waste)是指医疗机构在医疗、预防、保健及其他相关活动中产生的具有直接或者间接感染性、毒性以及其他危害性的废物。根据《中华人民共和国传染病防治法》《中华人民共和国固体废物污染环境防治法》《医疗废物管理条例》《医疗卫生机构医疗废物管理办法》《国家危险废物名录》等法律法规、部门规章的规定，由国家卫生健康委员会和生态环境部组织修订并发布了《医疗废物分类目录（2021 年版）》，医疗废物分为感染性废物、病理性废物、损伤性废物、药物性废物、化学性废物 5 类（表 6-2）。

表 6-2　医疗废物分类目录

类别	特征	常见组分或废物名称	收集方式
感染性废物	携带的病原微生物具有引发感染性疾病传播危险的医疗废物	（1）被患者血液、体液、排泄物等污染的除锐器以外的废物； （2）使用后废弃的一次性使用医疗器械，如注射器、输液器、透析器等； （3）病原微生物实验室废弃的病原体培养基、标本，菌种和毒种保存液及其容器，以及其他实验室及科室废弃的血液、血清、分泌物等标本和容器； （4）隔离传染病患者或者疑似传染病患者产生的废弃物	（1）收集于符合《医疗废物专用包装袋、容器和警示标志标准》（HJ421）的医疗废物包装袋中； （2）病原微生物实验室废弃的病原体培养基、标本，菌种和毒种保存液及其容器，应在产生地点进行压力蒸汽灭菌或者使用其他方式消毒，然后按感染性废物收集处理； （3）隔离传染病患者或者疑似传染病患者产生的医疗废物应当使用双层医疗废物包装袋盛装
损伤性废物	能够刺伤或者割伤人体的废弃医用锐器	（1）废弃的金属类锐器，如针头、缝合针、针灸针、探针、穿刺针、解剖刀、手术刀、手术锯、备皮刀、钢钉和导丝等； （2）废弃的玻璃类锐器，如盖玻片、载玻片、玻璃安瓿等； （3）废弃的其他材质类锐器	（1）收集于符合《医疗废物专用包装袋、容器和警示标志标准》（HJ421）的利器盒中； （2）利器盒达到 3/4 满时，应当封闭严密，按流程运送、贮存
病理性废物	诊疗过程中产生的人体废弃物和医学实验动物尸体等	（1）手术及其他医学服务过程中产生的废弃的人体组织、器官等； （2）病理切片后废弃的人体组织、病理蜡块； （3）废弃的医学实验动物的组织和尸体； （4）16 周胎龄以下或重量不足 500 g 的胚胎组织等； （5）确诊、疑似传染病或携带传染病病原体的产妇的胎盘	（1）收集于符合《医疗废物专用包装袋、容器和警示标志标准》（HJ421）的医疗废物包装袋中； （2）确诊、疑似传染病产妇或携带传染病病原体的产妇的胎盘应使用双层医疗废物包装袋盛装； （3）可进行防腐或者低温保存
药物性废物	过期、淘汰、变质或者被污染的废弃药物	（1）废弃的一般性药物； （2）废弃的细胞毒性药物和遗传毒性药物； （3）废弃的疫苗及血液制品	（1）少量的药物性废物可以并入感染性废物中，但应在标签中注明； （2）批量废弃的药物性废物，收集后应交由具备相应资质的医疗废物处置单位或者危险废物处置单位等进行处置
化学性废物	具有毒性、腐蚀性、易燃性、反应性的废弃化学物品	（1）列入《国家危险废物名录》中的废弃危险化学品，如甲醛、二甲苯等； （2）非特定行业来源的危险废物，如含汞血压计、含汞体温计，废弃的牙科汞合金材料及其残余物	（1）收集于容器中，粘贴标签并注明主要成分； （2）收集后应交由具备相应资质的医疗废物处置单位或者危险废物处置单位等进行处置

废弃的麻醉、精神、放射性、毒性等药品及其相关废物的分类与处置,按照国家其他有关法律、法规、标准和规定执行。患者截肢的肢体以及引产的死亡胎儿,纳入殡葬管理。药物性废物和化学性废物可分别按照《国家危险废物名录》中 HW03 类和 HW49 类进行处置。重大传染病疫情等突发事件产生的医疗废物,可按照县级以上人民政府确定的工作方案进行收集、贮存、运输和处置等。医疗废物的处理应遵循《医疗废物管理条例》要求。根据医疗废物的类别,将医疗废物分别置于符合《医疗废物专用包装物、容器的标准和警示标识的规定》的包装物或容器内,分类放置处理,并建立管理制度防止医疗废物流失、泄漏和扩散,一旦发生应按照规定及时采取紧急处理措施。

(九) 开展医院感染的监测工作

医院感染监测的目的是通过监测取得第一手资料,分析医院感染的原因,发现薄弱环节,为采取有效措施提供依据,并通过监测来评价各种措施的效果。开展目标性监测,针对重点部位、重点环节、高风险人群等进行监测,制订针对性控制措施。监测的主要内容包括:环境污染监测、灭菌效果监测、消毒污染监测、特殊病房监测(如烧伤、泌尿科病房、手术室、监护室等)、菌株抗药性监测、清洁卫生工作监测、传染源监测、规章制度执行监测等。监测工作应作为常规,定期、定点、定项目地进行。对感染的记录要求详细具体,并以病房为单位定期统计分析。

(十) 医院感染管理体系建设

拓展阅读 6-1　重症医学科医院感染控制原则专家共识(2024)

医院感染管理机构应是独立完整的体系,医院等级评审中要求建立健全医院感染管理三级体系(图 6-1),即医院感染管理委员会、医院感染管理部门及临床医技科室感染管理小组。其中医院感染管理委员会主要由医院感染管理部门、医务部门、护理部门、临床科室、消毒供应中心、手术室、临床检验部门、药事管理部门、后勤管理部门及其他有关部门的主要负责人组成,主任委员由医院院长或主管医疗工作的副院长担任。《病区医院感染管理规范》对病区医院感染管理小组构成及相应岗位职责给予明确要求,即病区负责人为本病区医院感染管理第一责任人,医院感染管理小组成员包括医师和护士,小组成员宜为病区内相对固定的人员,医师宜具有主治医师以上职称。

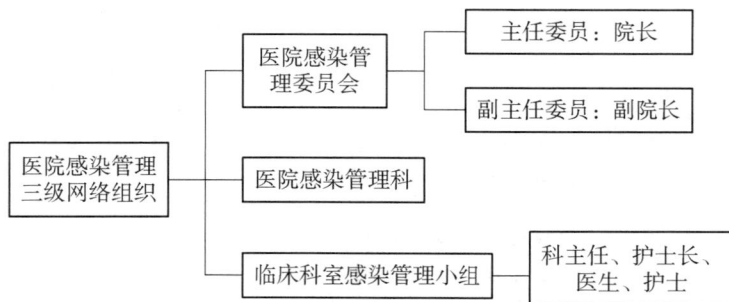

图 6-1　医院感染管理三级网络组织机构

　　住院床位总数在 100 张以上的医院应设置三级管理组织,即医院感染管理委员会、医院感染管理科、各科室医院感染管理小组;住院床位总数在 100 张以下的医院应当指定分管医院感染管理工作的部门,其他医疗机构应当有医院感染管理专(兼)职人员。其职责主要包括两个方面。

　　1. 健全医院感染管理制度并持续质量改进　依照国家卫生行政部门颁发的法律法规、规范及标准来建立健全医院感染各项管理制度,包括感染预防、控制、监测、报告等方面的规定,确保各项工作有章可循。建立和完善医院感染监测网络,建立健全医院感染暴发流行应急处置预案,做好医院感染的预防、日常管理和处理。运用 PDCA 循环管理方法,对感染管理工作中发现的问题进行持续改进。

　　2. 加强医院感染教育　制订对本机构工作人员的培训计划,对全体工作人员进行医院感染相关法律法规、医院感染管理相关工作规范和标准、专业技术知识的培训。制订医护人员感染管理考核制度,定期进行考核,确保医护人员掌握感染管理知识。

　　(1) 医院感染管理人员教育:加强医院感染专业人员的继续教育,及时引入医院感染管理新理念,提高医院感染专业人员的业务技术水平;医院感染管理人员应当具备医院感染预防与控制工作的专业知识,并能够承担医院感染管理和业务技术工作。

　　(2) 医务人员教育:医务人员应当掌握与本职工作相关的医院感染预防与控制方面的知识,落实医院感染管理规章制度,严格执行标准预防制度,重视职业暴露的防护。工勤人员应当掌握手卫生和消毒隔离知识,并在工作中正确运用。

第二节　医务人员手卫生与患者安全

在线案例 6-2　某医院丙型肝炎感染暴发

　　清洁的医疗才是安全的医疗,医院感染控制应"手卫生"先行。在临床工作中,手卫生是保障患者和医护人员健康安全的重要措施之一。

一、手卫生相关概念

通过手传播疾病的细菌可分为常驻菌和暂住菌两大类。

　　1. 常居菌(resident skin flora)　是指能从大部分人体皮肤上分离的微生物,是皮肤上持久的固有寄居菌,不易被机械摩擦而清除,一般情况下不致病。

　　2. 暂居菌(transient skin flora)　是指寄居在皮肤表层,常规洗手容易被清除的微生物,直接接触患者或被污染的物体表面时可获得。

　　3. 手卫生(hand hygiene)　医务人员洗手、卫生手消毒和外科手消毒的总称。

　　4. 洗手(hand washing)　医务人员用肥皂(或皂液)和流动水洗手,去除手部皮肤污垢、碎屑和部分致病菌的过程。

　　5. 卫生手消毒(antiseptic hand rubbing)　医务人员用速干手消毒剂揉搓双手,以减少手部暂居菌的过程。

6. 外科手消毒(surgical hand antisepsis)　外科手术前医务人员用肥皂(或皂液)和流动水洗手,再用手消毒剂清除或者杀灭手部暂居菌和减少常居菌的过程。使用的手消毒剂具有持续抗菌活性。

7. 手消毒剂(hand antiseptic agent)　用于手部皮肤消毒,以减少手部皮肤细菌的消毒剂,如乙醇、异丙醇、氯己定、碘伏等。

📖 **拓展阅读6-2　手卫生的研究进展**

二、手卫生管理

1. 制定手卫生制度　应根据《医务人员手卫生规范》制定相应的手卫生制度,并严格执行。

2. 配备手卫生设施　医院应建设或改善手卫生设施,尽量在病房、治疗室等都能设置洗手设施,以方便医务人员使用,提高手卫生依从性。

3. 定期开展培训　应定期开展手卫生培训,使全员掌握手卫生知识和方法,保证手卫生的效果。

4. 加强监督指导　应加强对全员手卫生的指导与监督,包括对手卫生设施的管理,提高手卫生的依从性。

5. 开展效果监测　应加强手卫生效果的监测,定期对手术室、产房等重点科室的人员进行手消毒效果监测;当怀疑医院感染暴发与医务人员手卫生有关时,应及时进行监测,并进行相应的致病微生物检测。卫生手消毒,监测的细菌菌落总数应≤10 cfu/cm^2;外科手消毒,监测的细菌菌落总数应≤5 cfu/cm^2。

三、手卫生设施

1. 洗手设施

(1) 流动水洗手设施:设施位置应方便医务人员、患者及陪护人员使用。手术室、产房、导管室、层流洁净病房、骨髓移植病房、器官移植病房、重症监护病房、新生儿室、母婴室、血液透析病房、烧伤病房、感染疾病科、口腔科、消毒供应中心等重点部门应配备非手触式水龙头。有条件的医疗机构在诊疗区域均宜配备非手触式水龙头。

(2) 清洁剂:洗手的清洁剂可为肥皂、皂液或含杀菌成分的洗手液,宜为一次性包装。

(3) 干手物品:如干手纸巾、干手机等。

2. 卫生手消毒设施　医院需配备足量合格的速干手消毒剂,宜为一次性包装。手消毒剂应无异味、无刺激性等。

3. 外科手消毒设施

(1) 手术室(部)洗手设施:水龙头开关应为非手触式,洗手池设置在手术室附近,水池大小、高矮适宜,能防止洗手水溅出,流动水应达到 GB5749 的规定。

(2) 清洁用品:包括清洁剂、清洁指甲用物等。

(3) 干手物品:清洁纸巾。

（4）外科手消毒剂：以免冲洗手消毒剂为主，消毒后不需用水冲洗，置于非手触式出液器中。

4. 其他　配备计时装置，应有醒目、正确的手卫生标识，包括洗手流程图或洗手图示等。

四、手卫生时机与手卫生原则

1. 手卫生的五个时机　2006 年 WHO 世界患者安全联盟确定了手卫生的"两前三后"5 个时机。即：接触患者前、进行无菌操作前、接触患者后、接触患者周围环境后、接触血液或体液后。

2. 手卫生原则

（1）洗手与卫生手消毒应遵循以下原则：①当手部有血液或其他体液等肉眼可见的污染时，应用肥皂（皂液）和流动水洗手；②手部没有肉眼可见污染时，宜使用速干手消毒剂消毒双手代替洗手。

（2）医务人员在下列情况时应先洗手，然后进行手卫生消毒：①接触患者的血液、体液和分泌物以及被传染性致病微生物污染的物品后；②直接为传染病患者进行检查、治疗、护理或解决传染患者污物之后。

（3）外科手消毒应遵循以下原则：①先洗手，后消毒；②不同患者手术之间、手套破损或手被污染时，应重新进行外科手消毒。

五、手卫生方法

1. 洗手法　当手部有血液或其他体液等肉眼可见的污染时，应用肥皂（皂液）和流动水洗手，洗手法的程序与方法如表 6-3 所示。

表 6-3　洗手法的程序与方法

程序	方　　法
准备	调节合适的水流和水温
湿手	在流动水下，充分淋湿双手
涂抹	取适量洗手液（肥皂），均匀涂抹至整个手掌、手背、手指和指缝
揉搓	认真揉搓双手至少 15 秒 （1）掌心相对，手指并拢，相互揉搓（内）； （2）手心对手背沿指缝相互揉搓，交换进行（外）； （3）掌心相对，双手交叉指缝相互揉搓（夹）； （4）弯曲手指使关节在另一手掌心旋转揉搓，交换进行（弓）； （5）一手握住另一手大拇指旋转揉搓，交换进行（大）； （6）一手的 5 个手指尖并拢放在另一手掌心旋转揉搓，交换进行（立）； （7）一手握住另一手腕部旋转揉搓，双手交换进行（腕）
冲洗	流动水彻底冲净双手及腕部；如水龙头为手拧式开关，则应采用防止手部再污染的方法关闭水龙头
擦手	用一次性纸巾或小毛巾彻底擦干双手，或用干手机干燥双手
护肤	采用合适的护肤品涂擦双手

2. 卫生手消毒法　当手部没有肉眼可见的污染时,宜使用速干手消毒剂消毒双手代替洗手,卫生手消毒法如表 6-4 所示。

表 6-4　卫生手消毒法

程序	方　　法
涂剂	取速干手消毒剂于掌心,均匀涂抹至整个手掌、手背、手指和指缝、手腕,必要时增加腕上 10 cm
揉搓	按照揉搓洗手的步骤揉搓双手,直至手部干燥,揉搓时间至少 15 秒
干手	自然干燥

3. 外科手消毒法　外科手消毒必须先洗手、后消毒;不同患者之间、手套破损或手被污染时,应重新进行外科手消毒,具体如表 6-5 所示。

表 6-5　外科手消毒的程序与方法

程序	方　　法
准备	摘除手部饰物,修剪指甲
洗手	调节水流,湿润双手,取适量的清洁剂揉搓双手、前臂和上臂下 1/3
冲洗	流动水冲洗双手、前臂和上臂下 1/3
干手	使用清洁纸巾擦干双手、前臂和上臂下 1/3
消毒(免冲洗手消毒法)	(1) 涂剂揉搓:取适量的免冲洗手消毒剂涂抹至双手的每个部位、前臂和上臂下 1/3,旋转揉搓手腕、前臂、上臂下 1/3 (2) 消毒双手:另取适量消毒剂于掌心,按六步洗手法消毒双手,揉搓至消毒剂干燥 (3) 时间:认真揉搓双手、双臂 2～6 分钟(应遵循产品的使用说明书)

注:冲洗手消毒法的水质要符合 GB 5749 标准。

六、手卫生效果监测

1. 监测规定　医疗机构应每季度对手术室、产房、导管室、层流洁净病房、骨髓移植病房、器官移植病房、重症监护病房、新生儿室、母婴室、血液透析病房、烧伤病房、感染疾病科、口腔科等部门工作的医务人员手进行消毒效果的监测。当怀疑医院感染暴发与医务人员手卫生有关时,应及时进行监测,并进行相应致病微生物的检测。

2. 监测方法　手卫生效果的监测方法如表 6-6 所示。

表 6-6　手卫生效果的监测方法

采样时间	在接触患者、进行诊疗活动前采样
采样方法	被检者 5 指并拢,用浸有含相应中和剂的无菌洗脱水液浸湿的棉拭子在双手指曲面从指根到指端往返涂擦 2 次,一只手涂擦面积约 30 cm²,涂擦过程中同时转动棉拭子;将棉拭子接触操作者的部分剪去,投入 10 ml 含相应中和剂的无菌洗脱液试管内,及时送检
检测方法	将采样管在混匀器上振荡 20 秒或用力振打 80 次,用无菌吸管吸取 1 ml 等检样品接种于灭菌平皿,同一样本接种 2 个平皿,平皿内加入已溶化的 45～48 ℃的营养琼脂 15～18 ml,边倾注边摇匀,待琼脂凝固,置于(36±1)℃温箱培养 48 小时,计数菌落数

七、手卫生依从率

(一)手卫生依从率现状

目前,对手卫生降低医院感染的作用已经达成共识,它是控制医院感染最重要、最简单、最有效、最经济的措施。然而在日常的临床工作中,医务人员及时、正确地执行手卫生仍然存在非常大的障碍。在日常工作中,如果感控专职人员去临床抽查手卫生依从性,随着临床医护人员对实施感控专职人员熟悉程度的升高,由于"霍桑效应",手卫生依从率的数据一定会很"漂亮"。如果是临床科室自查,手卫生依从率常常会在 90% 以上。因此,有人想出各种方法来避免"霍桑效应"。例如,有研究让经过培训的"新入职医师"依据《医务人员手卫生规范》,对医务人员手卫生情况进行"直接床旁观察"。结果显示,医护人员手卫生依从率为 73.30%;其中重症监护病房医务人员手卫生依从率为 92.24%,普通病房医务人员手卫生依从率为 65.94%。

而在另一项研究中,让受过专门训练的"调查人员"在上午临床查房和护理操作高峰期时"隐蔽观察"医务人员手卫生执行情况。结果显示,不同科室医务人员手卫生依从率仅为 38.02%,不同操作时机医务人员手卫生依从率仅为 41.87%。两项研究对比显示,隐蔽观察手卫生依从率与直接观察手卫生依从率有明显差距。

一项基于 2017 年 11 月—2020 年 11 月在 PubMed、中国生物医学文献数据库、中国知网、万方及维普数据库中检索文献的系统评价,对三级公立医院医护人员手卫生依从性状况的调查显示,医护人员手卫生依从率分别为 50.0% 和 60.7%,与平日的调查结果相差甚远。

(二)手卫生依从率相关研究

最近,在德国慕尼黑一所教学医院对重症监护病房员工的一项单盲直接观察中,观察者吃惊地发现:1 名工作人员照顾 1 位重症患者,平均每 5 分钟就有一次手卫生时机(大部分是护士),如果想要达到 100% 的手卫生依从率,1 名护士看护 2 名患者将花费其总工作时间的 17% 进行手卫生操作,这完全是不现实的。实际观察到的手卫生依从率仅为 33.9%。同时观察者也发现,当出现手卫生时机时,医务人员经常通过更换或戴手套作为替代,这种行为反映出医务人员已意识到了当下是需要采取手卫生措施的指征。假设手套的使用可以替代手卫生,那么依从率将显著增加,可达到 72.1%($P<0.0001$)。但如果允许戴手套代替手卫生,可能手卫生依从性会进一步下降到难以想象的程度。

在监测过程中,令人震惊的是一些护理人员通过某些行为,如逐一准备注射药物、间歇性地接触患者周围环境(如电脑)和存储表面、在操作动静脉管路枢纽之前接触监视器等,创造了大量"不必要的手卫生"机会。

因此,应该意识到,如果医护人员在繁重的医疗活动中,需要花大量的时间执行手卫生,那么简单地责备他们是否合理?是否应该从医疗护理流程整合优化的角度来改善其行为?

(三)手术部(室)和血液透析室手卫生时机的研究

WHO 的 5 个手卫生时机是"金标准",适用于医院内的普通医疗单元。但有人在手术室中观察到一些执行非无菌操作的医务人员(如手术医师、麻醉医师、麻醉医师助理、手术室巡回护士)手卫生依从率低。由于在手术室很难区别患者区域和医疗保健区域,在工作中这些医务人员也频繁使用和触摸许多不同的机器和设备(如仪器设备、患者的无菌覆盖部分、麻醉设备、患者的床)。这些物品或物品表面有些是无菌的,有些则不是。因此,医务人员识别手卫生时机更加困难,具有挑战性。研究者制订了3套手卫生规则:①一般手卫生规则;②麻醉和手术专用手卫生规则;③手术室4个手卫生区域的手卫生规则。并通过图标来表示在手术室或麻醉恢复区,从一个区域移到另一个区域时应执行手卫生。

对于这类特殊区域,量身定制手卫生方案是必要的。中华护理学会血液净化专业委员会专门制定了《血液透析操作手卫生时机专家推荐》,在上机、巡视、下机的各个具体环节均给予执行手卫生的建议,方便临床血透护理人员更准确地执行手卫生时机。

(四) 不断提高医务人员手卫生依从性

1. 确保手卫生用品易于获取　为提高医护人员手卫生依从性,多个规范、指南都要求要确保手卫生用品易于获取。《SHEA/IDSA/APIC实践指南》要求在单人间病室内,至少需要有两个地方放置手消毒液:一个在走廊,另一个在病房内。在套房和其他多病床的病房中,至少每两张床放置一个手消毒液装置。在医务人员的工作流程中要把手消毒液的放置要求考虑进去。不能用可放口袋的小瓶装手消毒液代替固定的手消毒液装置。叶青等通过比较分析各个放置位点手消毒剂消耗量的差异,为最佳放置位点的筛选提供理论依据。发现在重症监护病房,治疗车、病床旁和隔离室门口放置的速干手消毒剂均便于医务人员取用;与放置在床头相比,医务人员更倾向取用放置在床尾的手消毒剂。综上,医护人员手卫生依从率低并不完全是"手卫生意识"的问题,管理者还应该深入调查研究,从临床一线医护人员的角度看问题,把手卫生融入医疗护理流程之中。

2. 多种模式的培训方式相结合　很多医院感染管理者在实践中也总结出不少好的经验。如狄韵漫等通过采取标准示范与情景演示法对医护人员进行手卫生教育培训,将神经外科医护人员手卫生依从率从31.51%提高到45.21%,正确率从69.26%提高到79.20%。具体方法:规范统一的手卫生手势,归纳总结神经外科具体的手卫生指征;运用多媒体与互动教学法将手卫生相关视频与图片相结合,并树立标准示范人员。林薇等在两组医护人员中开展以"感染防控,净在手中"为活动主题的"手卫生宣传活动周"的方式进行培训,包括完善洗手卫生设施、病区张贴宣传画、承诺签名、观看手卫生视频、进行专题知识讲座、手卫生知识理论考试、"洗手明星"评比、职能科室督导反馈等。之后观察组增加了调查手卫生污染状况,即在医护人员接触患者前、无菌操作前、接触患者后、体液暴露后、接触患者周围环境后5个手卫生重要时刻的操作中,当出现错误手卫生方式时采集标本查看手污染状况,并当场指导医护人员采用正确的洗手方法,采集实行正确手卫生操作后的手标本进行培养。比较两次采样培养结果的差异,显示观察组手卫生依从率均较常规培训组明显提高。

3. 智能手卫生管理系统的应用　近年来随着信息技术发展,市场上也出现了一些智能手卫生管理系统。它基于行为识别及精准定位技术,在医护人员身上佩戴胸牌,通过预先设置在感染危险区(如污染物品、患者床边等)以及手消毒或清洗区的识别器,在洗手时机提醒引导医务人员手卫生,并记录医务人员的手卫生依从性、工作量和耗材使用量等。研究显示,通过智能手卫生系统的提醒作用,医务人员在对手卫生依从的主动性方面有了大幅提高。技术创新能够解决提高手卫生依从性手段的局限性,也能够改善多模式策略的实施,值得我们积极尝试和深入研究。

　　手卫生文化是医院文化的重要内容,形式多样的手卫生活动可以强化领导层的重视,增强患者及医务人员的手卫生意识,营造"人人手卫生"的良好氛围。让我们在"世界手卫生日"再次行动起来,掀起"人人响应、人人参与、人人学习"的热潮。

第三节　护士的职业安全防护

在线案例6-3　护士感染乙型肝炎案——针刺伤

　　护士在为患者提供各项检查、治疗和护理的过程中,可能会受到工作环境中有害因素的伤害。本节介绍锐器伤、血源性病原体职业暴露和经空气传播疾病的防护。

一、锐器伤的防护

　　锐器伤是一种由医疗锐器,如注射器针头、缝针、各种穿刺针、手术刀、剪刀、碎玻璃及安瓿等造成的意外伤害,是一种常见的职业危害。锐器伤可引起血源性疾病传播,威胁着医务人员的生命健康和职业安全,给暴露者带来极大的心理压力,也给医疗卫生机构和暴露者带来沉重的经济负担。护理人员锐器伤及由锐器伤所致的血源性传播疾病的发生率均高于其他医务工作者,是锐器伤的高危人群。

(一)流行病学特征

　　1. 发生现状　有数据显示,护理人员在一年内针刺伤的发生率,印度为67.4%,韩国为70.4%,英国、日本、澳大利亚为10%~46%,美国为64%。在我国,护理人员针刺伤的发生率也一直居高不下。目前,针刺伤已成为护理人员所关注的重大安全问题。

　　2. 人群分布　工龄5年以内的低年资护理人员针刺伤发生率最高,实习护士是针刺伤发生的高危人群。

　　3. 科室分布　护理工作节奏快、任务重、临床诊疗及护理操作多、高度紧张忙碌的环境是针刺伤发生较多的场所。

　　4. 发生环节　注射过程、锐器处理过程、回套针帽、拔除注射针、静脉导管管理过程、采血、整理用过的针头等是针刺伤发生的主要环节。我国的调研结果显示,回套针帽、拔除注射针、整理用过的针头、采血等均为发生锐器伤的常见环节。

　　5. 锐器伤器材　注射针、头皮钢针、静脉导管针、真空采血针、手术刀片等是引起锐器伤的主要器材。具有安全装置的针具,如采用不正确的操作方式也可引起针刺伤的发生。

(二)主要风险因素

　　1. 护理人员因素　①针刺伤防护意识薄弱;②各种因素导致的疲劳、工作匆忙,对标准预防措施遵守程度降低;③情绪紧张、焦虑等负面心理状态也是发生针刺伤的原因。

2. 防护用品因素   ①安全器具使用率低,防护用具不能就近获取;②锐器回收容器设计的容积与口径比例不匹配;③锐器回收容器配备数量不足、规格不一、放置位置不合理等;④锐器回收容器内医疗废物存放过满未及时处理。

3. 工作环境因素   操作环境照明采光不良、拥挤、嘈杂及患者不配合,极易导致针刺伤。另外,患者突然躁动也极易使针头伤及护士。

4. 操作行为因素   有未执行操作规范的危险行为,如回套针帽、徒手传递手术缝合针、手术刀、直接用手弯曲缝合针、处理各种针头及清洗整理锐利医疗器械动作过大、将各种锐器随意丢弃、未采取保护措施等。操作时注意力不集中、操作流程不规范等均会造成针刺伤。

5. 职业防护培训因素   ①职业防护培训不到位、培训时间没有保证、形式单一;②医务人员对职业防护重视程度不够,培训后依从性低,发生针刺伤后上报率低;③培训后实施考核未到位。

6. 制度保障因素   预防针刺伤相关制度、规范、流程、标准、预案等未建立、修订和完善。

(三) 防护措施

1. 加强培训   学校应对学生进行相应培训,医院和科室应定期对新上岗护士和实习护士进行锐器伤防护的培训,以提高自我防护意识。

2. 配备具有安全装置的护理用品   配备足量具有安全装置的用品,如手套、安全注射用具等。宜选择带自动激活装置的安全型针具,宜使用无针输液接头,建议使用带有保护套的针头、安全型采血针、带有尖峰保护器等安全装置的静脉输液器及具有自动回缩功能的注射器等。

3. 建立锐器伤防护制度及信息管理系统   建立锐器伤防护制度并严格执行,规范操作行为。建立锐器伤预防信息管理系统,由专人负责,建立发生针刺伤的登记、报告制度和流程,准确收集、分析数据信息。系统定期维护和升级,保障信息发布的及时性、同步性和全面性。

4. 规范锐器使用时的防护   ①抽吸药液时严格遵循无菌操作原则;②静脉用药时最好采用三通给药;③使用安瓿制剂时,应先用砂轮划痕后再掰安瓿,掰安瓿时应垫以棉球或纱布;④制订完善的手术器械(刀、剪、针等)摆放及传递的规定,如手术中需传递锐器时,避免徒手传递,应将锐器置于防刺破的容器(如弯盘、托盘)中进行无接触式传递,规范器械护士的基本操作;⑤手术前充分了解高危患者情况,并重点做好其围手术期和手术期的安全防护工作。

5. 纠正易引起锐器伤的危险行为   ①禁止用双手分离污染的针头和注射器;②禁止用手直接接触使用后的针头、刀片等锐器;③严禁二次分拣使用后的注射器和针头。④禁止用手折弯或弄直被污染针头;⑤禁止将使用后的针头双手回套针帽,确需回套护针帽应单手操作或使用器械辅助;⑥禁止用手直接传递锐器;⑦禁止直接接触医疗废物。

6. 正确处理使用后的锐器   锐器使用后应直接将其放入符合国际标准的锐器盒,封存好的锐器盒要有清晰的标志。配备足量锐器回收容器,放置在护理人员操作可及区域。严格执行医疗废物分类标准,锐器不应与其他医疗废物混放,锐器盒严禁复用。重复使用的锐器,应放在防刺的容器内密闭运输和处理。

7. 与患者沟通 在护理过程中,应体谅和宽容不合作的患者,尽最大可能与其沟通,以取得患者及其家属的信任。为不配合的患者做穿刺治疗时宜有他人协助,尽量减少锐器伤。

8. 加强护士的健康管理 ①建立护士健康档案,定期为护士进行体检,并接种相应的疫苗。②建立损伤后登记上报制度。③建立锐器伤处理流程。④建立受伤护士的监控体系,追踪护士的健康情况。⑤适当调整护士工作强度和心理压力。如实行弹性排班制,加强治疗高峰期的人力配备,以减轻护士的工作压力,提高工作效率和质量,减少锐器伤的发生;积极关心受伤护士,做好心理疏导,及时有效地采取预防补救措施。

9. 督导、考核与评价 各级管理部门应定期对各类穿刺相关操作流程进行考核。将操作流程纳入主管部门质量管理内容并不断修订和完善。应对各类有关穿刺器具配置进行督导。并针对操作流程修订、考核结果进行评价和修正。

(四) 应急处理

1. 管理重视 对各类锐器伤发生给予高度重视,营造安全的医院文化。建立严格锐器伤发生登记及上报制度。对发生的每一例锐器伤,管理者都要给予关注、关心和重视。

2. 原因分析 针对每例锐器伤发生后的血源性检测结果,采取标准的针对性预防措施。每例锐器伤发生后均要组织分析讨论并记录。根据分析结果,不断改进流程和进行必要的培训。

3. 处理流程

(1) 保持镇静:受伤后护士要保持镇静,戴手套者按规范迅速脱去手套。

(2) 处理伤口:①立即用手轻轻地由伤口的近心端向远心端挤压,尽可能挤出伤口的血液;②用肥皂水清洗伤口,并在流动水下反复冲洗。暴露的黏膜处,应采用生理盐水反复冲洗干净;③用75%乙醇或0.5%碘伏消毒伤口,并进行包扎。

(3) 评估患者和受伤护士:根据患者血液中含有病原微生物(如病毒、细菌)的多少和伤者伤口的深度、范围及暴露时间进行评估,并进行血清学检测。应遵循《中华人民共和国国家职业卫生标准》中关于血源性病原体职业接触防护要求,定期进行相关血清学检测,并根据实际情况进行疫苗接种。

(4) 及时上报:及时填写锐器伤登记表,尽快确定传染源及风险程度,立即按规定逐级报告。并尽早报告部门负责人、预防保健科及医院感染管理科。

(5) 随访:对已发生锐器伤的护理人员,应定期血源性和体征性追踪监测与记录。

二、血源性病原体职业暴露的防护

血源性病原体(bloodborn pathogen)是指存在于血液和某些体液中的能引起人体疾病的病原微生物,如乙型肝炎病毒(hepatitis B virus,HBV)、丙型肝炎病毒(hepatitis C virus,HCV)和人类免疫缺陷病毒(human immunodeficiency virus,HIV)等。

（一）原因

1. **接触血液与体液的操作** 在接触患者血液、体液暴露时未采取标准预防措施。

2. **与针刺伤有关的操作** 污染的针头刺伤是导致血源性病原体职业暴露的主要原因。

（二）防护措施

对于血源性病原体暴露，应采取标准预防措施，包括手卫生，根据预期可能的暴露选用手套、隔离衣、口罩、护目镜或防护面罩，以及安全注射等。

1. **洗手** 护士在接触患者前后，特别是接触血液、排泄物、分泌物及污染物品前后，无论是否戴手套都要洗手。

2. **做好个人防护** 预期可能发生血源性病原体职业暴露时，护士应常规实施职业防护，防止皮肤、黏膜与患者的血液、体液接触。常用的防护措施包括戴手套、口罩、护目镜及穿隔离衣等。

（1）戴手套。手套使手部免受有机物质和微生物的污染，以降低患者、医务人员和他人之间传染性微生物的传播风险。当护士接触患者血液或体液、有创伤的皮肤黏膜，进行体腔及血管的侵入性操作，或在接触和处理被患者体液污染的物品和锐器时，均应戴手套操作。护士手上有伤口时应戴双层手套。执行不同的操作或不同的患者之间要更换手套。无论手套的用途如何，脱去手套后应立即洗手或卫生手消毒。WHO手套使用指导如表 6-7 所示。

表 6-7　WHO 手套使用指导

种类	用　　途
无菌手套	任何外科手术、阴道分娩、介入治疗、血管通路、全胃肠外营养和化疗药物的制备；
清洁手套	（1）可能接触血液、体液、分泌物和排泄物（汗水除外）及明显受到其污染的物品； （2）直接接触患者，如接触血液、黏膜和不完好皮肤，可能存在高传染性和危险性微生物，流行病或紧急情况，拔除静脉置管，抽血，妇科检查，吸痰； （3）间接接触患者，如处理/清洁仪器，处理废物、清洁溢出的体液，清除呕吐物
未说明用途的手套	（1）直接接触患者，如测体温、脉搏和血压，皮下和肌内注射，给患者沐浴和穿衣，移送患者； （2）间接接触患者，如打电话，写护理记录，口服给药，分发或收集患者的餐盘，整理和更换床单和枕套，移走患者的家具，接触没有被血液、体液或其他污染的环境

（2）戴口罩或护目镜。在护理操作过程中，护士面部有可能被患者的血液、体液飞溅时，应戴医用外科口罩和防护眼镜或防护面罩，以保护眼睛和面部。

（3）穿隔离衣。在护士身体有可能被患者的血液、体液大面积飞溅或污染时，应穿戴具有防渗透性能的隔离衣或围裙，以免受暴露风险。

3. **安全注射** 指注射时不伤及患者和护士，并且保障注射所产生的废物不对社会造成危害。因此，要确保提供安全注射所需要的条件，并遵守安全操作规程。

4. **设备、物品的处理** 严格按照设备、物品的消毒规范进行处理。

5. **被服的处理** 应密封运送被血液、体液、分泌物、排泄物污染的被服。

6. 医疗废物的处理　遵循《医疗废物处理条例》规定,对医疗废物实施分类管理,感染性医疗废物置于黄色、坚韧耐用且不漏水的废物袋,锐器置于锐器盒内,统一收集、处理。

三、经空气传播疾病职业暴露的防护

在线案例6-4　2003年严重急性呼吸综合征暴发

(一) 相关概念

1. 经空气传播疾病(airborne transmission diseases)　由悬浮在空气中、能在空气中远距离传播(>1米),并长期保持感染性的飞沫核传播的一类疾病,包括专性经空气传播疾病(如开放性肺结核)和优先经空气传播疾病(如麻疹、水痘)。

2. 负压病房(negative pressure room)　通过特殊通风装置,使病房的空气由清洁区向污染区流动,使病房内的压力低于室外压力。负压病房排出的空气需经处理,确保对环境无害。病室与外界压差宜为-30 Pa,缓冲间与外界压差宜为15 Pa。

3. 产生气溶胶的操作(aerosol-generating procedures)　气溶胶是由固体或液体微小颗粒悬浮在气体中形成的分散体系,其粒径通常在 $0.001\sim100$ μm。护理过程中能产生气溶胶的操作,例如气管插管及相关操作、心肺复苏、支气管镜检、吸痰、咽拭子采样、尸检以及采用高速设备(如钻、锯、离心等)的操作等。

4. 呼吸道卫生(respiratory hygiene)　是指呼吸道感染患者佩戴医用外科口罩、在咳嗽或打喷嚏时用纸巾盖住口鼻、接触呼吸道分泌物后实施手卫生,并与其他人保持1米以上距离的一组措施。

(二) 原因

1. 分诊预检职业暴露　分诊预检时与患者接触,未采取标准预防措施。

2. 治疗护理操作职业暴露　在隔离病房为患者进行治疗护理操作,特别是进行能产生气溶胶的操作时,防护措施不到位。

(三) 防护措施

在标准预防的基础上,根据疾病的传播途径采取空气隔离的防护措施。

1. 分诊预检的防护

(1) 护士防护:应按照标准预防及空气隔离要求,做好消毒隔离及防护措施。

(2) 患者防护:要做好患者识别,分诊时应重点询问患者有无发热、呼吸道感染症状、流行病学史等情况,必要时测量体温,对疑似经空气传播疾病的患者发放医用外科口罩,并指导患者正确佩戴,指导患者适时正确实施手卫生。

2. 隔离病房的防护

(1) 应严格按照区域流程,在不同的区域穿戴不同的防护用品,离开时按要求摘脱,并正确处理使用后的物品。

(2) 进入确诊或疑似传染病患者房间时,应佩戴医用防护口罩,并根据暴露级别选择戴帽子、手套、护目镜或防护面罩,穿隔离衣或防护服。使用后的一次性个人防护用品应遵循《医疗废物管理条例》的要求处置；可重复使用的个人防护用品应清洗、消毒或灭菌后再用。医务人员的分级防护要求如表 6-8 所示。

表 6-8　医务人员的分级防护要求

防护级别	使用情况	防护用品									
		外科口罩	医用防护口罩	防护面屏或护目镜	手卫生	乳胶手套	工作服	隔离衣	防护服	工作帽	鞋套
一般防护	普通门（急）诊、普通病房医务人员	＋	－	－	＋	±	＋	－	－	－	－
一级防护	发热门诊与感染疾病科医务人员	＋	－	－	＋	＋	＋	＋	－	＋	－
二级防护	进入疑似或确诊经空气传播疾病的患者安置地或为患者提供一般诊疗操作	－	＋	±	＋	＋	＋	±★	±★	＋	＋
三级防护	为疑似或确诊患者进行产生气溶胶操作时	－	＋	＋	＋	＋	＋	－	＋	＋	＋

注："＋"应穿戴的防护用品，"－"不需穿戴的防护用品，"±"根据工作需要穿戴的防护用品，"±★"为二级防护级别中；根据医疗机构的实际条件，选择穿隔离衣或防护服。

（孙振洁，姚美芳）

第七章 用药与患者安全

• 学习目标 •

【素质目标】培养护士在临床工作中提高安全用药的能力。具有精益求精的职业追求和大爱无疆的人文关怀精神,树立较强的无菌观念和医者仁心品德。

【知识目标】能理解药物副作用、药物不良反应以及药物不良事件的概念。能掌握药物存放的风险与防范措施、药物辨识风险与防范措施;能理解正确给药中每个环节的重要性。

【能力目标】能分析给药错误的原因,识别药物的风险与防范措施;能正确运用药物不良反应上报程序。

微课 高警示药品

情景案例

给药错误致患者出现不良反应

患者李某,医嘱输少浆血 1.5 个单位,盐酸异丙嗪 25 mg 输血前 15 分钟肌内注射。当日,管床护士小张与办公班护士双人核对少浆血无误后,管床护士小张从抢救车常规放置盐酸异丙嗪的位置取出一支药物,核对好患者姓名后,予肌内注射 1 ml。注射药物后 10 分钟,管床护士小张输入生理盐水冲管后准备输血。在操作过程中,患者诉心悸不适。小张护士怀疑是输血反应,遂汇报护士长。护士长立即到患者床旁检查,发现血液尚在输血皮条内还未进入人体内。经仔细询问得知输血前用过药物,遂怀疑是用药错误,让小张护士再核对刚才注射后的空药安瓿,发现刚才肌内注射的药物不是盐酸异丙嗪,而是盐酸异丙肾上腺素。接上床边心电监护仪,显示窦性心动过速,心率 135 次/分。遂通知床位医生。医嘱予以倍他乐克 5 mg 静脉注射,安慰患者情绪、吸氧,严密监测患者生命体征。患者心率逐渐恢复正常,心悸症状消失。

请思考:

1. 请分析本案例中小张护士用错药物的主要原因是什么?

2. 针对此案例,为确保患者安全,应采取哪些改进措施来防止类似事件再次发生?

第一节　护理工作与安全用药

一、国内外用药安全现状

药品是与人的生命和健康息息相关的特殊商品。它是一把双刃剑,既可治病,也可致病;既可救命,也可害命。在世界各地,不安全药物实践和用药错误都是患者安全事件的主要原因。根据美国医学研究院 2006 年 7 月发布的《预防用药错误》报告,美国每年因用药错误受危害的人数高达 150 万,由此产生的额外医疗费用超过 35 亿美元。在英国,因不良事件导致的经济负担同样严峻:国家医疗服务体系(NHS)每年需额外支出 20 亿英镑(不含住院费用),其中 4 亿英镑专项拨款用于处理本可预防的医疗纠纷问题。2002 年,美国发布了《增进患者安全,减少医疗错误及其影响》的政府行动报告,列举了近 30 年美国医疗不安全的严重情况与改善办法。其中涉及药物的问题有:医疗不良事件中约半数是用药事件,医疗处方中有半数以上的药物被错误使用,因药物不良事件入院者占所有入院者的 10%。欧洲所有住院患者中,有 15% 是由于选药不当、剂量错误、使用劣质药等药物不良事件入院;英国大约有 10.8% 的出院患者出现药物不良事件。

国内对用药错误的研究样本量相对较少。有报道显示,用药错误发生率为 0.03% ∼ 0.43%。我国国家食品药品监督管理总局药品评价中心曾在北京、武汉、重庆、广州等 26 家医院调查儿童水样腹泻的药物治疗情况,结果显示用药合理的只占 5.4%。调查肺炎的药物治疗情况,处理适当的也只有 12.3%。用药最多、最不合理的首推抗菌药物。2002 年,中国医疗诉讼案件中临床用药纠纷占 37%。2007 年卫生部医政司对 696 所医院的调查结果表明,用药错误在全部护理错误中位列第一。

二、用药相关概念

1. 药物副作用(drug side effect)　是与药物的药理特性相关的非主要目的的已知效果。

2. 药物不良反应(adverse drug reaction,ADR)　指任何对药物有害和意外的反应,包括认定为药物引起的损伤,但是排除了由于错误用药而引起的损伤。

3. 药物不良事件(adverse drug event,ADE)　指药物治疗过程中出现的不良事件,它不一定与该药物有因果关系。药物不良事件可能是可以预防的,例如给药错误;也可能是不可预防的,例如患者首次服用一种药物,出现了意想不到的过敏反应。

4. 合理用药(rational use of drug)　指以当代药物和疾病的系统知识及理论为基础,安全、有效、经济、适度地使用药物,从而达到最小的卫生资源投入,取得最大的医疗社会效益。

5. 危害药品(hazardous drug)　指能产生职业暴露危险或者危害的药品,即具有遗传毒性、致癌性、致畸性,或者对生育有损害作用,以及在低剂量下可产生严重的器官或其他方面毒性的药品,包括肿瘤化疗药物和细胞毒性药物。

6. **药品损害**(medication-induced harm)　指由于药品质量不符合国家药品标准造成的对患者的损害。

7. **用药错误**(medication error)　指合格药品在临床使用全过程中出现的、任何可以防范的用药不当。

三、用药错误的原因

(一)医务人员因素

1. **给药错误**　是护理人员最常见的用药错误,如给药剂量错误、患者身份识别错误、服药途径错误、给药时间错误或给错药品。引起这些错误的原因可能有:①护理人员配备不足、工作量增大、忙碌等都会增加给药错误率。当护理人员紧缺时,护士的疲乏状态、护理量增加和外在环境干扰都会造成护士发生给药错误。②护士年资,尤其是入职时间短、新入职护士、低年资护士易发生给药错误事件,且所犯给药错误严重程度更高。③医务人员之间沟通不及时、护理人员在交接班时,前一班次工作与后一班次任务的沟通、护士和患者之间及时服药等用药教育的无效沟通易导致患者漏服药或错服药。④疏忽大意、欠缺核查程序、缺乏警觉性和计算错误,以及非最优工作环境和药物的包装设计。⑤护理记录不严谨也可能导致给药错误。例如,一种药物已经给药而没有记录,另一位医务人员就有可能认为尚未给药,而对这位患者再次给药。⑥一心多用、用药过程中被打断等。

2. **未对用药效果进行及时监测**　是护理人员另一个常见的用药错误,包括对药物副作用监测不力,处方治疗过程中发现对患者明显没有帮助时未立即汇报医师处理。

(二)患者因素

患者的文化程度、年龄也会对用药错误产生影响。文化程度较高的患者在医疗沟通中具有显著优势,其较强的语言理解能力可有效降低医患交流不节因专业术语或缩略语表达引发的信息偏差;而文化程度较低的患者群体,因语言文化认知差异、医疗术语理解障碍以及对药品简称的陌生感,在用药指导过程中更易出现信息误读,进而增加发生用药错误的风险。

某些有特殊身体情况的患者更容易遭受用药错误的侵害,如怀孕妇女、肾衰竭患者等;有多种健康问题的患者;有记忆问题的患者,如老年痴呆症患者;不能很好沟通的患者,如神志不清的患者、婴幼儿等。

(三)环境因素

1. **给药时间段**　护理给药错误事件的高发时间段是交接班时,这与白班的外来干扰因素有关,如工作环境、繁忙的工作条件和工作人员分心。此外,在交接班时,既要延续前一班的工作,还要接受新的任务,频繁的药物验证和给药过程中断也容易导致给药错误。在中午、节假日等时间段,由于科室人员减少,也可能增加给药错误的发生率。

2. **科室因素**　给药错误以危重症患者以及嘈杂拥挤环境中的发生率较高。重症监护病房的患者病情严重,常无法表达且无法主动参与给药核对环节;急诊科环境嘈杂,以及患者情况紧急也易造成给药剂量错误或输液贴错误等情况。

3. 包装因素 不同厂商对不同类药物的包装可能类似,以及不同药物制造商会对同一种药有不同的商品名,都会导致对药物包装以及药品位置摆放不熟悉的护理人员发生给药错误。

4. 工作场所的设计因素 主要包括工作场所缺失安全文化、没有医务人员触手可及的记忆辅助物以及药物存放不当等。例如,名称相似容易混淆的不同药物放在一起,或药物没有以容易使用的方式储存,或者没有存放在指定的位置。

(四)其他技术因素

其他技术因素也可能引发用药错误。例如,静脉注射器和鞘内注射器的接头相同,使得药物可能通过错误的路径注入。

四、护理工作中的用药风险及防范

护士作为临床用药的践行者,在保证患者用药安全方面发挥重要的作用。护士承担着保证用药安全的重要责任。护理工作涉及药品的领取、保管、调配、给药及用药观察等诸多环节,任何一个环节出现失误都会引起不良事件的发生,以致威胁患者的生命安全。护士掌握好药学知识,不仅有助于其紧密配合医师,保障安全用药,还能在与患者及其家属的沟通交流中发挥积极作用。护士可以指导患者及其家属正确用药,密切观察疗效,及时发现药物不良反应,以提高临床安全用药水平,全面优化护理质量。

(一)药品保管的风险及防范

护士是各种药物的直接使用者和保管者,由于临床新药及用药品种不断增加,用药的种类和数量也越来越多,药物的存放和管理也越来越复杂;药物多品多规,易混淆,易导致发错药或者加错药。因此,合理、安全有效的药物管理是保障患者用药安全最基础和最重要的环节。

1. 药品存放风险 药品的种类繁多,易受到如日光、空气、湿度、温度及微生物等外界因素的影响,在保管过程中可能发生物理化学方面的变化,药品的保管条件是否适宜、管理制度是否健全,以及药品保管人员是否认真负责是药品保管好坏的重要影响因素。目前在药品保管中存在的问题有:①药品未按照说明书要求的条件进行保管;②备用药品有效期不明;③药品归位不及时,同一药品不同规格混放;④特殊药品未单独存放,无交接;⑤冰箱无温度测试,存放药品无标识、混放。

2. 防范措施

(1)新领药品入柜保管。护理人员应认真核对新领药品的规格、数量,认真检查药品质量后入柜保管。药柜设在光线充足、干燥、易于取用处,柜内不宜透光、随时保持清洁整齐,专人保管,定期检查,保证药品质量,确保用药安全。

(2)一般药品妥善保管。一般药品应按规定保存。内用药与外用药、静脉用药与胃肠用药应分开放置。药品按有效期时限的先后顺序使用,定期检查,以免放置过期。药瓶上标签清晰:内服药标签为蓝色边,外用药为红色边,剧毒药为黑色边;标签上标有药名、浓度、剂量。凡标签不清,药品过期、变色、浑浊,以及药瓶破裂等均不能使用。

(3)专用药品单独保管。患者专用药品应标明床号、姓名,单独存放。

（4）毒、麻、精神药品依法保存。按国家相应的药品管理办法依法实行严格管理,单独存放,明显标记,数量适宜。医疗毒性药品包装容器有毒性标志,单独加锁保管,严禁混放,专人负责;麻醉药要专人负责,专柜加锁,专用处方,专册登记;精神药品定时清点,不得转售。

（5）近效期药品警示。保管药品,或生产、供应和使用单位对有效期内的药品,应严格按照规定的贮存条件进行保管,做到近效期先出、先用。对于有效期在一年之内的近效期药品应单独存放,设立近效期药品警示表,标明有效期,明显警示,防止过期失效。到有效期的药品,应根据《中华人民共和国药品管理法》规定,过期的药品不得再使用。

（6）不稳定药品特殊保管。对于理化性质不稳定的药品,应按说明书上的保存方法保管,常见以下几种方法。①密闭保存:这类药品宜用玻璃瓶密闭保存,用磨口瓶塞塞紧瓶口或用软木塞加石蜡熔封,开启后应立即封固。②低温保存:这类药品应放置在2~8℃的低温处。③避光保存:有些药物见光易分解或变质。这类药品量大时应装在遮光容器内,置于阴暗处或不见光的柜内;量小时可装在有色瓶中,必要时用黑纸包好。针剂应放在遮光的纸盒内。④冷冻保存:有些生物制品须在冷冻条件下保存,以保证药效。

（7）高警示药品管理。高警示药品(high-alert medication)即通常所说的高危药品,是指若使用不当或发生用药错误会对患者造成伤害/死亡的药品。美国用药安全研究所的一项研究表明,大多数致死或造成严重伤害的用药错误案例仅涉及少数较特殊的药物;高警示药品引起的差错可能不常见,一旦发生则后果非常严重。2015年,中国药学会医院药学专业委员会用药安全专家组发布了《我国高警示药品推荐目录(2015版)》,这是我国首部针对高警示药品的指导目录。该目录的制定借鉴了美国用药安全研究所(Institute for Safe Medication Practices,ISMP)的高警示药品分类标准,并结合国内实际医疗环境进行了本土化适配。在编制过程中,专家组通过德尔菲法对全国多家医疗机构的医务人员进行了多轮调研,最终在广泛收集临床用药安全数据的基础上,形成了凝聚行业共识的目录成果。该目录在中国药学会医院药学专委会网站发布后,得到国内广大医务人员,特别是医院药师的关注和引用。专家组根据所收集到的医务人员反馈和问卷调查,于2019年对该目录进行了更新。2023年9月28日,中国医药教育协会发布了《医疗机构高警示药品风险管理规范(2023版)》。高警示药品实行三级管理模式,其中A级风险最高,一旦发生用药错误可导致患者死亡,应重点监护和管理;B级风险中等,一旦发生用药错误,会给患者造成严重伤害;C级风险最低,一旦发生用药错误会对患者造成伤害。警示与存放标识使用统一的警示标识,其中A级高警示药品警示到最小包装(图7-1);A~C级分别使用红、橙、蓝色作为底色的标识进行储存标识管理(图7-2)。

病区备用药品、操作用药品中的高警示药品储存管理遵循专区存放、专用标识、专人管理的原则,严格做到基数管理和交接班管理。

📖 **拓展阅读7-1　医疗机构高警示药品分级管理推荐目录(2023版)**

（二）药物辨识的风险及防范

药品名称混淆是全球范围内造成用药错误最普遍的原因之一。市场上现有数以万计

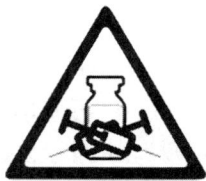

图7-1 高警示药品警示标识

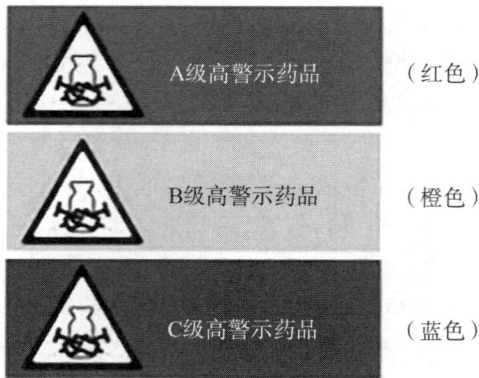

图7-2 高警示药品存放标识

的药品,由于药品名称混淆造成错误的可能性很大,包括非专利药名及专利(品牌或注册商标)药名。许多药品名称看起来或听起来像其他药品的名称。2017年,中国医院协会发布了《患者安全目标》,其中目标三明确指出要确保用药安全,对易混淆(听似、看似)药品有严格的贮存、识别与使用的要求。

1. 药物辨识的风险

(1)医务人员对药品名称了解不全面,尤其是新上市药品。

(2)不同药品使用类似的包装或标签、类似的临床应用、类似的浓度、剂型和用药频率,都容易使医务人员混淆。

(3)生产商和监管机构在批准新的药品名称前,对非专利药名和品牌名未能发现出错的可能,并且未能进行严格的风险评估。

2. 防范措施

(1)规范临床用药:尽量少用口头或电话医嘱;强调每次拿药时及用药前仔细阅读标签,强调需要检查用药目的,并在用药前检查与用药目的/适应证相匹配的有效诊断。

(2)药品有序存放:将易发生混淆的药品放置在不同的地点,而非依靠外观、所在位置或其他较不明确的提示来识别药物,或使用自动发药设备。

(3)制订让患者及相关人员可以参与的策略:向患者和医疗护理人员提供用药的书面资料,包括药品适应证、非专利药名和品牌名以及潜在的药物副作用;制订可以满足视力障碍患者、使用不同语言患者、医疗知识不足患者需要的策略;为患者所配药物提供药剂师审核以确认适应证。通过用药教育和药物重整,促进患者参与用药安全,从而提高患者的用药依从性。在进行用药教育的全过程中,使患者成为药学监护的积极参与者,主动提出与用药相关的问题。鼓励社区患者代表加入医疗机构与患者安全相关的委员会或参与非正式会议。

(4)把潜在易混淆药品的教育融入医务人员的教育课程、上岗培训和继续教育中。

(三)药物配伍的风险及防范

1. 常见的配伍禁忌及风险

(1)物理性配伍禁忌:即某些药物配合在一起会发生物理变化,即改变了原先药物的溶解度、外观形状等物理性状,给药物的应用造成了困难。物理性配伍禁忌常见的外观有4种,即分离、沉淀、潮解、液化。

(2)化学性配伍禁忌:即某些药物配合在一起会发生化学反应,不但改变了药物的性状,更重要的是使药物减效、失效或毒性增强,甚至引起燃烧或爆炸等。化学性配伍禁忌常见的外观现象有变色、产气、沉淀、水解、燃烧或爆炸等。

(3)药理性配伍禁忌:即两种或两种以上药物互相配伍后,由于药理作用相反,使药效降低,甚至抵消的现象。如中枢神经兴奋药与中枢神经抑制药、氧化剂与还原剂、泻药与止泻药、胆碱药与抗胆碱药等。

2. 防范措施

(1)经常查看药物配伍禁忌表,了解各种药物的配伍禁忌。

(2)在新药使用前,应认真阅读使用说明书以全面了解新药的特性,避免盲目配伍。

(3)在不了解其他药液对某药的影响时,可将该药单独使用。

(4)两种药物混合时,一次只加一种药物到输液瓶中,待混合均匀后液体外观无异常改变再加入另一种药物。两种浓度不同的药物配伍时,应先加浓度高的药物至输液瓶中后再加浓度低的药物,以减少发生反应的速度。

(5)有色药液应最后加入输液瓶中,以避免瓶中有细小沉淀不易发现。

(6)严格执行注射器单应用制度,以避免注射器内残留药液与所配制药物之间产生配伍反应。

(7)根据药物的药理性质合理安排输液顺序,对存在配伍禁忌的两组药液,在使用时应间隔给药;如需序贯给药,则在两组药液之间,应以葡萄糖注射液或生理盐水冲洗输液管。

(8)根据药物性质及说明书选择合适的溶媒,避免发生理化反应。

(9)中药注射液宜单独使用,一般在西药注射剂滴注完后用溶媒冲洗,再滴注中药注射剂。

(四)给药的风险及防范

在线案例 7-1 手术顺序调整后

药物治疗是临床医疗工作中的重要组成部分,护士是药物治疗最直接的实施者和管理者,及时准确地使用药物,并对药物治疗进行全程安全管理,是护士的重要职责之一,也是确保护理安全的重要环节。因此,护士作为临床给药最后的把关者,在患者用药安全中具有举足轻重的作用。

1. 给药风险

(1)药物品种错误:使用错误的药品,如药品品种、剂型等。

(2)给药路径错误:如口服改为注射等。

(3)给药时间错误:漏用、未按照时间给药等。

(4)给药剂量错误:从给药错误的分类上,以剂量错误所占比例最高,为34.5%。例如,临床使用的阿托品(1 ml:0.5 mg/支;1 ml:5 mg/支),此两种规格外观相仿,5 mg与0.5 mg仅小数点区别,容易发生给药错误。再如,药品剂量不会换算或换算错误;溶媒种类和溶媒剂量选择不当。

（5）患者身份识别错误。

2. 防范措施

在药品调剂或给药之前应该严格核查"五个正确"。即正确的药物、正确的路径、正确的时间、正确的剂量以及正确的患者。2012年,WHO又增添了两个"正确",即正确记录,以及医务人员、患者或护工质疑用药指征的正当权利。

（1）正确的药物:护士在处理医嘱的过程当中不能有完全依赖医师的想法,要主动与医师一道防范用药错误。一旦发生医疗事故,医师固然有不可推卸的责任,护士也要根据不同情况受到影响,甚至承担一定责任。《护士条例》也规定,护士若发现医嘱违反法律法规、规章或者诊疗技术规范的,应当向开具医嘱的医师提醒,否则要承担相应的责任,甚至是法律责任。因此,护士要仔细检查核对医嘱,如果发现问题要及时与医生沟通。

（2）正确的路径:给药途径不同,药物的吸收速度也不同,从而影响药效的强弱和快慢。一般药物的吸收速度由快到慢依次为:动脉注射＞静脉注射＞吸入＞舌下含服＞肌内注射＞皮下注射＞口服＞肛门给药＞皮肤给药。不同给药途径在某些情况下还会产生不同性质的作用。例如,硫酸镁外敷有消肿作用,口服产生导泻和利胆作用,而注射给药却产生镇静和降压作用。

（3）正确的时间:为了提高药物疗效和降低不良反应,不同的药物有各自不同的给药时间。例如,抗生素给药次数和间隔时间取决于药物的半衰期,应以维持药物在血液中的有效浓度为最佳选择。胆固醇合成受机体节律性影响,夜间合成增加。因此,晚间给予降脂药对降低血清胆固醇作用最强。糖皮质激素分泌具有显著的昼夜节律性特征,其分泌高峰集中在清晨7:00—8:00时段。生理学研究显示,分泌峰值出现后2～3小时内激素水平会骤降约50%,随后持续衰减,至午夜达到最低值。基于这一生理特性,临床推荐采用时辰给药策略:将全天剂量集中于早晨7:00—8:00一次性服用,或隔日早晨同一时段给药。这种给药方式能有效减少对下丘脑-垂体-肾上腺轴的负反馈抑制,维持肾上腺皮质功能的生理节律,避免长期用药导致皮质萎缩等器质性损害。同时,该策略还能显著降低消化系统并发症的风险,如应激性溃疡出血的发生率可减少40%以上,并有助于稳定免疫功能,使感染并发症的风险下降约30%。

（4）正确的剂量:药物的剂量不同,机体的反应也不同。儿科医师在开具处方时,需熟悉儿童常用药物的用法用量,能根据患儿的年龄、体重或体表面积准确计算给药剂量。还需要注意:超重儿童如按体重计算给药剂量有可能超过儿童用量的上限,造成超剂量给药。

（5）正确的患者:在整个医疗行业中,由于未能正确识别患者,导致用药错误、输液错误、检验错误、手术错误、抱错婴儿等事件时有发生。以下干预措施和策略可大大降低患者识别错误的风险:①严格执行查对制度,确保对正确的患者实施正确的操作和治疗。患者由至少两种标识确定,如姓名、病案号、出生日期等,但不包括患者的床号或房间号。不得采用条码扫描等信息识别技术作为唯一的识别技术。②输血时采用双人核对来识别患者的身份。③对手术、传染病、药物过敏、精神疾病、意识障碍、语言障碍等特殊患者应有身份识别标识(如腕带、床头卡、指纹等)。

(6)正确记录:护士给药后要准确、及时地记录患者的用药情况。

(7)正确的权力:卫生保健人员、患者及其照顾者有质疑用药的权力。

第二节 用药安全管理

在线案例7-2 未严格执行床旁身份核对制度

护士作为患者用药的主要管理者、核对者、最终执行者及用药前后的临床观察者,其用药安全管理水平直接影响患者的用药安全和诊疗结果,直接反映了医疗机构的护理服务质量。

一、用药安全的内涵

国际用药安全组织提出用药安全(medication safety)的定义是:依靠医护人员对药物不良反应和用药错误两种类型事件的报告,分析和评价这些事件,制订并执行有效措施,减少和/或预防其再次发生。这个定义强调的是用药安全,实际上是如何保证用药安全的过程。首先,收集相关用药安全的事件,并对这些事件进行分析,总结出可以采取的一些有力措施;其次,应用这些措施减少和预防类似差错事件再次发生。以上这个过程就是用药安全的过程。

用药安全是根据患者个体的基因、病情、体质、家族遗传病史和药物成分等全面评估和检测,准确选择药物,以正确的方法、剂量、时间准确地用药,同时注意药物的禁忌证、不良反应、相互作用等,达到安全、合理、有效、经济的目的。

二、用药安全管理现状

拓展阅读7-2 《医疗机构药事管理与药学服务》团体标准

1. 发布行动目标 WHO一直高度重视患者安全问题,连续多年倡导用药安全管理行动。2004年,WHO成立患者安全联盟,首次将用药安全作为国际患者安全目标之一。此后,用药安全每年均位于全球患者安全目标中的重要位置。2017年,WHO发布了全球第三项患者安全挑战——药无伤害,呼吁在未来5年内将所有国家严重的可避免的药物相关伤害减少50%。2021年5月,WHO发布了《2021—2030年全球患者安全行动计划》,将用药安全作为第3个战略目标中最重要的任务。2022年9月,WHO将"世界患者安全日"主题设定为用药安全,提高全球对用药错误导致伤害的重视程度,倡导各国政府、卫生行业相关组织、医疗机构围绕用药安全管理,健全用药安全相关制度,采取用药安全管理行动以保障患者安全。

　　为积极响应 WHO 的呼吁,提高医疗质量与安全,2007 年中国医院协会首次提出我国的患者安全目标,将提高病房与门诊用药的安全性作为第二位患者安全目标,并在《2009 年度患者安全目标》中严格规定护士在执行"三查八对"的基础上增加患者或家属核对,得到认可后再执行发药和输液。2022 年发布的《关于进一步加强用药安全管理提升合理用药水平的通知》中强调,医疗机构须强化用药安全制度落实,加强重点药品使用管理,保障重点人群用药安全等,以保障医疗质量安全及人民健康权益,并在《患者安全专项行动方案(2023—2025 年)》中鼓励医疗机构对不良事件反映出的安全隐患开展重点整改,采取有针对性的措施预防不良事件的发生,为我国护理管理者全面剖析用药错误发生原因、研判护理管理体系中可能存在的缺陷和持续护理质量改进提供依据。

　　2. 制定法律法规和实践指南　1997 年,美国用药安全研究所发布了《用药安全五项权利》,指出护士给药时须严格遵循"五项权利",即正确的患者、正确的药物、正确的途径、正确的时间、正确的剂量,该框架成为全球公认的用药管理实践指南。随后,国际护士会呼吁在全球的护理教育课程中纳入《用药安全五项权利》,要求护士在用药管理期间具备专业责任感,安全地履行其职责。

　　为了规范我国护士用药安全管理工作内容,2008 年我国国务院颁布的《护士条例》中明确规定,护士发现医嘱违反法律法规、规章或者诊疗技术规范规定的,应当及时向开具医嘱的医师提出。2011 年,我国卫生部和总后勤部发布的《临床护理实践指南(2011 版)》明确规定护士需要掌握各类药物的相关知识,在临床用药中必须严格执行查对制度,准确、安全给药,并依法、安全、认真地做好各类药物的管理工作。2019 年,《中华人民共和国药品管理法》将"医疗机构药剂管理"章节修改为"医疗机构药事管理"章节,并在第 72 条新增了医疗机构用药原则,将用药的安全性放在了首位,引导医疗机构更加重视用药安全的日常管理和监测。

　　3. 搭建数据管理平台、建立报告机制　1975 年,为预防用药差错及进行用药安全研究,美国成立了用药安全研究所。该研究所开发了用药错误自愿性主动上报系统,并发布了教育计划、评估工具、实践指南等信息。其中《用药安全自我评估标准》用于指导医疗机构在用药过程中进行自我监测及评估,不断地改进用药安全管理实践现状,该标准已在多个国家使用。2003 年英国成立了医药和健康产品管理局,并于 2008 年将患者报告系统纳入"黄卡计划(Yellow Card Scheme)"。该监管制度面向医护人员、患者、公众,持续监控药物不良反应和用药管理错误事件,确保患者用药安全。

　　为持续提升我国临床用药安全管理水平,强化风险预警与应急响应能力,卫生部医疗服务监管司于 2005 年正式组建合理用药国际网络(International Network for the Rational Use of Drugs,INRUD)中国中心组。该组织通过引入国际先进用药安全标准,推动构建符合国情的合理用药管理体系。在此基础上,INRUD 于 2012 年创新建立"全国临床安全用药监测网",形成了覆盖三级诊疗体系的药事管理监测平台,并自 2018 年起每年发布专业年度报告。最新的《全国临床安全用药监测网年度报告(2022)》显示,监测网共收集用药错误报告 22 868 例,其中涉及护理环节的用药差错事件达 764 例,占错误总报告量的 3.3%。值得注意的是,截至 2022 年,INRUD 的监测网络已实现跨越式发展:由全国 31 家医院发展至覆盖 26 个省级行政区 315 家医院;采集数据多样化,包含用药错误事件分级、错误内容、涉及药品、发生场所等多项内容，为我国卫生健康部门、医疗机构制订管理策略提供可靠的数据支持。

4. 建立健全指标体系、组织实践改进　美国用药安全研究所指出，组织中的漏洞将导致用药错误事件发生，并带来严重的患者伤害网。为减少用药错误事件发生，国外学者通过直接观察法、问卷调查法、质性访谈法、类实验研究法等证实了临床用药环境因素（临床工作量、医院类型、用药安全组织文化、团队的合作与沟通质量）及护士个人因素（专业知识、工作经验、工作质量）对用药安全的管理水平至关重要。

2020年，国家卫生健康委员会发布《药事管理和护理专业医疗质量控制指标》，设置了用药错误报告率指标，以此反映医疗机构用药错误主动报告情况。2023年9月，国家卫生健康委员会发布的《患者安全专项行动监测指标》中纳入了给药差错发生率指标，并要求以发生率逐步降低为导向开展工作，对于增强我国护士用药安全管理的科学性和客观性具有重要的现实意义。

三、组织管理

（一）医院药品三级管理

医院药品三级管理，是指突破传统的医院药品管理"以存定销"的模式，由药师对药品在医院内流通的3个主要环节，即药库环节、药房环节和全院各具体用药部门使用环节，进行全程化、电子化、数据化的综合管理。通常将医院中、西药库的药品管理视为医院药品的一级管理。二级管理则针对门诊药房、急诊药房、住院药房等药剂科各药房内部的药品管理。各药房实行专人专柜管理，设三级库存，即为药品三级管理系统。实行药品三级管理不仅可确保药品质量，保障患者及时、合理、安全用药，规范和加强特殊药品管理，而且能将医院药品使用每个环节中浪费和流失的现象降到最低，最大限度地实现药品的经济价值。

1. 实施药品三级管理的条件　实施药品三级管理须具备下列条件：①领导的重视和关心；②医务处、护理部的支持和指导；③网络中心对医院信息系统运转的保障；④成本核算办公室对药品流通各环节的全程化经济核算和监督；⑤各级医护人员的理解和配合。这些都是促成医院药品三级管理成功的因素。此外，药学人员转变管理理念，优化工作模式更是关键。药学人员不再围着药房转，而是走出药房，围绕临床用药质量安全、保障药品供应展开服务。

2. 药品三级管理中心的职责范围　药品三级管理中心与各用药部门协商制订药品目录和基数，负责对全院所有手术室用药统一配送并进行全程跟踪管理，对全院所有病区和科室储备药品进行检查并协助其管理。此外，还负责保障科研、教学用药和特殊情况用药的供应。

3. 药品三级管理中心的管理模式　对手术用药，药品三级管理中心积极促进手术室建立药房。对不同病种的手术患者，须提供术中用药个体化选择，设置多种专科手术药箱。其中，对血管外科、神经外科、肝移植、肾移植所需的药品品种和基数按实际情况调整。

对用药量大的部门,如麻醉科、手术室、介入科等,可经过协商制订药品目录和基数,按每日医院信息系统中所示的数量统一配送。对于特殊药品、贵重药品等,则限制未经授权的人员接触,严格实施控制措施。如要领取麻醉药品、精神药品,除审核医院信息系统中患者信息与专用处方是否一致外,还必须回收空安瓿。

对病区、放射科、核医学科等部门,可经过协商确定储备药品目录和基数,定期进行数量、质量、效期检查,并做好相应的记录,如发现临近失效期药品,则及时协调处理。

对科研用药、教学用药和特殊情况用药等申请,药师应先审核其是否超过相应的业务范围,确认符合要求后再批准、调配、发放药品。其中,特殊药品的申领应由科研处和教育处指定专人和药师共同管理。

(二)医院药事管理委员会

为了有效管理药物,有些医院设立药事管理委员会,下设 6 个小组:抗菌药物临床应用管理小组、药品质量管理小组、药物不良反应检测小组、特殊药品管理小组、基本药物管理与合理使用小组、处方点评专家委员会。每个小组由相应的领导组成,制订相应的职责,各科室设有药物不良事件报告员。

四、用药安全策略

据统计,在全球范围内每年用药相关差错的成本估计为 420 亿美元。国际组织和我国政府高度重视护士的用药安全管理水平,随着《患者安全和质量改进法案》《中华人民共和国药品管理法》等相继出台,我国护士的用药安全管理工作迅速发展。安全用药除需要建立科学的组织及制度外,还需要根据临床需要,持续改进或重新设计用药的系统或流程,降低药物风险,保证患者安全用药。

1. 使用通用名称 药物有商品名(商标)和通用名(活性成分)。药品的通用名称是指药物有效成分的名称,是药品的法定名称,由国家药典委员会按照一定的原则制定,具有强制性和约束性。药品的商品名称则是制药企业为其产品注册的商标名称,具有专有性质。药品使用通用名称是为了确保药品的全球流通和使用信息一致,提高药品的可追溯性,保障患者用药安全,促进国际交流与合作。

2. 推进用药安全管理信息化、智慧化建设 随着信息技术和人工智能技术在我国医疗领域的不断渗透和融合,医院的信息化及智能化建设逐步完善,我国医务人员的工作质量与效率也实现共同提升。我国医疗机构积极响应《关于推动公立医院高质量发展的意见》要求,使用信息化技术建立信息化用药管理平台,对医嘱开具和抄录、药物配置和使用、药效观察等多程序实施全面监测与管控,实现用药环节全过程可追溯及全流程的闭环管理,以全面保障患者用药安全。借助智能化手段,如移动手持电脑设备、智能药柜、配药机器人、智能输液系统等,提高护士的工作效率,同时减少护士在配置特殊药物时面临的职业暴露风险。实践证明,高科技的发展能够有效保证用药安全管理的精确性,极大地加强患者用药的时效性,积极发展先进的信息化技术和创新高效的管理模式已成为医院临床用药安全管理的新趋势和新手段。

3. 有效核查 给药时一定要进行"三查八对"。三查:给药前查、给药中查、给药后查;

八对:对姓名、床号、药名、浓度、剂量、时间、方法、药物有效期。护士应该对每张药方和每份调剂、每次给药负责,检查"五个正确"和过敏症状。对于高风险药物,需要在检查和复查时格外警觉。复核同事的行动,也复核自己的行动,有助于有效的团队合作,并提供额外的保障。

4. 重点监管高警示药物 这类药物易于引起药物不良事件,使用时要格外注意。这类药物的管理难点主要源于以下特性:治疗窗狭窄、药代动力学复杂、药效学特殊、使用过程高风险等,胰岛素、口服抗凝血剂、神经肌肉阻断剂、地高辛、化疗药物和氨基糖苷类抗菌药物等。

5. 有效沟通 安全使用药物是一项团队活动,患者也是其中一员。清晰明确的沟通将有助于减少可能导致的错误。与患者进行药物方面的沟通时,有一条要记住的箴言:医师或护士认为显而易见的内容也要与患者进行沟通,因为对患者来说这些内容可能并不是显而易见的。

6. 鼓励患者积极参与 患者及其家属对避免问题的发生积极性很高,如果他们意识到自己在用药过程中起着重要作用,就能极大地帮助提高用药的安全性。因此,对患者讲述他们使用的药物和任何相关危害方面的知识,鼓励患者保留服用药物的书面记录,以及既往服药过程中遇到的任何过敏症状或问题的详细记录都非常有必要。

7. 从用药错误中汲取教训 药物不良事件或近似失误虽属非预期风险,却蕴含着用药安全的重要契机。当学习者明白公开讨论错误的价值不在于追责,而在于打破沉默文化构建学习型组织时,这些经历即可转化为推动质量改进的珍贵资源。医疗机构中若能在培训体系与临床实践中建立"错误分析—经验转化—流程优化"的闭环管理机制,通过标准化案例复盘、无责报告通道和系统性改进追踪,不仅能帮助从业者建立风险预判思维,更能显著提升用药安全水平。

8. 构建用药安全管理多学科合作模式 建立由医务部、护理部、药剂科等多科室人员组成的多学科专业小组,形成医师、药师、护士及医院管理者在药物使用中的多学科合作、"医护药一体化"模式,可促进团队成员间的沟通行为并提高决策质量,提高住院患者的安全性。

五、及时上报药物不良事件

在线案例 7-3 新生儿用错药事件
在线案例 7-4 美国护士发错药之后

据 WHO 统计,药物不良反应总体发生率为 0.3%~5%,住院患者发生率为 10%~20%,其中死亡患者占 0.25%~2.9%。护理人员是药物不良反应的直接发现者和上报者,对药物不良反应的认识也非常重要。护理人员能够及时、正确地处理不良反应,是保证患者安全的重要因素。

通过建立药物不良反应的监测和管理制度,能够加强对药物不良反应的监测和报告,及时发现和处理药品的不良反应,保障患者用药安全,提高临床用药水平。同时,通过对监测数据的分析和报告,可以为临床药品的合理使用提供科学依据和参考。为了确保制度的有效实施,医院应将本制度列入质量管理体系并定期进行评估和改进。

(1)医院要根据《中华人民共和国药品管理法》和《药品不良反应报告和监测管理办法》,建立药物不良反应与药害事件监测与报告管理制度。

(2)医院设立药物不良反应监测工作领导小组,成员由临床和药剂人员组成,由医务科负责宣传、组织和实施,药剂科负责分析、处理和保存报告档案。

(3)医院建立药物不良反应监测网络,各科室负责人作为本科室药物不良反应报告和监测管理联络员,负责本科室药物不良反应信息掌握,及时督促和帮助临床医生认真地填写并上报《药物不良反应/事件报告表》。

(4)药师接到临床医师填写的药物不良反应报告表后,必须立即到患者床前询问情况、查阅病历,与医师一起共同进行因果关系评价,提出对药物不良反应的处理意见。

(5)医务科和药剂科负责提供对本院全体医务人员进行药物不良反应监测工作的咨询指导,组织对临床药物不良反应监测工作中的问题进行讨论、解答。对某些药物在使用中可能出现严重药物不良反应的信息及时提供给临床医师,以便做好防范措施。

(6)发现或者获知新的、严重的药物不良反应应当在15日内报告,其中死亡病例须立即报告;其他药物不良反应应当在30日内报告。有随访信息的,应当及时报告。

(7)医护人员获知或者发现药物群体不良事件后,应当立即报告医院药剂科和医务科,经分析确认后由医务科通过电话或者传真等方式报区药物监督管理部门、卫生行政部门和药物不良反应监测机构,必要时可以越级报告。同时,填写《药物群体不良事件基本信息表》,对每一个病例还应当及时填写《药物不良反应/事件报告表》,通过国家药物不良反应监测信息网络报告。药物不良反应上报程序如图7-3所示。

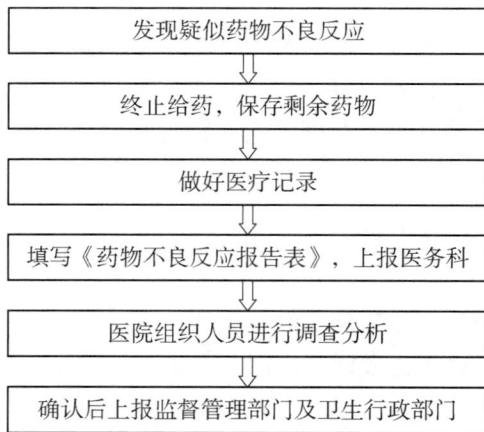

图7-3 药物不良反应上报程序

(8)医院发现药物群体不良事件后应当按突发公共卫生事件处理,积极救治患者,迅速开展临床调查,分析事件发生的原因,暂停药物的使用等紧急措施。

(9)医务科、药剂科应当对本院收集到的药物不良反应报告和监测资料进行分析和评价,并采取有效措施减少和防止药物不良反应的重复发生。

（10）各科室应当积极配合医院和上级有关部门进行药物不良反应报告的调查、分析和资料收集。

（11）对发现的药物不良反应事件,不按要求履行报告责任者,按情节轻重予以处罚;经上级部门处理者,按上级部门处理意见处理。

（康磊,陈伟红）

第八章 侵入性操作与患者安全

▷

学习目标

【素质目标】 培养严格遵守侵入性操作相关制度,有效规避风险,确保接受侵入性操作患者的安全的能力;强化以患者为中心的服务理念,塑造医者仁心的职业品格。

【知识目标】 能理解侵入性操作的概念及侵入性操作对患者生理、心理的损伤。能知道静脉输液、输血及常见注射法的风险,并掌握其防范措施。能掌握手术安全核查制度及手术中的风险防范。

【能力目标】 能分析各种引流管、留置尿管可能引起的风险及防范措施;能分析物品遗留在手术患者体内的原因及防范措施;能评价手术过程的安全问题。

微课 吸痰的风险及防范

情景案例

气管切开套管意外脱管

患者小新,男,14 岁,身高 1.65 米,体重 82 kg(属肥胖型)。因格林巴利综合征收治入院。入院时行气管切开手术、呼吸机辅助呼吸。此后数天,患者病情平稳。术后第 8 天,在翻身排痰时气管套管脱出,患者面色、口唇发绀。立即请耳鼻喉科会诊,扩大原切口,重新插入气管套管,连接呼吸机辅助呼吸。经急救后,患者面色逐渐转为红润,生命体征稳定。

请思考:

1. 该患者为什么会出现气管切开套管意外脱出状况?
2. 如何防范类似事件发生?

第一节 侵入性操作概述

侵入性操作是为了达到医学治疗目的,将医用材料置入人体内部的一项操作。因其可能产生并发感染、损伤以及给患者带来一定的不良心理反应,应制订相应的制度,使患者免受各种不安全因素的影响。护士应当遵守这些制度,采取必要的防范措施以实现对患者的安全防护,有效规避风险,保证接受侵入性操作患者的安全。

一、侵入性操作的定义与分类

1. 侵入性操作(invasive procedure)　指通过皮肤或黏膜进入人体无菌组织或器官的操作。侵入性操作可能破坏机体防御屏障,增加感染风险。

2. 分类

(1)根据侵入程度和操作目的,侵入性操作可分为以下 3 类。①诊断性操作:是指获取病变组织或器官标本进行病理学、微生物学等检查,以明确诊断。②治疗性操作:通过药物注射、导管插入手术等方式,对疾病进行治疗,以缓解症状,改善预后。③研究性操作:是指为医学研究提供实验数据和样本,推动医学科学进步。

(2)根据操作执行者,侵入性操作包括医疗侵入性操作和护理侵入性操作。护理侵入性操作是指由护士操作医疗器材使其进入患者身体组织或器官,从而达到治疗疾病的方法,如导尿、鼻饲、灌肠、吸痰、各种注射、静脉输液、氧疗等。这些操作常会损伤机体皮肤或黏膜的防御屏障,从而带来疼痛、感染等医源性问题。

📖 **拓展阅读 8-1　"侵入性器械"的定义**

二、侵入性护理操作的生理及心理损伤

(一)生理损伤

侵入性护理操作属于高风险的护理行为,可给患者带来一定的痛苦和损伤。同时有些侵入性护理操作也会对患者造成某些医源性损害。常见的医源性损害包括以下几方面。

1. 疼痛　不仅是某种特定刺激引起的单一感觉,而且是主观且高度个体化的感觉。引起疼痛的刺激可以是生理性的也可以是心理性的。因此,疼痛造成的损害可以是实际的机体组织,也可以是个体对疼痛的感知。侵入性操作往往会因造成皮肤黏膜损伤而引起疼痛,如静脉穿刺、肌内注射、皮下及皮内注射、手术等。高浓度或刺激性药液会引起血管或局部组织的疼痛,个体情绪、对侵入性治疗缺少了解而产生的恐惧、焦虑等也往往会加重疼痛。因此,如果对疼痛不进行有效处理,会显著影响个体的生活质量。

2. 感染　因医疗器械处理未达到消毒灭菌的要求,未严格执行无菌技术操作原则,未严格掌握各种侵入性操作的适应证等,导致术后切口及皮肤感染、长期留置尿管引起的尿路感染、深静脉置管引起的静脉炎、局部组织感染和菌血症、各种导管接口感染、疾病传播等。

3. 恶心呕吐　插入胃管进行鼻饲饮食以及进行鼻、咽喉镜、胃肠镜检查时,由于器械刺激咽喉部导致恶心呕吐等不适感,严重影响患者的身心舒适。

4. 其他　静脉输液、手术、外伤等原因引起下肢活动受限,造成深静脉血栓形成,导致血栓远端血液回流障碍等。

(二) 心理损伤

患者接受侵入性护理操作时会产生焦虑和恐惧心理。焦虑是由紧张、焦急、忧虑与担心等感受所组成的复杂的情绪反应,在面对侵入性护理操作时所感受到可能造成的威胁或危险,主观上感到紧张、不愉快,甚至痛苦和难以自制,并伴有自主神经系统功能的变化或失调。恐惧是指侵入性护理操作引起患者感知不可预料、不可确定的因素而导致的无所适从的心理或生理的强烈反应,企图摆脱、逃避某种情景而又无能为力的情绪体验。

护士良好的服务态度和熟练的业务技术是获得患者认同、愿意接受的重要因素,亲切细致的关怀能让患者感到温暖,从而缓解焦虑及恐惧程度。因此,在进行侵入性护理操作时护士应具备同理心,有良好的职业态度,在语言、动作、表情上规范自己的行为,在解释沟通、操作动作、操作技术上力求细致、轻柔,增加患者的满意度和依从性。设身处地去体会其感觉的心理,从而达到共鸣,并将这种了解和体会传达给对方,使患者因被理解的需要得到满足而缓解心理压力,减少不良心理反应。

第二节　常见侵入性护理操作的风险及防范

> 📖 **在线案例 8-1**　静脉输注药液外渗导致局部组织坏死
> **在线案例 8-2**　静脉注射药错误执行给其他患者

患者在接受侵入性操作治疗时易受到意外伤害。有调查显示,平均 10% 的住院患者经受侵入性操作时将至少经历一次不良事件,其中部分事件导致患者受到严重伤害甚至死亡。因此,有必要制订管理制度和操作规范,并严格遵照执行,以防止或减轻对患者的伤害。本节主要介绍静脉管道、呼吸管道、常见引流管道的风险及防范措施。

一、静脉管道的风险及防范

静脉管道是指通过静脉途径将水分、药物、血液等补充到体内,以维持内环境稳定。通过静脉途径输注药物以防治疾病即为静脉输液,将血液通过静脉途径输入体内的方法即为静脉输血。经过静脉途径输液及输血过程中存在诸多的护理安全隐患,如输液反应及输血反应、输错血、输错药、配错药、输注速度不当等。因此,护理人员应严格遵守操作流程,针对静脉管道存在或潜在的安全隐患,加强安全防范措施,确保护理安全。

(一) 输液的风险及防范措施

1. 风险因素

1) 环境因素　在进行静脉输液处置时,治疗室环境状态和空气污染程度对药液质量有直接影响,在细菌超标的环境下配药及输液,将大大增加污染的机会;且放置时间越长,污染机会越大,从而易造成输液反应的发生。

2）人员因素

（1）患者因素。患者躁动、不合作、自行调速等可导致管路滑脱（如外周中心静脉导管、留置针）、输液速度不符合病情或治疗需要。

（2）护士因素。①配错药、输错药：如"三查八对"不严谨，导致错误；输液环节疏忽，从执行医嘱、转抄输液单、领取药品、摆药、配药、核对、输液、更换液体到拔针，其中任何一个环节疏忽都可能造成错误。②巡视不够：导致发生意外时处理不及时，如输液渗漏、输液穿刺部位肿胀、药物漏出血管外未及时发现，引起局部疼痛、组织坏死，严重者致残。③输液速度与医嘱不符：主要由于护士责任心不强，风险意识淡薄，调节滴速时不看表，凭经验估计调节滴速所致；护士在更换输液瓶时，没有重新计算滴数，某些药物（如氨基糖苷类、林可霉素类、氨茶碱复合氨基酸注射液、脂肪乳剂、尼莫地平、硝普钠、多巴酚丁胺、硫酸镁、硝酸甘油、甘露醇、两性霉素 B 等）输注速度过快，可致呼吸、循环衰竭，甚至死亡。④操作流程不规范：如护士操作前未洗手，穿刺时皮肤消毒不严格，反复多次穿刺，均可造成穿刺部位污染，直接将细菌及微粒带入静脉，引起热原反应。

3）药物因素

（1）输注药物制剂不纯或药物被微生物污染。

（2）患者对输注的药物过敏。严重时可发生过敏性休克，如抢救不及时可导致死亡。

2. 评估风险程度　护士应通过对环境、药物、患者及操作者等全方位的评估，分析患者接受输液过程中存在或潜在安全隐患的风险程度。

（1）急性肺水肿：由于输液速度过快，短时间内输入过多液体，使循环容量急剧增加，心脏负荷过重引起；而小儿、老人、心脏疾病患者，因心功能相对较差，存在急性肺水肿的高度危险。

（2）发热反应：常因输入致热物质、输入的溶液或药物制品不纯、消毒不严或药物保存不善而引起的。配药操作不规范、药物放置时间过长是引起发热反应的高危因素。

（3）静脉炎：由于长期输入高浓度、刺激性较强的药液或静脉置管时间过长，引起局部静脉壁的化学性炎症反应；输液过程中，未严格执行无菌操作会增加罹患局部静脉炎的风险；而护士责任心不强，输液过程中未严密观察局部情况则是导致静脉炎的高危因素。

（4）空气栓塞：输液时空气未排尽，输液管连接不紧密，加压输液、输血无人监护，续液操作延迟导致空气进入等均有发生空气栓塞的危险；护士巡视不及时，应急处理不当则存在空气栓塞的高度危险。

（5）管路滑脱：与患者的年龄、意识、活动、留置管道种类有密切关系。患者躁动、不合作有发生管路滑脱的危险，意识障碍患者存在管路滑脱的高度危险。

3. 防范措施

（1）加强输液管理，确保输液安全。①加强液体管理，减少药物储存量（通常只备1～2 天的药物量）；②总务护士定时检查科室药物并做好记录，确保无过期液体。

（2）规范管理治疗室。按治疗室管理规定，每天做好清洁、消毒，无关人员不得随意进入，工作人员进入治疗室必须戴口罩，治疗室药品分类、标签明显，如毒麻药品标示、特殊管控药品标示、物品定位标示、患者专用药品存放标示、药物过敏试验标示等。药物包装或外观如有更改，及时进行文字警示。

（3）强化护理安全与法律知识教育。提高护士的法律观念,正确执行医嘱,执行时间准确到位,强化护士慎独意识,加强责任感和自我约束力的教育,保障患者输液安全。

（4）加强输液安全知识培训及考核。①定期组织输液安全知识培训及考核,提高护士识别、处置静脉药物不良反应的能力。要求护士熟练掌握药物过敏反应、空气栓塞、急性肺水肿等紧急情况的应急预案。②统一病房血管活性药物的配制方法,制订微量注射泵操作标准流程,使护士熟练掌握药物剂量的计算及科室内不同型号微量注射泵的启动、运行观察、药液更换、仪器保养的知识。③护士站配备《注射药物安全应用速查手册》,方便护士查阅科室注射类药物的相关知识,掌握药物的配伍禁忌及可能出现的不良反应。④输注特殊药物加挂提示卡;多种药物同时使用微量注射泵输注时,对注射器及延长管进行标示。

（5）持续改进静脉输液质量。①统计静脉炎、输液渗漏、输液反应等安全问题发生的频率,并分析原因;②实行护士主动参与质量监督相结合的可追溯的机制,不断改进静脉输液流程和质量。

（6）多方位落实"三查八对"。①长期输液治疗实行三班(白班、晚班、夜班)核对,临时输液治疗实行双人核对,配药、更换液体实行双签名;②输液操作时,在与患者或其家属沟通的同时,使用两种以上识别患者的方法,禁止仅以床号作为识别患者的依据;③手术、昏迷、意识障碍、无自主能力的患者在输液时使用腕带作为辨识患者的手段之一。

（7）严格遵守静脉输液安全规范流程。①严格手部清洁消毒规范;②正确抽吸药液;③遵守无菌技术操作原则,做到一人一针一管;④医疗废物规范处置,杜绝院内感染的发生。

（8）输液治疗时使用治疗车,药物有序放置、标识明显。

（9）加强输液巡视。护士应根据患者的病情、年龄、体质及药物的性质调节输液速度,经常检查输液部位,及时发现并处理输液故障,及时更换输液瓶,严防空气进入血管,并主动询问患者有无不适,针对不同患者做好个体化健康教育。

（10）一旦患者出现输液反应,应立即启动应急预案。处理程序:①立即撤除所输液体,重新更换液体和输液器;②同时报告医生并遵医嘱给药;③情况严重者应就地抢救,必要时进行心肺复苏;④建立护理记录,记录患者的生命体征;⑤立即报告医院感染管理部门、消毒供应中心、护理部和药剂科;⑥封存输液器和药液,送医院感染管理部门、微生物培养部门检验,同时取相同批号的药物、输液器和注射器分别送检。

（11）一旦出现输错药物,应立即启动应急预案。处理程序:①立即停止药液输入,重新更换液体和输液器;②同时报告医生并遵医嘱给药,报告护士长;③严密监测患者生命体征变化、有无过敏反应,随时准备抢救;④做好护理记录;⑤对药物及液体进行妥善保管,患者及家属有异议时按程序进行封存;⑥填写《护理不良事件报告表》;⑦科室讨论、提出整改意见;⑧向护理部详细汇报发生的情况。

（12）一旦出现静脉炎,应立即启动应急预案。处理程序:①立即停止药液输入;②及时报告值班医生及护士长;③评估静脉炎的部位、严重程度及导致静脉炎的药液性质、种类、刺激强度,推荐使用静脉炎量表和可视化静脉炎量表(表8-1)进行评估;④根据具体情况采取相应措施(如局部皮下封闭、湿热敷、抬高患肢等);⑤做好护理记录;⑥严密观察静脉炎进展情况；⑦安抚患者及家属，做好心理护理。

表8-1 可视化静脉炎量表的评分标准、观察项目和处理措施

评分	观察项目	等级判定	处理措施
0	静脉穿刺部位正常	无静脉炎	观察
1	靠近静脉注射部位微痛或静脉注射部位轻微发红	轻微静脉炎	观察
2	下列中2项明显：静脉注射部位疼痛；红斑；肿胀	较严重的炎症导致的早期静脉炎	重置导管
3	下列症状均明显：静脉注射部位疼痛；红斑；肿胀	中度静脉炎	重置导管考虑治疗
4	沿静脉管路走行疼痛；红斑；硬化；可触及的条索样静脉	晚期静脉炎或早期血栓性静脉炎	重置导管考虑治疗
5	沿静脉管路走行疼痛；红斑；硬化；可触及的条索样静脉；发热	晚期血栓性静脉炎	初步治疗

（13）一旦出现急性肺水肿，应立即启动应急预案。处理程序：①立即停止输液；②及时报告值班医生，进行紧急处理；③给予患者端坐卧位，双腿下垂，必要时进行四肢轮扎；④高流量氧气吸入；⑤遵医嘱给予镇静、平喘、强心、利尿和扩血管药；⑥做好护理记录；⑦严密观察患者病情变化；⑧安抚患者及家属，做好心理护理。

（14）一旦出现空气栓塞，应立即启动应急预案。处理程序：①立即让患者取左侧并头低脚高卧位；②及时报告值班医生，进行紧急处理；③给予高流量氧气吸入；④有条件者可通过中心静脉抽出空气；⑤严密观察患者病情变化，如有异常及时对症处理；⑥做好护理记录；⑦安抚患者及家属，做好心理护理。

（二）输血的风险及防范措施

1. 风险因素

（1）患者因素：病情危重、失血量较大的患者容易引起输血不良反应。

（2）血液因素：①由于血液"窗口期"的存在以及血液中的病毒可能无法全部检测，使输血存在一定的风险；②血袋破损导致血液被污染；③保存方法不当导致血液变质。

（3）人为因素：①采集血样查对不严，导致患者信息错误。据文献报道，10%的输血错误发生于护士采样，51%发生于血样收集和管理。②输血环节出现差错：临床用血的6个环节，即输血申请，受血者血样采集与送检，交叉配血，血液入库、核对、储存，发血，输血。此6个环节中的任一环节出现疏忽均可导致严重的输血安全事件。③核对不严谨，未严格遵循两人核对（"三查八对"）规范。有文献报道，床边核对环节错误，占所有输血操作程序错误的25%。④输血过程中巡视不够：发生输血不良反应时处理不及时。例如溶血反应，初起时患者出现头部胀痛、四肢麻木、腰背剧烈疼痛，继而出现黄疸，伴有寒战、高热、血压下降，最终导致急性肾衰竭而迅速死亡。⑤输血速度与患者病情不符：护士责任心不强，未遵循患者病情及医嘱调节输血速度，心功能差的患者输血速度过快容易诱发心力衰竭，失血性休克患者输血速度过慢难以在短时间内补足血容量，纠正休克。

2. 评估风险程度 护士应通过对环境、血液、患者及操作者自身等全方位的评估，分

析患者接受输血过程中存在或潜在安全隐患的风险程度。

（1）溶血反应：由于供血者与受血者血型亚型不合，输入异型血，输血前红细胞已被破坏等致发生溶血的风险。

（2）变态反应：由于献血员在献血前用过致敏的药物或食物，使输入的血液中含有致敏物质而存在发生变态反应的危险；另外，过敏体质的患者存在变态反应的高度危险。

（3）枸橼酸钠中毒：大量输血的同时输入了大量枸橼酸钠，从而存在发生枸橼酸钠中毒的高度危险。

（4）凝血功能异常：常因反复输血或短时间内输入血液量较多而存在凝血功能异常的高度危险。

（5）发热反应：常因血液保养液或输血用具被致热原污染而引起发热反应。如果操作时违反无菌操作原则，则存在引起发热反应的高度危险。

（6）输错血：护士责任心不强、未严格执行输血"三查八对"原则可导致输错血，值班时段人力少、工作量大时输错血液的危险程度更高。

3. 防范措施

（1）准确采集血样：①确定输血后，护士持输血申请单和贴好标签的试管，与患者共同核对病室、床号、姓名、性别、年龄、ID 号、血型和诊断，采集血样。②严禁在输液、输血的针头或同一肢体处采集血标本，以免影响检验的准确性。③血样与输血申请单送至输血科（血库）时，双方进行逐项核对。

（2）双人核对，正确输血：①取血时，取血和发血双方共同查对病室、床号、患者姓名、性别、ID 号、血型、血液有效期、配血实验结果以及血袋的外观等，确认准确无误，双方共同签字后方可发血。②输血前，由 2 名护士核对原始血型单、交叉配血报告单及血袋标签各项内容，做好"三查八对"（"三查"即查血液的有效期、血液的质量和输血装置是否完好；"八对"即对床号、姓名、ID 号、血袋号、血型、交叉配血实验结果、血液种类和剂量）。③取回的血液应尽快输用，不得自行储血。④输血时，由 2 名护士带病历共同到患者床旁核对病室、床号、患者姓名、性别、年龄、ID 号、血型等有关信息（如果患者意识障碍时，必须以身份双识别方式核对），确认无误后方可输血，并核对和记录输血护士的姓名及输注时间，以备查验。输血过程中不得随意加入其他药物，以防血液凝集或溶解。⑤输血结束时用生理盐水冲洗管路，两次输血间隔用生理盐水冲洗管路。⑥使用后的血袋低温保存 24 小时。

（3）鼓励患者参与输血治疗：①向患者讲解输血治疗的目的和必要性，耐心说明输血相关注意事项，使患者对输血有较完整的认识。②告知患者的血型，让患者参与防范血型错误的风险。③患者同意输血治疗后，由患者或其家属在同意书上签字备案。无家属签字的、无自主意识患者的紧急输血，应报医院职能部门或主管领导签字同意并备案。

（4）防范输血反应：输血开始时速度缓慢，观察 10 分钟后无不良反应，按病情需要调节输血速度。输血开始和结束前 15 分钟监测患者生命体征。输血期间护士应及时巡视，严格交接班，一旦发现输血反应，应及时处理。处理程序：①立即停止输血，更换输液管后输入生理盐水。②同时报告医生并遵医嘱给药。③若为荨麻疹等一般过敏反应，情况好转后可继续输血，但应密切观察并做好记录。④填写输血反应报告卡，上报输血科。⑤怀疑溶血等严重反应时,保留血袋并抽取患者血样一起送输血科。⑥家属有异议时,立即按程序对输血器具进行封存。

📖 **拓展阅读 8-2　中等长度静脉导管临床应用专家共识**

二、呼吸道的风险及防范

人工气道(artificial airway)是指将气管导管直接插入气管或经上呼吸道插入气管所建立的气体通道,以纠正患者的缺氧状态。人工气道通常有经口或鼻气管插管和气管切开两种。建立人工气道常见的安全隐患为缺氧、管道堵塞、意外脱管、呼吸机障碍等。因此,护理人员应对人工气道患者实施呼吸道的安全隐患评估,有针对性地实施各种防范措施,保证患者安全。

(一)氧疗的风险及防范措施

🏥 **在线案例 8-3　供氧设备故障致气源压力不足**

1. 风险因素

(1)供氧设施:目前绝大多数医院均使用中心供氧,也有部分医疗机构使用筒装氧。无论哪种供氧设施,一旦管理不善均存在呼吸道损伤、氧中毒、爆炸、火灾等隐患。

(2)患者因素:①患者缺乏用氧知识,在离氧源较近的位置吸烟;②患者缺乏健康知识,随意调节氧浓度。

(3)护士因素:①健康宣传教育不到位,患者及家属不了解用氧安全知识;②操作流程不规范,如先接氧气管再调氧浓度;③输氧装置消毒不合要求,导致交叉感染;④氧浓度调节与医嘱不符,护士缺乏责任心,根据经验随意调节氧浓度;⑤给氧过程中巡视不够,发生意外时处理不及时,如中心供氧出现突发停氧,未能及时发现,导致患者缺氧。

2. 评估风险程度　护士应通过对环境、患者及操作者等全方位的评估,分析患者在给氧过程中存在或潜在安全隐患的危险程度。

(1)氧气爆炸:患者或家属在离氧源较近的位置吸烟、病室内放置易燃易爆物品、用带油的抹布抹氧气筒接口均易造成氧气爆炸的危险。

(2)氧疗不良反应:①氧中毒;②肺不张;③呼吸道干燥;④晶状体后纤维组织增生;⑤呼吸抑制;⑥呼吸道感染。当氧浓度调节不当时存在以上氧疗副作用的危险,而慢性肺部疾病的患者存在发生氧疗不良反应的高度危险。

3. 防范措施

(1)注意用氧"四防",做好健康宣传教育。切实做到防火、防热、防油、防震,管道供氧者还应防止管道阻塞;做好患者及其家属的宣传教育,嘱咐其严禁在病房内吸烟及自行调节氧流量。

(2)严格操作规程。①在给氧过程中,应先调节流量,再接鼻导管;在停氧过程中,应先分离鼻导管,再关总开关。②氧气要先湿化再吸入,防止呼吸道干燥。③防止呼吸道感染:氧气管道及湿化装置应定期更换;有条件者尽量使用一次性输氧装置。④持续吸氧患者,鼻导管每班更换并及时清理鼻腔分泌物,使用单腔鼻导管吸氧者,双侧鼻孔应交替使用,以减少鼻黏膜的刺激和压迫。

(3)加强氧疗监护。①在氧疗期间应观察患者的意识、呼吸、末梢循环等变化,必要时做血气分析,及时调整氧疗浓度,以尽快提高动脉氧分压,迅速改善组织缺氧,而又不导致或加重二氧化碳潴留。②经常检查氧导管是否通畅,有无漏气、折叠,有无脱落。③调节合适的吸氧流量,防止氧中毒。④观察氧疗效果。

(4)及时处理意外停氧。医疗机构应有备用氧气筒。在患者输氧过程中,如突然出现中心供氧站停氧,处理程序如下。①立即打开备用氧气筒,调节流量,连接吸氧管,继续为患者吸氧,并向患者做好解释及安抚工作。②对使用呼吸机的患者,将备用氧气筒推至床旁,安装减压表接呼吸机,以保证呼吸机正常运转。③用氧过程中密切观察患者缺氧症状有无改善,以及其他病情变化。④同时,通知中心供氧站及时维修,报告院总值班或医务部。⑤做好护理记录。

(二)吸痰的风险及防范措施

1. 风险因素

(1)患者因素:不能耐受缺氧的患者。吸痰时易导致血氧饱和度下降,甚至生命体征异常。

(2)护士因素:①操作不当,如负压状态下插入吸痰管、负压过大导致患者呼吸道黏膜损伤出血,不及时吸痰导致呼吸道堵塞;②交叉感染,如吸痰操作时违反无菌原则。

(3)设施因素:如中心负压故障。

2. 评估风险程度　吸痰不良反应:①缺氧;②肺泡萎陷及肺不张;③迷走神经受刺激;④呼吸道黏膜损伤;⑤低血压;⑥阵发性咳嗽。当吸痰操作不当、负压调节不当、吸痰过程中未严密观察患者生命体征而存在以上危险时,对缺氧耐受差或呼吸道堵塞的患者发生吸痰不良反应的危险程度更高。

3. 防范措施

(1)吸痰前严格检查:吸引装置性能是否完好,正确连接各个部件以确保吸引装置正常运转。

(2)严格操作规程:①及时评估患者是否需要吸痰,注意把握吸痰的频率和时机,应按需吸痰,不建议过频吸痰;②正确选择合适型号的吸痰管以保证吸痰效果及减少呼吸道黏膜损伤,一般吸痰管直径应小于人工气道的一半;③吸痰前后给予患者吸入高浓度、高流量的氧气,每次吸痰时间不超过 15 秒;④将吸痰管送入气管深部后再边给负压边旋转式上提吸痰管;⑤吸痰动作应轻柔,成人吸痰负压为 40~53.3 kPa,小儿吸痰负压应小于 40 kPa。

(3)严格无菌操作,避免交叉感染。推荐使用带手套的一次性吸痰管,一用一丢弃。从人工气道吸痰时,吸痰管及冲洗液必须保持无菌,先吸口、鼻腔分泌物,再吸气管。吸痰用物的容器应每天更换、消毒。

(4)密切观察病情,预防缺氧、低血压的发生。吸痰过程中,严密观察患者血氧饱和度、血压及心率等生命体征的变化及吸出物的性状、量,并做好记录。

(5)及时处理异常情况。在患者吸痰过程中,如果突然出现中心负压故障,处理程序如下:①立即将备用电动吸引器推至患者床旁,调节合适的负压,无条件者用注射器连接吸痰管,继续为患者吸痰,并向患者做好解释及安抚工作;②密切观察患者有无缺氧症状以及其他病情变化;③通知中心负压站及时维修,报告院总值班或医务部;④做好护理记录。

三、引流管的风险及防范

(一)胸部引流管的风险及防范措施

在线案例 8-4　患者自行拉出胆道 T 型引流管,致引流失败

常见的胸部引流管包括胸腔闭式引流管和负压引流管。留置胸部引流管过程中存在意外脱管、出血、引流管堵塞、气胸、感染等护理安全隐患。因此,护理人员应严格遵守胸部引流管护理操作流程,针对留置胸部引流管存在或潜在的安全隐患,加强防范措施,确保患者安全。

1. 风险因素

(1)患者因素:①患者躁动、意识障碍、精神障碍、自理能力缺陷;②患者不了解留置管道相关知识。

(2)医源性因素:①护士责任心不强、违反无菌操作规程、缺乏经验、交接班不严谨;②管路固定不牢靠,不适当的翻身方法及对患者的约束不当。

2. 评估风险程度　护士应通过对患者、操作者及引流系统全方位的评估,分析患者留置胸部引流管存在或潜在安全隐患的危险程度。

(1)意外脱管:通过评估患者的意识及合作程度来判断意外脱管的发生率。

(2)引流管堵塞:若引流管折叠、扭曲可导致引流不畅;若凝血机制处于高凝状态的患者,则存在引流管堵塞的高度风险。

(3)气胸:胸部引流管脱出或引流管与水封瓶连接处意外脱落易造成气胸。出现脱管时,一旦医护人员缺乏经验、处理不及时(如未立即夹闭引流管或立即用无菌纱块封闭引流口),则存在气胸的高度危险。

(4)感染:患者抵抗力、免疫力下降有引起胸腔感染的危险;操作者更换水封瓶时违反无菌原则,则存在胸腔感染的高度危险。

(5)肺损伤:常因负压引流时负压调节过大存在肺损伤的危险;护理人员缺乏责任心或业务知识则肺损伤的危险程度更高。

3. 防范措施

(1)保持引流系统密闭无菌。①随时检查引流装置是否处于密闭状态,水封瓶长管应置于液面下 3~4 cm,并始终保持直立,引流管周围用纱布包裹严密。②搬动患者或更换引流瓶时需双夹闭引流管,以防空气进入。③严格无菌操作,预防感染。按规定更换引流瓶,保持引流口处敷料清洁干燥,一旦渗湿则及时更换。

(2) 保持引流管通畅。①定期检查引流管有无折叠、扭曲。②随时观察水封瓶内水柱波动情况(正常水柱上下波动 4～6 cm),如水柱波动不明显,应判断引流管是否堵塞并及时通知医生积极处理。③加强病情观察,如患者出胸闷、气促、气管向健侧偏移等症状,可能为引流管堵塞,需离心方向捏挤,形成负压抽吸,促使通畅。④调节合适负压:压力过高易造成肺损伤,压力过小负压吸引的效果欠佳,一般情况下高压较少使用。

(3) 及时记录引流液的量及颜色。注意观察,一般情况下手术当天引流液为血性,次日为淡红色,以后逐渐呈橙黄色,且量越来越少,直至完全消失。如果引流液颜色为鲜红色且量有增多趋势,每小时超过 200 ml,持续 3 小时以上,应及时通知医生尽快处理,必要时准备开胸止血。

(4) 引流管位置正确,体位合适。①胸部引流管主要靠重力引流,水封瓶应置于患者胸部水平下 60～100 cm 处。避免引流管太短导致引流不畅,过长易扭曲且增大无效腔,影响通气。任何情况下引流瓶都不应高于患者胸腔。②鼓励患者多取半卧位,并做咳嗽、深呼吸及变换体位动作,以促进肺扩张。

(5) 加强巡视:密切观察患者的生命体征变化及有无气促、胸痛等现象。如有异常,及时分析原因并协助医生处理。

(6) 预防意外脱管。及时标识、妥善固定引流管,防止过度牵拉,在体外端标记管路插入深度;每班床头交接管路的位置及引流情况;指导患者及其家属配合,对意识障碍、不合作等患者适当约束以预防意外脱管。一旦出现胸部引流管意外脱管,处理程序如下。

引流管与水封瓶连接处意外脱落的处理:①立刻夹闭引流管(张力性气胸除外);②把引流管置入灭菌盐水内引流;③通知医生;④更换并连接新的水封瓶。

引流管意外脱管的处理:①立即用无菌纱布封闭引流口;②通知医生;③必要时,做好重新置管的准备;④密切监测患者的生命体征、血氧饱和度、胸闷、气促等病情变化,发现异常及时报告医生。

(二) 鼻胃(肠)管的风险及防范措施

在线案例 8-5 空肠管堵塞

鼻胃(肠)管包括胃管和空肠管,留置鼻胃(肠)管常用于将食物、营养液、水和药物注入胃肠道或进行胃肠减压治疗。留置鼻胃(肠)管过程中存在意外脱管、反流、鼻胃(肠)管堵塞、机械性损伤等安全隐患。因此,护理人员应严格遵守鼻胃(肠)管护理操作流程,针对留置鼻胃(肠)管存在或潜在的安全隐患,加强安全防范,确保安全护理。

1. 风险因素　参见"胸部引流管"相关内容。

2. 评估风险程度

(1) 意外脱管:通过评估患者意识障碍程度及配合置管的依从性来判断患者意外脱管的风险。格拉斯哥昏迷量表(Glasgow Coma Scale, GCS)评分≤14 分及不配合或不能耐受置管的患者存在意外脱管的高度危险。

（2）反流与肺部感染：常因体位不当、鼻饲输入速度过快而引起食物反流与肺部感染的危险，意识障碍、胃肠功能障碍、鼻胃（肠）管固定不牢、有人工气道的患者存在反流、肺部感染甚至窒息的高度危险。

（3）堵塞管腔：常因胃（肠）管的管径选择不合适，鼻胃管因胃内容物或药物残渣而引起堵塞，空肠管因管径较细、置管较长而存在管腔堵塞的高度危险。

（4）机械性损伤：常因鼻胃（肠）管的质地选择不合适，护士操作不熟练，未掌握置管技巧或反复插管易导致鼻、食管、黏膜损伤的危险；长期留置鼻胃（肠）管者，因需多次置管及长期机械性压迫而存在鼻咽部黏膜损伤的高度危险。

3. 防范措施

（1）加强鼻胃（肠）管插管方法及护理知识的培训。定期培训及考核鼻胃（肠）管插管方法及护理知识，可提高插管成功率。

（2）保持鼻胃（肠）管通畅。①定期检查鼻胃（肠）管有无折叠、扭曲。②每隔 8 小时冲洗管道一次。每次暂停输入营养液时，用 20 mL 温水冲洗管道。③空肠管因管径较细，为避免被药渣堵塞，鼻饲药物均需用纱布过滤后方可注入。④加强交接班，接班时常规冲管一次，确保管路通畅。

（3）规范操作，防止反流。①每次鼻饲前，必须确定鼻胃（肠）管是否在胃或空肠内，必要时应通过 X 线检查确定胃（肠）管的位置。②输注营养液时，头部应抬高 30°角，以防反流。③输注营养液速度不宜过快，必要时使用营养泵均匀泵入。④营养液温度一般为 38 ℃，推荐使用恒温器。

（4）加强巡视。如患者出现恶心、呕吐、腹胀、腹泻等症状,应及时查找原因，并立即通知医生处理。

（5）预防意外脱管。及时做好标识，妥善固定胃（肠）管，防止过度牵拉；每班床头交接应测量鼻胃（肠）管的插入深度及位置；对意识障碍患者适当约束，对不合作及难以耐受置管的患者做好解释与安抚，以预防意外脱管。一旦出现鼻胃（肠）管意外脱管，处理程序为：①协助患者保持平卧位，头偏向一侧，安慰患者和其家属；②立即通知医生；③观察患者的生命体征，尤其是呼吸次数及节律；④必要时重置鼻胃（肠）管；⑤做好护理记录。

（三）留置导尿管的风险及防范措施

1. 风险因素　参见"胸部引流管"相关内容。

2. 评估风险程度

（1）意外脱管：通过评估患者意识障碍程度及置管依从性判断意外脱管的发生风险。

（2）尿路感染：置管时间过长、会阴部不洁都存在尿路感染的危险；插尿管及更换引流袋时不严格执行无菌操作规范则存在尿路感染的高度危险。

（3）尿管堵塞：常因导尿管的粗细不当、尿液浑浊、尿沉渣而引起尿管堵塞。

（4）尿道损伤：插尿管操作不熟练、动作粗暴，尿管在气囊充气状态下意外脱出而致尿道损伤的危险；长期留置导尿管者，因需多次插管或机械压迫而存在尿道损伤的高度危险。

3. 防范措施

（1）保持留置导尿管系统的密闭无菌。引流管与引流袋接头连接紧密，不在引流管上穿刺,以免造成引流液的渗漏及细菌感染。更换引流袋时注意无菌操作,推荐使用抗反流引流袋(可 3～7 天更换一次)。

（2）加强巡视,保持导尿管通畅。①注意倾听患者的主诉并观察尿液情况,发现尿液混浊、沉淀、结晶时应及时处理;②定期检查引流管有无打折、扭曲;③加强病情观察,如患者主诉有尿意,出现膀胱充盈、尿液从尿道口溢出,应及时通知医生,分析导尿管是否通畅;④当血块、脱落的黏膜组织液或其他异物造成尿管堵塞时,及时用生理盐水冲洗,必要时更换尿管。

（3）观察并记录尿液的量及颜色。①正常尿液为淡黄色清亮液体,如出现血性尿或浑浊尿液应及时通知医生;②监测尿量。

（4）预防感染。①引流袋不能高于膀胱位置;②移动患者时应将尿管夹闭,以免搬动时体位改变而使尿液反流;③鼓励患者进食营养丰富的食物,以增强机体抵抗力;④指导患者多饮水,达到膀胱内冲洗目的;⑤保持尿道口清洁,尿道口护理每天 2 次。

（5）预防意外脱管。及时标识、妥善固定尿管,防止过度牵拉,防止患者自行拔管;对意识障碍患者适当约束,患者病情许可时尽早拔管,以防意外脱管。

📖 **拓展阅读 8-3　非计划性拔管**

第三节　手术中的患者安全

🏥 **在线案例 8-6　门诊手术时患者身份识别错误**

手术室是对患者实施手术治疗、检查和抢救工作的重要场所,有着变化快、要求高、流动性大的特点。各手术学科专业化程度的提高也对手术室护理质量提出了高效、高质、高水平的要求。手术是医务人员用医疗器械对患者的身体进行切除、缝合等侵入性的诊断和治疗。建立身份核查及手术安全核查制度,规范手术工作流程,能有效降低操作失误以及其可能带来的安全隐患,确保患者安全。

手术安全核查制度是医疗质量安全的核心制度,是指在麻醉实施前、手术开始前和患者离开手术室前对患者身份、手术部位、手术方式等进行多方参与的核查,以保障患者安全的制度。

一、身份识别错误的风险及防范

（一）风险因素

1. 护士因素　护理人员工作年限少、年轻,缺乏经验、责任心不强、核对意识差等原因未严格执行查对制度导致身份识别错误。

2. 患者因素　患者年龄较大、病情复杂、沟通能力差、疾病相关知识欠缺,依从性差等导致其配合程度较弱。

3. 管理因素　人力资源不足、工作量大、没有形成规范的身份识别制度流程,以及身份识别的人员、方法、内容、时间点等不具体、不规范,缺乏相关知识的培训,导致医护人员对患者身份识别的重视程度不够。

（二）防范措施

1. 规范身份确认过程

（1）确认的时间点:包括转接患者由病区前往手术室时、患者抵达手术室等候区时、患者进入手术间前、手术开始前。

（2）确认的内容和方法:落实使用腕带作为手术患者身份识别标识的制度、手术患者查对制度、交接班制度。工作人员应核对患者的姓名、性别、年龄、住院号、病区、床号、术前诊断、手术部位。为确保核对的准确性,应采用开放式提问的方式引导患者自行叙述床号、姓名,或至少确认上述内容中的一项;意识不清、沟通障碍、危重症及年幼儿童患者等应由家属或陪伴者代为叙述床号、姓名和至少确认上述内容中的一项。

（3）参加确认的人员:包括手术接送人员、手术护士、负责医师、麻醉医师、患者或其家属。

2. 警惕容易出现身份识别错误的患者情况

（1）高危手术:如各专科高难度手术、伴有严重并发症患者的手术、移植手术等。

（2）高危人群:如高度紧张的患者、术前应用镇静剂的患者、意识不清的患者、年幼的儿童及危重症患者等。

二、手术部位识别错误的风险及防范

在线案例 8-7　未标识手术部位致开错术侧

（一）风险因素

1. 人员因素　工作人员专业水平不高、心理素质差、法律意识淡薄和责任心不强、缺乏有效的沟通技巧等因素。

2. 管理因素　规章制度不完善、未明确工作人员各自的责任。

3. 操作流程　手术前、中、后的部位评估、标记及安全核查制度不规范。

（二）防范措施

1. 术前对患者进行充分评估

（1）手术医师术前应对患者情况有充分的了解和评估,制订详细的手术方案,确定手术方式,并将患者信息和手术信息及时、准确、完整地发送到手术室或相关科室。

（2）麻醉科、手术室和相关科室接收到信息后,对患者进行手术/操作前的评估和了解,进行麻醉和手术前访视。做出计划,正确准备手术用仪器、设备、药品、器械、植入物品等。

（3）在病房,手术室工作人员与病房责任护士交接时应核对患者的身份、诊断、手术名称、生命体征、术前用药、手术部位标记、禁食禁饮、术中需要的物品和药品等内容。

（4）在患者等候期间，手术医师、麻醉医师、巡台护士与患者家属核对，核对内容包括患者的身份、诊断、手术名称、生命体征、手术部位标记、禁食禁饮、患者过敏史等。

（5）麻醉前，手术医师、麻醉医师、巡台护士应再次核对患者的身份。

2．实施手术部位标记

（1）需要进行手术部位标记者，包括：①所有涉及双侧手术部位（指有左右侧部位的手术）；②有多重结构的手术部位（如手指、脚趾等多个病灶部位）；③多平面部位手术（如脊柱）；④独一无二的器官，但与正常解剖部位相反；⑤需要穿刺的手术，在穿刺点进行标记。

（2）标记时间：择期手术在术前一日进行部位标记，急诊手术在入手术室前进行标记。

（3）标记工具：蓝色或紫色、消毒后不褪色、对患者皮肤无损伤、不会留下永久痕迹的记号笔。

（4）标记符号：手术部位标记的符号使用单箭头和切口线。

（5）手术部位标记要求必须一目了然，患者家属参与标记的全过程。

（6）手术部位不能标记者，包括：①体表无切口的手术，术者在手术交接卡上注明手术部位或手术名称；②患者或其家属拒绝进行手术部位标记时，术者不得强行执行，可以在病历中用示意图进行标记；③由自然腔道进入人体的内镜手术根据情况进行标记。

3．安全核查

（1）核查时机：麻醉实施前、手术开始前、关闭体腔前、关闭体腔后及离开手术室前。

（2）参与核查的人员：参与手术团队的所有人员。

（3）核查方法：由巡台护士主持，采取开放式提问的方式提问核对的内容，并记录核对的结果、参与人员和核对时间。麻醉医师核对患者信息和麻醉信息，包括麻醉分级、麻醉关注点、患者过敏史；手术医师核对患者的手术信息，包括患者的诊断、手术方式、预计手术时间、预计术中出血量、术中关注点、患者过敏史；器械护士核对手术中物品、器械的情况；团队所有人员必须核对相关内容后方可进行下一步操作。

（4）关闭体腔前须核对患者的身份、手术名称、手术器械和敷料。

（5）患者出手术室前须核对患者皮肤情况、留置管道、手术标本、患者去向、使用过的仪器和设备状况。

（三）管理建议

手术部位错误的发生比较罕见，一旦发生则会造成严重的后果。目前并不缺少具体的保障手术部位正确的工具或推荐做法，也不缺乏先进的管理理念，关键在于实践标准的规范、培训和监测的常态化，以及临床实践的依从性和持久性。

1．科学管理常态化　建立基于质量工具的常态化管理体系，持续深化外科实践标准的精细化监管。通过定期监测手术全流程，覆盖申请审批、排台管理、术前标记核对、围术期核查及术后质量追踪，实施动态督导与风险预警。重点推进两大标准化工程。①手术标记制度优化：开展制度合理性评估，明确标记执行资质要求；规范标记流程，限定在术前一日患者处于清醒状态下完成，实施医患双确认机制；建立标记档案电子化管理，纳入病历质控体系。②安全核查流程再造：制订三级核查标准（麻醉实施前、手术开始前、患者离室前）；明确角色分工，即主刀医师主持核查，麻醉师与器械护士协同执行；推行"唱和式"

核查法,配套异常触发应急预案。该体系形成了"监测—改进—固化"的良性循环,有效保障了手术安全。

2. 临床实践规范化　通过培训与巡视,使员工充分认识到发生手术部位错误的严重性,感受到上级的重视程度,树立防范意识,知道为什么做、怎么做,从而提高实践的依从性与持久性。

3. 安全教育合理化　将手术安全教育培训关口前移至在校教育,使学生在进入临床前即具备防范手术部位错误的意识,对防范措施有正确的认识。同时,合理安排入职前教育及入科教育,避免"无知之错"。

4. 安全文化可视化　公布不良事件上报路径,鼓励上报并定期反馈;表扬或奖励及时中止错误发生的医务人员,公开支持敢于质疑和敢于批评违规行为的人员;公布患者参与安全管理的途径和渠道,鼓励患方参与手术部位确认等。营造并支持正向的安全文化,可以改变组织中不良的态度和行为,从而促进组织持续改进。

三、物品遗留患者体内的风险及防范

在线案例 8-8　术毕清点纱布数目不符致手术延迟结束

手术物品遗留在患者体内一直是全世界困扰患者和医院的问题。海绵、棉球、纱垫、纱布块、缝针、螺钉甚至大的手术器械,遗留在患者体内,导致疼痛增加,伤口愈合延迟、感染,以及增加身体、心理上的折磨。这种危险在急诊手术和体重较高的患者中显著升高。

(一)风险因素

1. 人员因素　手术过程中医生的精力大多放在手术上,而对术中器械容易忽视。

2. 制度因素　没有规范的物品清点制度和相关的应急预案,明确规定清点的责任人、要求、工作流程和注意事项等。手术室器械、物品放置缺乏规范,缺乏各环节的监督。

3. 风险意识　医护人员对术中术后物品清点工作的重要性及安全隐患意识不强,缺乏认真负责的态度。

(二)防范措施

1. 责任人　医疗机构应有物品清点制度和相关的应急预案,明确规定清点的责任人;要求、方法及注意事项等,相关人员应严格遵照执行。

(1)手术清点时机:①第一次清点,即手术开始前;②第二次清点,即关闭体腔前;③第三次清点,即关闭体腔后;④第四次清点,即缝合皮肤后。

(2)手术清点原则:①双人逐项清点原则;②同步唱点原则;③逐项即刻记录原则;④原位清点原则。

2. 器械台　手术室应规范器械台上物品摆放的位置,保持器械台整洁有序。

3. 手术前

(1)巡台护士应检查手术间环境,不得遗留上一台手术患者的任何物品。

(2)器械护士应提前15～30分钟洗手,保证有充足的时间进行物品检查和清点。在手术全过程中,应始终知晓各项物品的数目、位置及使用情况。

(3) 清点时,器械护士与巡台护士须双人查对手术物品的数目及完整性。巡台护士进行记录并复述,洗手护士确认。

4. 手术中

(1) 应减少交接环节:手术进行期间,若患者病情不稳定、抢救或手术处于紧急时刻物品交接不清时,不得交接班。

(2) 手术器械或敷料等物品禁做他用:术中送冰冻检查、病理标本时,禁用纱布包裹标本。台上用过的纱布、棉片、小敷料等应放于台上不得投入地上的敷料盆内。

(3) 未经巡台护士允许,任何人不得将手术物品拿进或拿出手术室。

(4) 医生不应自行拿取台上用物,暂时不用的物品应及时交还给器械护士,不得乱丢或堆在手术区。

(5) 器械护士应及时收回暂时不用的器械。监督手术者及时将钢丝、克氏针等残端、剪出的引流管碎片等物品归还,丢弃物品时应与巡台护士确认。

(6) 手术人员发现物品从手术区域掉落或被污染,应立即告知巡台护士妥善处理。

(7) 手术台上使用的纱布、纱垫必须有 X 射线显影标记。手术台的纱布、纱垫一律不得剪开使用。

5. 手术敷料清点注意事项

(1) 手术切口内应使用带显影标记的敷料。

(2) 清点纱布、纱条、纱垫时应展开,并检查物品的完整性及显影标记。

(3) 手术中所使用的敷料应保留其原始规格,不得切割或做其他任何改型。特殊情况必须剪开时,应及时、准确地记录。

(4) 体腔或深部组织手术中使用有带子的敷料时,带子应暴露在切口外面。

(5) 当切口需要填充治疗性敷料并带离手术室时,主刀医生、洗手护士、巡台护士应共同确认置入敷料的名称和数目,并记录在病历中。

6. 发生器械敷料不符合的应急措施

(1) 一旦发现针、器械、敷料不符,应马上报告手术医师和麻醉医师,暂停一切操作。

(2) 报告护士长,必要时报告医务科,并立即在术野和手术间等所有能遗留物品的地方认真查找,务必查到为止。

(3) 必要时借助 X 射线机。只有确定无异物遗留在伤口内才能缝合伤口。

四、标本错误的风险及防范

在线案例 8-9　手术后病理标本险遗失

(一) 风险因素

1. 护士因素　低年资护士缺乏临床经验、专业知识及技能培训。

2. 标本管理制度不健全　手术人员交接不清,标本固定不及时,标本放置混乱。

3. 风险意识方面　手术室护士对手术病理标本的重要性缺乏认识,责任意识差,缺乏法律意识和自我保护意识,对发生标本错误的严重后果认识不足。

（二）防范措施

1. 标本放置容器错误

（1）医院统一设置标本放置容器,并将各种标本容器选择、采集要求及注意事项打印成表格式,便于护理人员选择正确的容器。

（2）及时核对标本容器是否发放,正确指导患者及其家属规范留取标本于容器内,并及时送到指定的地点,以保证标本质量与送检合格率。

（3）各类标本应区分运送容器,注意容器的密闭性、安全性。运送途中应妥善放置,防止标本被污染、破坏、变质、丢失及混淆。

2. 标本贴标签错误

（1）定期进行专业知识培训及演练。加强科室之间交流与合作,严格执行登记制度,责任到个人。

（2）术中指定专职人员负责标本固定装并填写信息,指定一人协助并监督,避免标本丢失、混乱或信息填写不准确。病理标本申请单要做到术前填写,术后完善、补充、纠正,并指定专门人员负责检查是否填写完整、准确。

（3）规定用圆珠笔填写,不允许病理单上有涂改或墨汁、血液、体液污染等情况。同一手术的不同标本应在病理单上分别标记标本序号,且保证病理单上的标本序号与标本袋上的序号相对应。

（4）对标本袋的标签信息制订统一标准,不能漏填、错填,做到一人填写、一人监督、一人核查。病理标本送检前由指定的人员对标本所有资料进行检查,确保标本信息的完整和准确。

3. 标本丢失

（1）加强责任和安全教育,增强法律意识。树立"以患者为中心"、全心全意为患者服务的理念,减少医疗纠纷,提高护理质量。

（2）规范病理标本送检流程。器械护士必须妥善保管术中的病理标本,不得随意丢弃,术后与医生核对标本后放入标本容器内,并用 10% 的甲醛液或 95% 的乙醇固定标本。标本袋要标注清楚,与病理申请单一起放入专用柜并上锁保管,正确填写病理标本登记本。

（3）完善病理标本管理制度。妥善保管术中标本,病理标本设专人管理,每个科室配备一个专柜并上锁保管。管理人员应每天上午和下午进行核对,核对无误后与病理科进行交接并双方签字。

（4）建立标本丢失的应急流程。一旦发生标本丢失,应积极采取有效措施进行查找,将给患者造成的损失降到最小。如果找不到标本,应以不良事件向上级相关部门汇报,医院质量监控部门进行系统检查,分析原因并进行整改,做到警钟长鸣,防患于未然。

（彭彩虹）

第九章 临床护理中的患者安全

【素质目标】培养护士对患者的关怀与同理心,强化护士对患者安全的责任意识,提高敬业精神;培养护士良好的团队合作意识和沟通能力,促进医疗团队间的协作,共同维护患者安全。

【知识目标】能掌握危重症患者院内转运中常见风险;能理解压力性损伤和跌倒/坠床等的护理风险评估和预防措施;能理解患者安全管理系统中的管理屏障和物理屏障;能了解急症患者病情分诊的依据。

【能力目标】能够进行患者安全风险评估,制订相应的安全管理计划,减少患者发生意外事件的可能性;具备应对突发情况的能力,包括心肺复苏、急救措施等,保障患者在紧急情况下的安全;能够参与医疗质量改进工作,监测患者安全相关指标,提高护理质量和患者安全水平。

微课 临床护理中的患者安全

情景案例

误调微量泵泵注速度致生长抑素输注超量

发生经过:15:00 白班护士遵医嘱予患儿 0.9% 氯化钠注射液 50 ml+奥曲肽 0.4 mg 静脉输液,医嘱要求维持 24 小时,护士计算微量注射泵输注速度应为 2.08 ml/h,准备调节泵速为 2.1 ml/h,但误调为 21 ml/h,未再次查对便启动注射泵。15:10 该护士巡视时发现患儿泵速为 21 ml/h,立即调节为 2.1 ml/h,并请另一名护士核对,无误后再次启动注射泵。

处理过程:立即汇报医生,医生查看患儿后,嘱继续观察。观察期间患儿未发生不良反应,持续心电监护显示生命体征平稳。

请思考:

1. 该护理不良事件发生的原因有哪些?

2. 护士在进行静脉治疗时,应该如何落实查对制度?

第一节　临床护理中的风险防范

随着医学科技的发展和医疗体制改革的深入,医疗风险已经成为医疗卫生系统一个不可回避的事实。医疗风险不仅会对患者的身体健康造成严重的影响,也给医疗机构和医务工作者的正常工作和医学学科的发展造成消极的影响。护理活动中难免会有风险存在,导致风险事件发生的因素也较复杂。因此,我们应该提高风险防范意识,对临床护理风险的种类、分布特征、发生机制以及潜在因素进行及时、正确的分析,采取相应的应对措施,使患者的医疗和护理安全得到保障。

一、门诊患者的风险防范

门诊作为医院患者流动量最大、病种聚集较为繁多的地方,在候诊候检过程中也容易发生突发意外事件,而常常面临一定的风险。护理安全是门诊护理工作中最为关键的一步,可谓是重中之重。

(一)医院诊疗环境的风险防范措施

门诊患者流动量大,人员集中、环境混杂、噪声等问题不容忽视。若人体长期暴露于90 db的环境噪声中,会导致交感神经亢奋,容易造成烦躁、血压升高等现象,存在一定风险。

具体防范措施如下:

(1)优化就诊流程,实现动态化管理,为患者提供方便而快捷的服务。医院开通现场、网上和电话等专门预约挂号及诊间结算服务,力争使患者分散就诊、节省候诊时间,缩短患者在门诊滞留的时间。配备并完善门诊设施,做好安全防范,为各类人群就诊提供方便。

(2)诊疗环境的安全管理,各区域有醒目的标识,保持公共区域地面干燥,防止意外跌倒等。

(二)意外突发事件的风险防范措施

有高危风险的患者未选择急诊科,而是到普通门诊就诊,因等候时间长、来回走动,导致体力透支,在门诊可能会出现生命体征变化或疾病危象,如突发急性心肌梗死、脑动脉瘤破裂出血、抽搐、跌倒、低血糖、药物变态反应、猝死等意外事件。

具体防范措施如下:

(1)加强培训,提高医护人员对门诊安全教育的重视程度。如定期组织护理安全知识讲座、专业知识培训、考核等。

(2)组织医护人员学习护理相关安全管理条例、医疗事故应急预案与处理条例等法律知识;提高门诊护理人员的安全识别及应急处理能力。

(3)合理分工,层层把关,提高门诊护理安全。在门诊护理的高峰期,实施弹性排班制度,保证高峰期人员充足,从而确保护理的质量与安全。对门诊护理工作中的抢救、输液、换药处理等关键环节,做到管理规范、责任到人、层层把关,以保证各重点环节质量安全。有针对性地做好门诊高风险科室的应急预案和防范措施;有预见性地做好候诊、候检过程中可能发生病情变化的高风险患者的评估;定期组织医护人员做好应急预案演练,提高抢救的成功率。

(4)建立门诊护理安全管理制度,设立护理质控小组,对异常问题及时汇报和处理。定期对门诊护理质量进行考核,对考核结果进行分析、探讨并提出相应的整改措施。

(三)传染性疾病的风险防范措施

门诊患者多、病种复杂,如各类传染性疾病早期、未明确诊断或部分患者故意隐瞒病情,如果防护措施落实不到位,易导致传染性疾病的扩散、蔓延。

具体防范措施如下:

(1)预检分诊:凡发热患者或疑似传染病患者,分送到感染性疾病科就诊。门诊医生应具备传染病防治知识,在接诊过程中要进行传染病预检,早期发现可疑的传染病患者,经预检为传染病或疑似传染病的患者应及时转至感染科就诊。

(2)发热患者的处理:护士在接诊过程中,对体温超过38℃,伴有呼吸道症状的急性呼吸道发热患者,为其提供一次性医用口罩,避免交叉感染,然后由导诊人员护送至发热门诊就诊。

二、急症患者的风险防范

急诊科护理工作的特点是工作量大、涉及面广、风险性强、涉及暴力事件多。急诊科患者病情危重、复杂、变化快、病死率高,加之患者家属对突发事件难以接受,对病情变化难以理解,易发生各种纠纷。急危重症患者院内转运频率相对更高,存在诸多医疗安全隐患,转运的难度和风险更大,是目前急诊科工作的难点之一。对急危重症患者的抢救不仅反映了急诊科服务质量的好坏,更重要的是关系到患者的生命安危,是衡量一所医院护理人员业务素质和管理水平的一个重要标准,尤其是针对重大突发公共卫生事件应急处理方面存在发生不良事件的风险。

(一)患者病情诊治延误的风险防范措施

确保急症患者得到及时救治,准确及时的预检分诊是关键。急诊分诊护士应具有科学的分诊思维,在限定时间内快速分析、综合判断、迅速接诊,并正确分流急症患者,确保急症患者就诊流程的顺畅和安全。急诊预检分诊分级标准如表9-1所示。

表9-1 急诊预检分诊分级标准(2018年版)

级别	患者特征	级别描述	指标维度		响应程序	标识颜色
			客观评估指标	人工评定指标		
Ⅰ级	急危	正在或即将发生的生命威胁或病情恶化,需要立即进行积	心率>180次/分或<40次/分;收缩压<70 mmHg或急性血压降低,较平素血压低30~	心搏/呼吸停止或节律不稳定;气道不能维持;休克;明确心肌梗死;急性意识障碍/无反应或仅有疼痛刺激反应(GCS<9分);癫痫呈持续状	立即进行评估和救治,安排患者进入复苏区	红色

（续表）

级别	患者特征	级别描述	指标维度		响应程序	标识颜色
			客观评估指标	人工评定指标		
		极干预	60 mmHg；SpO_2＜80％且呼吸急促（经吸氧不能改善，既往无 COPD 病史）；腋温＞41℃；POCT 指标：血糖＜3.33 mmol/L；血钾＞7.0 mmol/L	态；复合伤（需要快速团队应对）；急性药物过量；严重的精神行为异常，正在进行自伤或他伤的行为，须立即药物控制者；严重休克的儿童/婴儿；小儿惊厥等		
Ⅱ级	急重	病情危重或迅速恶化，如短时间内不能进行治疗则危及生命或造成严重的器官功能衰竭；或者短时间内进行治疗可对预后产生重大影响，如溶栓、解毒等	心率 150～180 次/分或 40～50 次/分；收缩压＞200 mmHg 或 70～80 mmHg；SpO_2 为 80％～90％且呼吸急促（经吸氧不能改善）；发热伴粒细胞减少；POCT 指标：ECG 提示急性心肌梗死	气道风险：严重呼吸困难/气道不能保护；循环障得，皮肤呈现湿冷花斑，灌注差/怀疑脓毒症；昏睡（强烈刺激下有防御反应）；急性脑卒中；类似心脏因素的胸痛；不明原因的严重疼痛伴大汗（脐以上）；胸腹疼痛，已有证据表明或高度怀疑以下疾病：急性心肌梗死、急性肺栓塞、主动脉夹层、主动脉瘤、急性心肌炎/心包炎、心包积液、异位妊娠、消化道穿孔、睾丸扭转；所有原因所致严重疼痛（7～10 分）；活动性或严重失血；严重的局部创伤，如大的骨折、截肢；过量接触或摄入药物、毒物、化学物质、放射物质等；严重的精神行为异常（暴力或攻击），直接威胁自身或他人，需要被约束	立即监护生命体征，10分钟内获得救治，安排患者进入抢救区	橙色
Ⅲ级	急症	存在潜在的生命威胁，如短时间内不进行干预，病情可进展至威胁生命或产生十分不利的结局	心率 100～150 次/分或 50～55 次/分；收缩压 180～200 mmHg 或 80～90 mmHg；SpO_2 为 90％～94％且呼吸急促（经吸氧不能改善）	急性哮喘，但血压、脉搏稳定；嗜睡（可唤醒，无刺激情况下转入睡眠）；间断癫痫发作；中等程度的非心源性胸痛；中等程度或年龄＞65 岁无高危因素的腹痛；任何原因出现的中重度疼痛，需要止痛（4～6分）；任何原因导致的中度失血；头外伤；中等程度外伤，肢体感觉运动异常；持续呕吐/脱水；精神行为异常：有自残风险/急性精神错乱或思维混乱/焦虑/抑郁/潜在的攻击性；病情稳定的新生儿	优先诊治，安排患者在优先诊疗区候诊，30分钟内接诊；若候诊时间＞30分钟，需再次评估	黄色

(续表)

级别	患者特征	级别描述	指标维度		响应程序	标识颜色
			客观评估指标	人工评定指标		
Ⅳ级	亚急症	存在潜在的严重性,如患者在一定时间内没有给予治疗,患者情况可能会恶化或出现不利的结局;症状将会加重或持续时间延长	生命体征平稳	吸入异物,无呼吸困难;吞咽困难,无呼吸困难;呕吐或腹泻,无脱水;中等程度疼痛,有一些危险特征;无肋骨疼痛或呼吸困难的胸部损伤;非特异性轻度腹痛;轻微出血;轻微头部损伤,无意识丧失;小的肢体创伤,生命体征正常,轻中度疼痛;关节热胀,轻度肿痛;精神行为异常,但对自身或他人无直接威胁	顺序就诊,60分钟内得到接诊;若候诊时间>60分钟,需再次评估	绿色
	非急症	慢性或非常轻微的症状,即便等待一段时间再进行治疗也不会对结局产生大的影响	生命体征平稳	病情稳定,症状轻微;低危病史且目前无症状或症状轻微;无危险特征的微疼痛;微小伤口;不需要缝合的小擦伤、裂伤;熟悉的有慢性症状或轻微精神行为异常的患者;稳定恢复期或无症状患者复诊/仅开药;仅开具医疗证明	顺序就诊,除非病情变化,否则候诊时间较长(2~4小时);若候诊时间>4小时,可再次评估	

注:患者级别以其中任一最高级别指标确定;1 mmHg=0.133 kPa

(二)医护人员的风险防范措施

(1)完善和健全急诊科多种风险防控管理制度,如护士交接班制度、分级护理制度、查对制度、危重患者转运制度、抢救工作制度、护理查房制度、护理文书书写管理制度、抢救物品管理制度、消毒隔离制度、危急值报告制度等。

(2)合理配备急诊人力资源,如成立院内急诊急救的应急队员,定期强化培训,以提高应对突发事件的能力;培养急诊专科护士,以提高急救能力和整体护理水平。

(3)提高护理人员专业技术水平,如做好"三基"培训,以提高急诊医护人员的专业技术水平和反应能力,使之在急诊抢救中临急不乱,具备娴熟的急诊急救的操作技能。

(三)转运过程的风险防范措施

在线案例9-1 危重症患者转运途中出现病情变化

转运不良不仅不利于患者循环和呼吸功能的稳定,直接影响患者的预后,甚至危及患者的生命安全。急危重症患者转运前对患者病情及风险相关因素的客观评估均是控制转运风险的首要环节。充分做好必要的转运前准备、转运中监护以及严格的转运交接手续,为抢救患者争取时间,提高医疗护理质量,减轻患者痛苦。

（1）制订各种应急预案并定期演练，以提高应急能力，保障患者安全。

（2）实施院内安全转运措施。①在转运前，评估患者病情及转运过程中可能出现的病情变化，携带所需抢救药品和器械，并保证处于完备状态。选择正确的转运方法和途径，妥善安置各种管道；危重症患者由医生、护士共同护送。②在转运过程中密切观察患者的生命体征变化，保持支持生命体征的医疗设备的有效性，如简易呼吸气囊、供氧装置、静脉注射泵等；保证各种管路通畅、固定牢固，输液或输血时严防空气进入，防范院内转运过程中的风险（表9-2）。③完善转运交接。应与转入病房护士交代患者相关情况，如病情、转运中情况、目前状况、所接受的治疗、剩余药品（血液）、医疗物品等，建立转运交接单，并在交接单上双方签字；遵循口头交接、书面交接（病历书写记录清楚）和现场交接（床边交接）相结合的原则。

表 9-2　院内转运过程中的风险

心血管系统风险	呼吸系统风险	其他风险
低血压	低氧血症	跌倒
高血压	呼吸性酸中毒	坠床
高血压危象	呼吸性碱中毒	管路滑脱
新的心律失常	气道梗阻	意外拔管
心搏骤停	呼吸抑制	

（四）应对突发公共卫生事件能力不足的风险防范措施

突发公共卫生事件（emergency public health event）是指突然发生的、造成或可能造成社会公众健康受到严重危害的重大传染病疫情、群体性不明原因的疾病、重大食物和职业中毒，以及其他严重影响公众健康的事件。突发灾害性事件包括地震、洪水、重大交通事故、飞行事故、重大社会治安事件等。健全应对突发公共卫生事件的应急预案和流程如下：

1. 成立院内应急指挥中心和应急队　保证所有成员通信联络畅通，明确各级人员岗位职责，定期组织应急培训并进行实战演习，提高应急水平；建立突发群体事件上报程序。

2. 启动应急预案　①迅速评估事件受伤人数和本单位接诊能力，立即向上级主管领导及相关科室报告，通知应急队员。②启动三级预案，应急队员严格执行各岗位职责，检伤人员对伤病员进行检伤分类（黑色：死亡；红色：危重伤；黄色：重伤；绿色：轻伤），医护人员根据分类标识给予诊治及处置，主动参加抢救；要服从统一安排，各病房接到通知后，迅速做好接收患者的一切准备工作。③指挥人员做好急救人员、信息、设备、物资等多部门的沟通协调工作，保证抢救工作的有序开展。④根据需要及应急规模，启动人员紧急替代程序，调动一、二、三梯队人员。

三、住院患者的风险防范

在线案例 9-2　意外拔管

住院患者的不良事件中发生率较高的是各类导管的非计划性拔管、跌倒或坠床、错误用药、压力性损伤、医源性感染等。这些不良事件不仅增加患者痛苦、延长住院时间、增加住院费用，甚至威胁生命。因此，医疗机构应把预防和控制住院患者非计划性拔管、跌倒/坠床、压力性损伤风险管理纳入患者安全和持续护理质量改进的敏感指标加以监控。

(一) 非计划性拔管的风险防范措施

1. 建立导管评估制度，预防非计划性拔管

(1) 根据各类导管的风险进行分类管理，高危导管使用红色标识，每4小时评估一次；中危导管使用蓝色标识，每班次评估一次；低危导管使用绿色标识，每天评估一次。

(2) 加强对置导管患者的风险评估，包括年龄，意识状态，心理状态，耐受状况，导管的位置、深度、固定情况，既往有无自行拔管经历等。根据评估风险加强病情观察和措施落实。

2. 护理过程中注意导管妥善固定与维护

(1) 护理人员定时巡视病房，观察各种管道的衔接是否紧密，预防扭曲、受压，保持管道通畅、妥善固定，做好安全防范，每班严格交接与记录。对于谵妄、躁动以及明显不耐受的患者必要时使用约束带或遵医嘱使用镇静剂。

(2) 将危重症患者以及儿童、老年及意识障碍患者纳入非计划性拔管护理不良事件发生的高危人群，予以重点看护。

(3) 做好健康宣教，注意保护好重要导管。

(二) 跌倒/坠床的风险防范措施

在线案例 9-3　住院期间患者发生跌倒

1. 提供安全的住院环境　包括功能良好的床单元及设施、活动区域无障碍物、地面干燥防滑等。

2. 采取针对性预防措施　在判定跌倒风险等级的同时，根据评估确定的风险因素采取有针对性的预防措施。

3. 动态评估，及时调整预防措施　对跌倒风险因素及风险级别进行动态评估，及时调整预防措施。①评估时机：在患者入院时、转科时，均应进行跌倒风险评估。如住院期间出现病情变化、使用高跌倒风险药物、跌倒后、跌倒高风险患者出院前，均应再次评估。②根据跌倒风险临床判定法，分为低风险、中风险和高风险(表9-3)；当患者不符合表9-3中任何条目时，宜使用Morse跌倒风险评估量表进行评估，根据总分判定为低风险、中风险、高风险(表9-4)。

表9-3　跌倒风险临床判定法

跌倒风险等级	患 者 情 况
跌倒低风险	昏迷或完全瘫痪
跌倒中风险	存在以下情况之一： ● 过去24小时内曾有手术镇静史； ● 使用2种及以上高跌倒风险药物

（续表）

跌倒风险等级	患 者 情 况
跌倒高风险	存在以下情况之一： ● 年龄≥80 岁； ● 住院前 6 个月内有 2 次及以上跌倒经历，或此次住院期间有跌倒经历； ● 存在步态不稳、下肢关节和/或肌肉疼痛、视力障碍等； ● 6 小时内使用过镇静镇痛、安眠药物

表 9-4　Morse 跌倒风险评估量表

项 目	评分标准	分值
跌倒史	无	0
	有	25
超过一个疾病诊断	无	0
	有	15
使用助行器具	没有需要/卧床休息/坐轮椅/护士帮助	0
	拐杖/手杖/助行器	15
	依扶家具	30
静脉输液	否	0
	是	20
步态	正常/卧床休息/轮椅	0
	虚弱	10
	受损	20
精神状态	正确评估自我能力	0
	高估/忘记限制	15

注：<25 分为跌倒低风险，25~45 分为跌倒中风险，>45 分为跌倒高风险。

4. 健康教育　对患者和/或照护者进行预防跌倒的健康教育，并鼓励他们主动参与预防措施的制订与实施。

（1）跌倒低风险患者：①在床边、就餐区、卫生间、盥洗间等跌倒高危区域及腕带上放置防跌倒警示标识；②将日常用物、呼叫铃放在患者方便取用的位置；③减少跌倒风险的因素，如协助肌力、平衡及步态功能训练改善步态不稳；④使用带轮子的床、轮椅等器具时，静态时应锁定轮锁，转运时应使用安全带或护栏。

（2）跌倒中风险患者：①执行跌倒低风险的预防措施；②确定患者需要照护的程度，按实施要求提供护理；③告知患者离床活动时应有他人陪同。

（3）跌倒高风险患者：①应执行跌倒低、中风险的预防措施；②有专人 24 小时看护，保持患者在照护者的视线范围内；③每班床边交接跌倒风险因素及跌倒预防措施的执行情况。

（4）患者发生跌倒/坠床的急救措施：①立即奔赴现场，同时通知医生；②测量生命体征，判断患者的意识；③医师到场后，协助医师进行积极的检查、抢救和治疗；④在病情允许的情况下，将患者移至床上或抢救室；⑤遵医嘱进行必要的检查及治疗；⑥向上级领导汇报；⑦协助医师通知患者家属；⑧认真记录患者跌倒/坠床的经过及抢救过程。

(5) 健康教育：①对于评估风险≥25分的患者及其家属，反复多次强化防止跌倒/坠床的重要性及方法，并督促其积极配合；②对服用特殊药物的患者，应观察用药后的不良反应，随时评估病情变化，必要时进行针对性治疗；③病区内营造预防跌倒/坠床的安全文化氛围，与多种形式的健康教育相结合。

(6) 对院内发生的跌倒/坠床及时上报：针对发生的跌倒/坠床案例进行总结分析，制订持续改进措施。

(三) 有压力性损伤的风险防范措施

在线案例9-4　住院期间发生压力性损伤

1. **压力性损伤风险评估**　护士可通过对患者发生压力性损伤的风险因素进行定性和定量的综合评估，判断其发生压力性损伤的危险程度。筛查易发生压力性损伤的高危人群，根据评估结果制订有效的预防措施，减少或消除压力性损伤发生的风险因素，降低压力性损伤预防护理工作的盲目性和被动性，提高压力性损伤预防护理工作的有效性。

最常用的压力性损伤发生风险因素评估量表有3种，分别为Braden、Norton、Waterlow。风险评估工具提供了指导压力性损伤风险评估的结构，根据对个人医疗状况和病史的临床判断来解释特定个人的风险暴露程度。

Braden危险因素评估量表是目前国内外预测压力性损伤发生的常用方法量表之一，对压力性损伤高危人群具有较好的预测效果，且评估方法简便、易行。该量表主要从患者的感觉、潮湿度、活动度、移动能力、营养摄入、摩擦力和剪切力6个方面进行评估，总分值6~23分。15~16分：低风险；13~14分：中风险；10~12分：高风险；≤9分：极高风险。

2. **压力性损伤的预防措施**　关键在于加强管理，实施标准化预防，根据患者的具体风险因素，进行个体化调整。

(1) 重视评估：积极开展评估是预防压力性损伤的关键。通过评估，了解压力性损伤发生的风险因素和易患部位。

(2) 支撑面：使用适当的压力再分布支撑面，根据患者需求的变化进行重新评估。

(3) 保持活动：应用翻身/变换体位时间表，促进/鼓励患者自行身体活动，必要时请职业治疗师/理疗师会诊。

(4) 失禁与潮湿：确保对失禁、汗液或渗出物进行适当处理，并结构化护理流程以保持皮肤的完整性。

(5) 营养与水化：良好的膳食是改善患者营养及促进创面愈合的重要条件，鼓励患者规律饮食，并在必要时给予患者辅助；如有需要，可请营养师会诊。

(6) 健康教育：给予患者安慰、鼓励、加强心理支持；告知患者及其家属导致压力性损伤发生的风险因素，预防和治疗压力性损伤的措施等，使其积极配合。

3. **及时上报并落实护理整改措施**　对院内发生的压力性损伤及时上报，分析院内压力性损伤发生的趋势、特征及其影响因素，落实持续性护理改进措施，降低院内压力性损伤的发生率。

四、危重症患者的风险防范

危重症患者是指病情危急、生命体征不稳定、需要紧急救治的患者。危重症患者的病情变化迅速,护士敏锐的观察力和应急能力是抢救成功的关键。在医疗过程中,危重症患者的安全问题尤为重要。因此,对危重症患者进行风险评估,并采取相应的安全防范措施,是保证危重症患者护理安全,减少护理不良事件发生的有效措施。

(一)护理风险管理制度不完善的风险防范措施

1. 建立健全危重患者风险管理制度　如制订《危重症患者救助制度》《危重症患者检查和转院制度》《危重症患者翻身的风险防范》《预防烫伤、跌倒/坠床应急预案》等;组织护士学习各种制度和预案,并结合情景模拟训练,有效地防范风险。

2. 正确实施治疗护理措施　①严格执行医嘱查对制度,保证医嘱执行准确,遇有疑问的医嘱应及时与医生沟通。②与意识清醒患者做好沟通,取得配合;对烦躁、意识不清等患者,必要时妥善使用约束装置,保障护理安全。③需谨慎对待高风险护理操作,对可能发生的风险事先做好风险防范的应急预案。④仪器设备专人管理,每日进行性能检查,定期维修,并建立保养维修手册。使用仪器设备进行治疗和监测时,注意观察参数的同时还应进行综合评估。⑤严格执行交接班制度,对患者的病情变化和已实施的治疗护理措施需客观、及时、清晰、详细、准确地记录在护理记录单上,以便连续性评估患者的病情和治疗护理措施的有效性。

(二)院内感染的风险防范措施

1. 环境方面　保持病室清洁、空气流通,每日空气消毒 2 次;垃圾分类放置密闭转运;严格执行家属探视制度。

2. 医护人员方面　①提高医务人员手卫生的依从性。②医务人员应严格执行诊疗和护理操作规程,操作完毕后所有的仪器和设备应严格执行清洁、消毒、灭菌处理规范。③严重感染及特殊感染等患者应相对隔离,减少交叉感染机会;用物的处理必须保证双层黄色垃圾袋双扎口密闭,标识醒目,无害化集中处理。④加强医护人员的职业防护,减少职业暴露。⑤定期进行院内感染监测,做好消毒隔离工作。

(三)非计划性拔管的风险防范措施

相关内容参见"住院患者的非计划性拔管风险防范措施"。

(四)误吸的风险防范措施

1. 评估　做好误吸风险的评估。

2. 识别　根据评估结果识别出误吸的风险。

3. 调整　针对误吸的风险因素,与医生、康复小组及家属沟通,共同制订预防措施,并动态调整。

(1)吞咽障碍导致误吸的预防:协助流涎的卧床老年人侧卧或头偏向一侧,流涎多者应及时清除。进食后应检查口腔有无食物残留。指导老年人进行改善吞咽功能的日常锻炼,包括练习发声、说话、唱歌等。指导老年人进行提高吞咽功能的康复训练。

（2）咳嗽能力减弱导致误吸的预防：采取叩背、体位引流等方法帮助咳嗽能力减弱的老年人保持气道通畅。在进食前或更换体位前清除口咽和气道中的分泌物。进食中及进食后 30 分钟内不宜更换体位和气道吸引。气道吸引时宜浅吸引，指导老年人进行呼吸肌训练。

（3）胃食管反流导致误吸的预防：指导有胃食管反流的老年人进食后保持直立位或餐后散步，在睡前 2～3 小时内避免进食，睡眠时抬高床头 15°～20°角，可左侧卧位。宜为有胃食管反流的老年人选择经空肠管营养。注意经胃管喂养的速度、频次、量。指导肥胖或超重老年人减重。

（4）口腔问题导致误吸的预防：指导或协助老年人每日至少进行 2 次口腔清洁，进食后及时清洁口腔。为有吞咽障碍的老年人选择负压式口护牙刷。为口腔干燥的老年人应用口腔保湿凝胶。

（5）不良进食导致误吸的预防：鼓励老年人自主进食。喂食时，喂养者应与老人保持视线平行。指导老年人交替进食流质和固体食物，多次吞咽。控制进食总量，少量多餐，避免短时间内大量进食。进食过程中如出现呛咳、声音嘶哑、气促、基础血氧饱和度下降≥5％等情况时，应立即暂停进食。出现呕吐时，协助老人坐起；如病情不允许可协助其侧卧位或仰卧头侧位。

（6）治疗相关因素导致误吸的预防：尽可能减少使用或停用引起意识水平降低、吞咽功能下降、口咽干燥的药物和治疗措施。可使用药物改善唾液分泌、吞咽反射能力。

（五）院内转运的风险防范措施

1. 评估　责任护士与主管医师共同评估转运的可行性。评估内容包括患者的生命体征、呼吸道管理、用药情况、转运途中可能出现的安全隐患等。

2. 应急处理　负责转运的人员应有较强的责任心、准确的判断力，并具有独立工作和应急处理问题的能力。

3. 选择合适的转运工具　最好采用整床转运，避免因搬运造成管道脱出，甚至加重病情。

4. 准备充分　如果患者在转运前生命体征不平稳，而又必须转运，应有主管医师陪同，并做好充分准备，如急救药品、仪器等。医护人员应将转运途中的风险告知家属，告知患者转运相关事宜，取得患者及其家属的同意和配合，才能实施转运。

（1）与接收部门（或科室）交流，告知目前的主要病情以及需要准备的仪器和设备，如呼吸机、监护仪、吸痰器等，确保接收科室做好充分准备。

（2）检查各种管道是否通畅，连接是否紧密，并妥善固定，防止管道扭曲、滑脱，清空尿袋，检查各种在转运中要应用仪器的蓄电池情况，保证电量充足。

（3）保持患者气道通畅，备好简易呼吸气囊。

（4）转运途中，注意观察患者的胸廓起伏、神志、面色、有无躁动、气管插管与呼吸器的连接是否完好，避免各种引流管脱管、堵管；密切观察患者的心率、血压、血氧饱和度等情况，做好应急处理的准备；如患者生命体征出现异常应及时处理。

（5）做好交接。①口头交接：交接双方护士在患者床边，通过腕带、病历等共同确认患者的身份。②书面交接：床边交接后，接方护士认真查看危重症患者转科交接记录单，以了解病情。最后，由双方护士共同填写转科交接记录单，给双方确认无误后应签全名和时间。

（6）做好风险告知及护理记录。医护人员应加强与患者、家属的沟通，把转运过程中的风险告知患者及家属，使家属有思想准备，以建立医患互动、风险共担的新型医患关系，减少医疗护理纠纷的发生。

第二节　护理安全质量改进

在线案例9-5　鼻肠管固定不规范致患者转运中非计划拔管

一、患者安全管理系统

患者安全管理系统是指在医疗护理过程中采取的一系列安全管理措施，预防不良事件的发生，保护患者在就医过程中免受伤害的管理体系的总称。各医疗机构以连续保护层的形式设计多个防卫层，从而防范或减少不良事件的发生。安全管理系统由管理屏障和物理屏障两个部分组成。在患者安全管理系统中，无论是管理屏障还是物理屏障，都彰显了临床一线各级护理人员的专业判断力和循证护理能力，在解决患者现存或潜在的护理安全问题中发挥着作用。

（一）管理屏障

许多发达国家均设有患者安全管理机构，如美国建立了国家患者安全基金会、美国健康照护风险管理协会、国家质量论坛等，其机构完善且职责分明；英国也较早成立了国家患者安全机构；澳大利亚为了监督医院和医护人员，降低患者安全事故的发生率，成立了医疗安全与质量委员会。目前我国尚未专项设立患者安全的专职机构，主要通过设立护理安全质量小组或患者安全管理网络，建立护理安全路径与应急处理流程等，以及时发现和消除安全隐患，保证患者的安全管理。

管理屏障（management barrier）主要包括完善的护理安全管理制度、各级护理人员安全护理培训体系、完善的护理安全管理网络，以及发生不良事件后的补救流程等。

1. 护理安全管理制度　该制度的缺失、不健全、不完善是护理不良事件发生的重要原因之一。完善护理安全管理制度是每一位护理管理者的重要职责。护理管理者应从护理工作的内容、性质出发，在结合分析本单位护理不良事件的基础上，从管理者的角度去规范护理行为或护理流程，即完善管理制度。例如，查对制度、交接班制度、高警示药品管理制度、手术部位标识制度、手术安全核查制度等。

2. 护理安全管理体系　实行三级护理安全管理体系，即医院、护理部、护理单元。从医院护理部层面应首先抓好基层护理单元护士长、带教老师、质控护士等核心人员的培训；护士长应抓好本病区不同层级人员的培训，包括实习和进修人员、低年资护士和轮岗人员、辅助护理人员(包括陪检和清洁卫生人员)、患者及其陪护人员等。

3. **护理安全管理网络** 护理安全管理工作是护理质量控制的重要组成部分,完善的安全管理网络是确保护理安全的组织保障;各级医疗机构应建有以护理部主任(或分管护理工作副院长)担任安全管理监控网络中心主任,各科室安全员为骨干成员,全体护理人员人人参与的护理安全监控网络。护理部重点培训、抓好各科室网络安全员工作,各护理单元网络安全员负责收集、传递全院患者安全信息,协助查找、分析护理不良事件的发生原因。完善的护理安全管理网络可有效地对全院患者的安全实行监控。

4. **不良事件补救流程** 目前,多数医疗机构建立并实施三级补救制度取得了很好的效果。三级补救制度是指护理不良事件一旦发生,当事人和(或)医疗机构应以最短的时间、最小的范围、最有效的方法为患者采取补救措施,以减少事件对患者、医院及护士造成的伤害。

(1)一级补救:通常由护士直接执行,主要针对未对患者治疗及健康状况造成实质性影响的不良事件,如及时终止用药错误、给予氧气吸入支持、强化生命体征监护等护士可立即采取的干预措施等。

(2)二级补救:通常由护士、医生、护士长或科主任协助完成,针对一级补救措施未达到的预期效果,需要医师采取相应的药物治疗等措施。

(3)三级补救:针对较严重的护理不良事件或患者及其家属要求高,不满情绪明显,对已经提供的补救不满意等,需要院领导的支持和授权解决。根据补救人员的不同及事件发生的先后,三级补救又称为现场自救、现场他救及事后补救。

(二)物理屏障

护理安全管理的物理屏障(physical barrier)又称实体屏障,主要包括:高警示药品的设障管理、高危区域警示标识的目视管理以及特殊治疗护理活动过程中预警及报警系统装置的设计与应用等。

1. **高警示药品的设障管理** 高警示药品指一旦使用不当发生用药错误,会对患者造成严重伤害甚至会危及其生命的药品。为了确保患者用药安全,应加大护理人员获取高警示药品时的难度,提醒护理人员在使用过程中更为谨慎、警惕,减少用药错误,在管理上人为设置障碍,故称"设障"管理。如对肌松药、麻醉药品上锁,应班班交接等。除此之外,各临床科室根据本科室常用高警示药品制订使用注意事项,如药品的主要用途、常用剂量、给药途径、常用方法、观察要点、输注速度、配伍禁忌等。在静脉输注时,床旁悬挂警示牌提示各班次护理人员注意观察巡视等。

2. **警示标识的目视管理** 为了提示护理人员在工作中注意查对、警惕护理不良事件的发生,人们利用各种醒目的颜色做成标识,达到目视管理的目的。例如,临床上根据各种导管的危险度将导管分为高危、中危、低危三类导管,在导管外壁贴上红、蓝、绿3种不同颜色的标识贴。红色标识贴提示此类导管系高危导管,应妥善固定,加强巡视;同时需做好患者和家属的宣教,严防导管滑脱。又如,为了防止液体误入错误的输注途径,用不同的标识贴在输注导管上注明(如静脉入、胃肠入、双套管等不同的警示标识贴等)。

3. **预警及报警系统装置的设计与应用** 是临床护理人员在工作中针对发现的问题研

究设计或改造原有设备装置,解决新的问题。具体举例如下:

（1）呼叫感应器:为了避免晚夜班、中班等班次护理人员少,患者的呼叫信号只能在护士站才能接收的弊端,护理人员研究设计了患者呼叫感应器;利用呼叫感应器上携带的无线信号接收指示装置,护理人员在病区的任一位置均能接收到患者随时发出的呼叫信号,第一时间给予帮助和护理。

（2）预警或报警装置:利用声音和鲜明的色彩提醒护理人员、患者及其陪护人员及时解决患者的护理问题或安全隐患,从而预防相关不良事件的发生。例如,①输液完毕自动报警装置:当液体剩余约 15 ml 时,报警装置发出自动报警声,提醒护理人员及时配液、换液或终止输液;②防患者跌倒警示钟的设计:护士对照患者跌倒风险评估表为患者进行风险评估,并将结果在防跌倒警示钟面上拨动指示针到对应的分值上。

二、护理安全质量改进方法

在护理质量安全管理过程中,各级护理人员一直致力于探索各种新的举措,期望通过努力提高护理质量,降低不良事件的发生率。大力推广医疗质量管理工具在医院的使用、构建医疗质量监测系统、打造积极的医疗质量文化等。目前,应用较普遍的质量改进方法有 PDCA 循环模式、根本原因分析法、品管圈、护理质量敏感指标监控、医疗失效模式与效应分析、持续质量改进、六西格玛、全面质量管理（total quality management，TQM）等。以下重点介绍 PDCA 循环模式、根本原因分析法、品管圈、护理质量敏感指标在护理安全质量管理中的应用。

（一）PDCA 在护理安全质量管理中的应用

1. PDCA 循环模式　又称戴明环,由美国质量管理专家爱德华·戴明博士首先提出。PDCA 循环模式反映了质量管理活动的规律,是全面质量管理所应遵循的科学程序。PDCA 循环是指:计划（plan）、执行（do）、检查（check）、处理（action）4 个阶段的循环反复过程,是一种程序化、标准化、科学化的管理工作方法,反映了人们从认识—实践—再认识—再实践的认识事物的客观规律。计划阶段:包括资料收集、资料分析、目标确定和计划制订几个步骤。执行阶段:根据计划进行具体运作,实施计划中的内容。检查阶段:跟踪追查计划的执行情况。处理阶段:对总结检查的结果进行处理,对成功的经验加以肯定,并加以标准化处理;对于失败的教训也要总结,引起重视。P－D－C－A 是周而复始的,通过一个循环达成一些目标,未达成的目标或更高的目标则通过下一个 PDCA 循环去解决,以此实现螺旋式上升。随着 PDCA 管理环的不断深入,临床护理质量得以改进并呈螺旋上升之势,以达到提高护理质量,确保护理安全的目的。PDCA 循环图及循环递进图如图 9-1 和图 9-2 所示。

PDCA 循环可以嵌套使用,在每一个阶段又可以进行一次循环,从而形成大循环套小循环的结构。大循环是小循环的母体,小循环是大循环的具体分解（图 9-3）。

2. 应用案例分析——老年坠床跌倒事件　某养老院发生了一起老年人坠床跌倒事件,这位老人骨折受伤后住院治疗。

应用:此事引起了养老院管理层的高度重视,他们迫切需要找到解决方案以预防类似

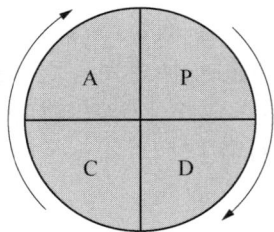

图 9-1 PDCA 循环示意图

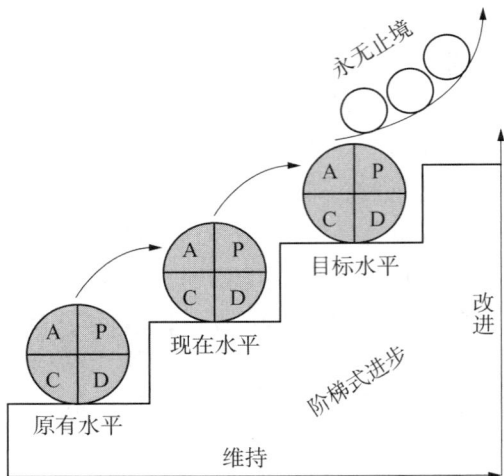

图 9-2 PDCA 循环递进示意图

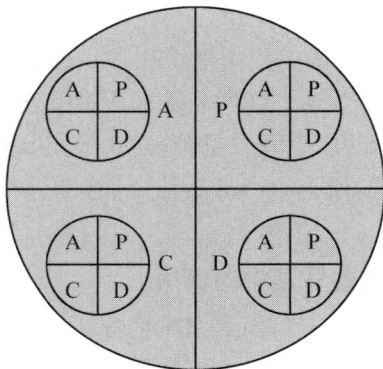

图 9-3 PDCA 循环嵌套示意图

事件再次发生。因此,医院决定启用 PDCA 循环管理模式。

1)计划阶段(P)

(1)制订计划:养老院制订了一份详细的计划书,包括改善老年人身体机能、调整床铺高度、加强走廊照明和灯泡维护、提高护理员工作技能等方面的具体措施。

(2)确定时间:根据计划书内容,养老院制订了一个具体的时间表,明确了各项措施的实施时间和完成时间。

2)执行阶段(D)

(1)改善老年人身体机能:养老院组织了专业的医生团队对老年人进行身体功能评估,并根据评估结果为他们量身定制了平衡感训练计划。此外,还组织了一些适合老年人参加的运动活动,如太极拳、广场舞等。

(2)调整床铺高度和床上用品:养老院对每位老年人的床铺高度进行了调整,确保他们能够方便地上下床。同时,还清理了床上用品,确保不会堆积过多。

(3)加强走廊照明和灯泡维护:养老院对走廊的照明进行了升级改造,并制订了灯泡维护计划,确保每个灯泡都能正常工作。

（4）提高护理员工作技能：养老院组织了一些专业的培训课程，帮助护理员提高工作技能和责任心。此外，还建立了一套完善的考核机制，对护理员进行考核评估。

3）检查阶段（C）

（1）监测效果：在执行阶段结束后，养老院对各项措施进行了检查和评估，发现老年人坠床跌倒事件明显减少。

（2）反馈意见：根据检查结果，养老院收集了一些反馈意见，并对措施进行了调整和优化。

4）改进阶段（A）

（1）总结经验：针对本次 PDCA 解决方案的实施过程和效果，养老院进行了总结和分析，发现一些不足之处，并提出了进一步改进的建议。

（2）制订新计划：根据总结和分析结果，养老院制订了一份新的 PDCA 解决方案计划书，继续推进老年人坠床跌倒事件的预防工作。从而启动下一个 PDCA 循环。PDCA 循环的具体步骤如图 9-4 所示。

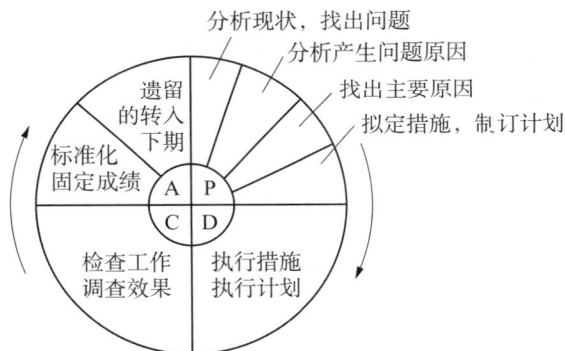

图 9-4 PDCA 循环的具体步骤

5）效果评估 经过 PDCA 解决方案的实施，养老院成功预防了老年人坠床跌倒事件的发生。此外，还取得了以下成效：①老年人的身体机能得到提高，平衡感明显增强；②床铺高度和床上用品得到调整，老年人上下床更加方便了；③走廊照明升级改造后，老年人夜间出行更加安全；④护理员工作技能得到提高，服务质量明显提升。

（二）根本原因分析法在护理安全质量管理中的应用

在线案例 9-6 患者注射药物错误

1. **根本原因分析法**（root cause analysis，RCA） 是一种结构化的问题分析与处理方法，通过逐步找出问题根本原因的方式来解决问题。根本原因分析法源于美国，最早应用在航空、核工业安全等领域。1997 年，根本原因分析法被美国卫生保健组织认证联合委员会（JCAHO）用于调查医院的不良事件。此后，该方法在国际上逐渐受到医院管理者的重视。我国医院管理界也对根本原因分析法的应用进行了众多的探索。目前，此方法已成为回溯医疗不良事件的一种有效分析工具。根本原因分析法的基本原理为瑞士乳酪理论,其核心理念为重点关注、分析整个系统和过程,并非执行者个人的过错和责任,强调系统因素对于预防不良事件发生的重要性。

根本原因分析法实施过程:包括询问事件的发生经过、发生原因以及如何做可以预防同类事件再次发生,进而探讨与事件相关的所有可能因素。概括起来分为 4 个步骤:即收集资料、找出近端原因、确认根本原因、制订和执行改进措施等。在实施根本原因分析法之前,首先需要采用异常事件严重度评估表(表9-5),对安全隐患的严重程度进行评估,如果评估结果小于3,说明其对医疗质量与安全存在严重危害,必须采用根本原因分析法来处理。根本原因分析法的特点:①改变传统上只针对单一事件进行处理,治标不治本的缺点;②能协助组织找出作业流程及系统设计上的风险或缺点,并采取正确的行动,找出预防措施;③分析后得到的信息、经验及知识可以给同业提供参考;④可做事前防范,预防未来不良事件的发生,具有前瞻性。

表9-5 严重度评估表

频 率	结 果				
	死亡	极重度伤害	重度伤害	中度伤害	无伤害/轻度伤害
数周1次	1	1	2	3	3
1年1次	1	1	2	3	4
1～2年1次	1	2	2	3	4
2～5年1次	1	2	3	4	4
5年以上1次	2	3	3	4	4

2. 案例分析——身份识别错误 某日清晨,35 床汪某应采血复查肝功能。两头班护士小李(实习学生)自己拿着试管,未经过老师复核,就去了同房间的 33 床郑某床边。郑某为高龄患者,听力下降,陪护人员正熟睡中。小李未主动询问患者姓名,也未核对腕带,取而代之问:“你叫汪某吗?”患者嗯了一声,就被抽了血。小李离开病房后,35 床患者追问:“昨天查房时医生告诉我要复查肝功能,为什么今天我没有抽血?”带教老师立即查看后发现了错误,予以纠正。

应用:针对这起身份识别错误事件,护理管理者决定应用根本原因分析法展开对不良事件发生原因进行分析,并制订和执行改进措施。

1) 收集资料 在收集资料的基础上对事件原因进行分析,借助鱼骨图(图9-5),确认根本原因(事件要因)。

2) 近端因素分析

(1) 人的因素分析。①夜班护士(带教老师):对学生的带教没有做到放手不放眼;②学生:未认真执行查对制度(只喊了患者姓名,没有核对腕带上的住院号、床号等);③患者:高龄、听力下降;④家属:熟睡中。

(2) 环境因素分析。①护患沟通不良(因患者高龄听力下降、家属熟睡不便沟通);②采血前未评估病室的环境,同室病友都在休息中。

(3) 制度因素分析。①查对:未制订患者自报姓名制度;②教学:临床带教制度不

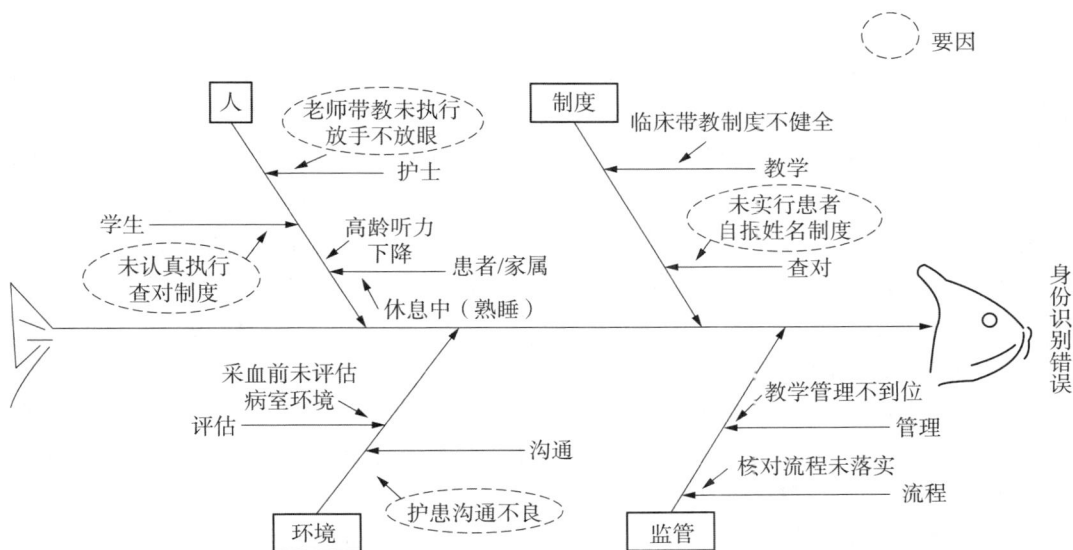

图 9-5　身份识别错误

健全。

（4）监管因素分析。①管理：对临床带教工作监管不到位；②流程：核对流程未落实，常规制度的监管不到位。

通过对收集到的一系列原因分析，找出近端原因是实习学生未认真执行查对制度。

3）确认根本原因　医院在制度建设中未实行患者自报姓名或其他身份识别制度；在带教过程中老师未执行放手不放眼的带教原则；学生未认真执行严格的查对制度；对特殊患者的沟通技巧缺乏而导致护患沟通不良等。

4）制订和执行改进措施　护理管理者健全相应的管理制度，并加大监管力度，从而有效预防此类不良事件的再次发生。

总之，在卫生保健这样复杂的系统中，减少不良事件的发生率，确保患者安全是永恒的主题。护理工作者应时刻牢记患者安全，从已经发生的不良事件中汲取经验和教训，用系统方法去分析和改进临床工作流程，最大限度地降低医疗护理服务给患者带来的伤害。

（三）品管圈方法在护理安全质量管理中的应用

📖 **拓展阅读 9-1　七种常用的品管圈方法**

1. 品管圈的发展　品管圈（quality control circle，QCC）是指在同一工作场所，由工作性质相同、相近或相关的人员组成的一个圈组。其目的是通过团队力量，按照一定的活动程序，运用科学统计工具及各种品管手法，解决工作中所产生的问题，或研究工作中的课题。日本管理学大师石川馨教授延续 PDCA 循环和朱兰教授的品质管理三部曲（计划、控制与改进）的思想，于 1962 年创立了品管圈活动。由此，石川馨教授被誉为"品管圈之父"。品管圈以其明显的自主性、广泛的群众性、高度的民主性、严密的科学性而备受行业人士青睐。

1978 年,品管圈理论传入我国,主要应用在工业制造领域。品管圈在医疗行业的应用则要落后工业领域 20 年以上,直到 21 世纪初才产出真正意义上的应用案例。2005 年,海南率先提出品管圈在全省医疗系统的"全覆盖"目标,仅 5 年时间,便产出千例成果,引起了国内部分医疗机构和卫生相关部门的关注。随后,上海借鉴海南相对成熟的探索经验,开始分阶段地推广品管圈工具,逐步有所产出。2013 年,全国首届医院品管圈大赛举行,使得全国范围内的医疗机构对品管圈的应用产生了极大的热情和关注。2017 年,西藏自治区产出了该区首例成果,代表着我国医疗机构品管圈活动已经实现了地域上的"全覆盖"。2018 年,"首届国际医疗质量与安全高峰论坛暨品管圈大赛"的举办,标志着我国医疗机构的品管圈活动逐步走向世界,并受到国际同行的关注。这意味着该理论成为受众广、效果佳、应用普遍的管理工具。到 2019 年底,据清华大学医院管理研究院统计,我国(不含港澳台地区)医疗机构已产出超过 8 万例品管圈成果,其中产出国家应用型专利 500 项,参与者逾 100 万名医护人员,并呈现持续增长的趋势。国际质量大师、亚洲质量功能展开协会会长新藤久和教授在了解了中国医院的品管圈研究报告和应用案例之后,感叹中国医院的品管圈水平已经超过了品管圈的原创国日本。

2. 品管圈的步骤 护理安全质量管理一般是按照 PDCA 循环的指导思想来展开的,即分为计划、执行、检查和处理 4 个阶段。但专注于问题解决的品管圈活动,一般分为十大步骤,分别是组织品质团队、主题选定、活动计划拟定、现状把握与目标设定、解析与真因验证、对策拟定、对策实施与检讨、效果确认、标准化、检讨与改进,如图 9-6 所示。

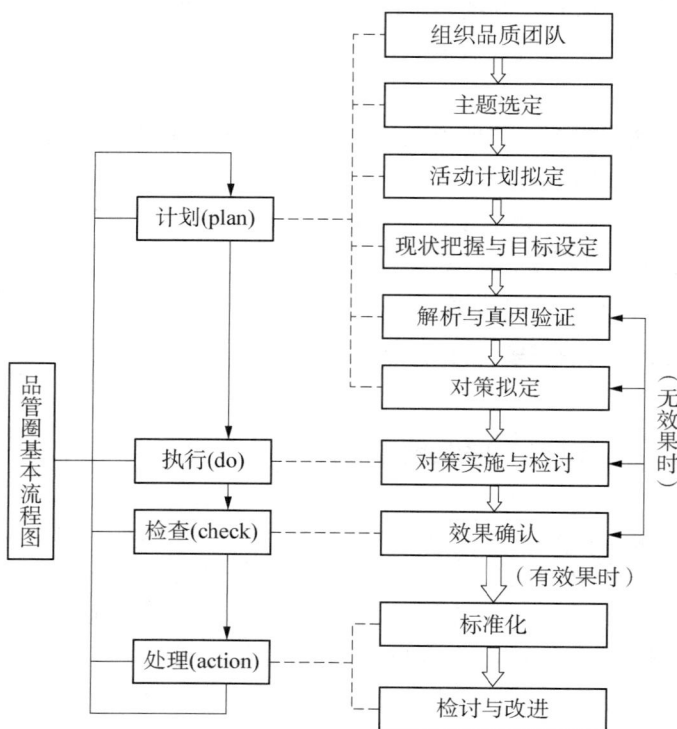

图 9-6 问题解决型品管圈基本流程图

3. 品管圈的各阶段要点 以问题解决型的品管圈为例。

1) 团队成员组织阶段 对于初创期的品管圈,可由单位指派相关人员参与;对于成熟期的品管圈,可以自行组织。每个圈一般配备 1 名辅导员,1 名圈长,7~19 名圈员。

(1) 辅导员的参考职责:①创造使品管圈能自主活动的气氛及环境;②负责品管圈组成的催化及协助工作;③对圈活动计划予以指导并给出建议;④改善主题的提示与指引;⑤进度的控制、改善过程的协助;⑥参与圈的集会,倡导品管圈活动。

(2) 圈长的参考职责:①领导圈员积极参与活动;②统一全体圈员的观念、做法;③圈活动计划的拟订与执行;④率先接受教育,提升自我能力;⑤培养后继圈长人选;⑥向上级报告活动状况,并参与指导活动。

(3) 圈员的参考职责:①积极参与圈的活动;②积极发言、提出自己的意见和创意;③服从群体意见,从事改善活动;④接受教育,设法提升自己的能力;⑤遵守拟订的活动规则从事工作;⑥通过圈建立良好的人际关系。

2) 主题选定阶段 选出主题的途径一般有如下几种:①按照医院目标管理的方向;②上级重视、反复提醒的方面;③降低成本或提高效率和品质需求;④患者经常抱怨的问题;⑤从工作的结果或反省中发现;⑥从各种调查中发现;⑦从员工的期盼中发现。

3) 活动计划拟定阶段 ①需要确定品管圈活动的期限;②按时间顺序拟定活动内容;③拟定各步骤所需时间;④决定活动日程及圈员工作分配;⑤拟定活动计划书,取得上级核准并保持对活动进度的监控。

4) 现况把握阶段 需要圈员到问题的现地,针对现物做现实的观察,即贯彻"三现"原则,以保证品管圈活动不脱离工作实际。

5) 目标设定阶段 对于以实质性的指标来表现的有形目标,也要遵循 SMART 原则。在计算目标值时,若是设定提高型的衡量指标,则目标值=现况值+(标准值-现况值)×改善重点×圈能力;若是设定降低型的衡量指标,则目标值=现状值-(现状值×改善值×圈能力)。

6) 解析阶段 通过一定的方法挖掘出待解决问题的真因。同时,要注意原因、要因、真因的区别。所有可能导致该问题的因素都可称为原因;根据主观经验或投票所圈选出来的原因则成为要因,即重要的原因;通过实证数据分析,验证出来的要因则为真因,即真正的原因。

7) 对策拟定阶段 确定真因后就可拟定对策,对策拟定可分 5 个步骤:①针对真因思考改善对策,用头脑风暴的方式进行讨论;②要确认每条对策内容为长期有效的对策,而不是临时的对策;③全体圈员对每一个对策方案,依可行性、经济性、效益性等维度,按照 5/3/1 的方式进行赋分,挑选出得分高于总分 80% 的对策方案;④对拟定的对策进行任务分解,并分配落实到不同组员;⑤对策拟定后,需获得上级核准后方可执行。

8) 效果确认阶段 必须通过数据对取得的效果进行确认。如果效果不佳,则应重新探讨,也许是原因找错了,也许是对策措施不对;此时应考虑是回到原因解析,还是回到对策拟定。通过 PDCA 循环,有耐心地推进,终究可以达到预期的效果。

9) 标准化阶段 若取得了预期的效果,则需要将对策进行标准化处理,以期可长期固定下来。即将相关对策固化成为标准流程、制度,以便所有相关人员都能遵守。标准化在品管圈活动中具有极为重要的分量。为使对策效果能长期稳定地维持,因此标准化是品管圈改善流程的重要步骤。标准化不是一个孤立的环节,而是一个活动过程。其主要活动就是制订标准,贯彻标准,进而修订标准,再实施标准;如此反复循环,螺旋式上升。每完成一次循环,就提高一次标准化水平。

10) 检讨与改进阶段　即把改善过程做全盘性的反省/评价,明确残留的问题或新发生的问题,整理出今后的具体计划,定期检查、追踪标准化措施的遵守情况,定期核查是否维持了预期的效果。

(四)护理质量敏感指标

"没有测量就没有改善",质量改善的起点始于质量的测量。应用护理质量敏感指标,监测护理质量状况,分析质量现状、影响因素,确定改善目标和对策,评价改善效果,修订相关制度和流程,是国际上常用的、有效的质量管理手段。

1. 护理质量敏感指标的定义　回顾大量文献发现,JCAHO 对护理质量敏感指标的定义最为科学,被引用最多。可见,护理质量敏感指标是对护理质量的一种量化测量工具,是用来评价临床护理活动和质量的工具。护理质量敏感指标由护士提供,反映护理结构、过程和结局,可直接测量并有护理特异性的指标,可以敏感、客观、真实地反映护理质量的水平,为临床护理的质量评价提供科学、客观的依据。

2. 护理质量敏感指标的特点　根据 JCAHO 对于护理质量敏感指标的定义,美国护士协会(American Nurses Association,ANA)将具有高度护理特异性,指标数据在实际中可收集,且被广泛认为与护理质量密切相关作为筛选护理质量评价指标的基础。虽然不同机构构建的指标集各有侧重点,但是它们存在多个方面的共同点。①指标集大多包含结构、过程和结局指标,改变了以往只通过结局判断护理质量优劣的局面。②指标具有客观性、特异性、灵敏性、简易性、层次性和可测量性,所有指标的筛选和制订都是从临床护理实际出发,且能及时反映和测量护理活动的重点,在实际运用中都是易于测量和观察的;同时指标结构简单明了,不同层次之间既相互独立又相互依存。③相较医疗质量评价,护理质量敏感指标更关注患者内心的感受。④指标的应用具有实效性:指标通过完整地评估-干预-再评估才具有实际意义。随着中国对护理质量敏感指标研究的深入,各级医院纷纷依据指标的特点,并运用科学的方法筛选、制订合格的护理质量敏感指标。

3. 护理质量敏感指标的类型

(1) 结构指标:包括护理人力资源管理指标、病区管理指标、专项护理指标(如管路护理、血管通路管理等)等。

(2) 过程指标:包括护理安全事件发生率、护理质量缺陷率、呼吸机相关性肺炎发生率、中心导管相关血流感染发生率、手卫生依从率、机械通气患者床头抬高正确率、人工气道非计划性拔管率、身体约束率等。

(3) 结果指标:包括患者满意度、护理安全事件发生率、护理质量缺陷率、跌倒发生率、压疮发生率、中心静脉导管相关血流感染、导管相关尿路感染。

(4) 结局指标:包括患者预后与康复效果、患者安全、护理工作的成效等。

(5) 其他指标:包括护理工作效率指标、护理工作效益指标、护理工作成本指标、定性指标等。

这些指标从不同维度评估护理工作的质量和效果,帮助护理人员和管理者发现工作中的短板,并采取相应的改进措施,从而提高护理质量和患者安全。护理质量敏感指标是护理质量管理的重要工具,对提高护理质量、保障患者安全具有不可替代的作用。尽管在应用过程中面临挑战,但通过加强标准化建设、培训护理人员和利用信息化技术等措施,能够更好地发挥其作用,推动护理事业的持续发展。

4. 制订专科护理质量敏感性指标的模式 1969年,美国学者 Donabedian 提出用结构过程结果模式对医疗保健服务进行质量评价,改变了传统的服务质量评价指标。随后 ANA 把 Donabedian 的三维结构模型引入护理领域,其中结构指标指与基础结构有关的监测指标,包括护理人力资源和环境结构等;过程指标是指护理人员和患者之间所有活动相关的监测指标,强调过程控制;结局指标针对护理终末结果而制订,如压力性损伤、跌倒、静脉外渗和医院感染等。该理论模型为护理质量管理提供了扎实的理论基础和科学工具,被国内外广泛应用。另外,Deming 提出的持续质量改进理论和 JCAHO 制定的质量保证模式均在国内医疗机构的护理质量管理中广泛运用。

5. 制订专科护理质量敏感指标的方法 专科护理质量敏感指标的制订主要采用质性研究、量性研究以及质性研究与量性研究相结合的方法。质性研究主要包括文献回顾、专家会议、深度访谈、头脑风暴法和德尔菲法等,主要用于指标的筛选。张笑等通过半结构式访谈及德尔菲法构建了三级综合性医院护理质量敏感性指标。量性研究主要包括数理统计法、层次分析法等,应用于指标的权重构建和信度、效度的检验。Zeitlin 等通过监测围生期护理质量,收集胎龄、死产和新生儿死亡的数据并进行数理统计分析。目前,建立合格的敏感指标必须经历质性研究和量性研究的双重检验。焦迎春等将专家咨询和层次分析法结合构建了较为完整的消化道肿瘤外科护理质量评价指标体系。应用适用的理论框架,整合质性研究和量性研究,注重指标的循证依据和临床适用性是护理质量评价由传统的经验管理模式向以人为本的科学管理模式转变的关键环节。

6. 制订专科护理质量敏感指标的步骤 通过制订专科护理质量敏感性指标进行护理质量管理,即采用具有代表性的指标反映专科护理质量的概况,其开发过程均严格而有序。JCAHO 指出护理质量敏感指标的确立和发展需遵循以下步骤:①明确职责;②描述工作范畴;③定义重要护理内容;④指标;⑤建立指标阈值;⑥利用阈值评价护理质量;⑦采取措施;⑧评价措施的有效性;⑨沟通信息,报告质量监督委员会。目前,该步骤模式已被广泛应用。

(刘冬梅)

第十章　患者参与患者安全的教育

▶

学习目标

【素质目标】具有能帮助患者增强安全意识、提升信息沟通能力、掌握风险防范技能、参与医疗决策以及培养良好心态,综合提高患者在医疗过程中的自我保护能力和主动参与度,确保医疗过程的安全性和有效性。

【知识目标】能解释健康教育、自我管理、患者参与的概念及其相关理论;能掌握自我管理的任务;能理解患者参与患者安全的角色作用和影响因素。

【能力目标】分析患者参与患者安全的角色作用和影响因素,并能够对慢性疾病人群进行安全教育。

微课　健康相关行为模式

情景案例

患者参与患者安全的重要性
——从一起医疗事故中汲取教训

2018年7月,某市一家大型综合性医院发生了一起严重的医疗事故。该医院在为15名患者进行腹腔镜手术时,由于手术器械消毒不彻底,导致所有患者术后出现不同程度的腹腔感染。事件发生后,医院迅速组织专家团队进行紧急救治,但仍有3名患者因感染过重而不幸去世,其余患者也经历了漫长的治疗过程。

经调查,该事故的直接原因是手术器械清洗消毒流程存在严重漏洞,医护人员未严格按照规范操作。然而,更深层次的原因在于医院缺乏有效的患者安全文化,患者及其家属在术前、术中和术后的参与度极低,未能及时发现并指出潜在的安全隐患。

这一事件引发了广泛的社会关注和讨论。卫生主管部门迅速介入,对该医院进行了全面整顿,并对相关责任人进行了严肃处理。同时,这一事件也促使各级医疗机构开始反思如何加强患者参与患者安全的机制建设。

请思考:

1. 如果患者及其家属在术前被充分告知手术风险,并参与安全检查,这起事故是否可以避免?

2. 医疗机构应如何建立有效的患者参与机制,让患者成为医疗安全的积极参与者而非被动接受者?

3. 在医疗过程中,如何平衡专业医疗决策与患者知情参与之间的关系?

4. 这一事件对医疗机构的患者安全文化建设有何启示?

第一节　患者安全教育概述

患者安全涉及医疗机构、医务工作者和患者 3 个方面,促进患者安全,不仅是建立完善的医疗质量保障与持续改进体系、提升医疗服务人员的患者安全意识和保护患者安全的技能,也应重视患者及其照顾者的患者安全意识、知识与技能。

近年来,随着工业化、城镇化、老龄化进程加快,慢性病的患病率、死亡率呈现持续、快速增长趋势。当前我国已经进入慢性病的高负担期,具有患者数多、医疗成本高、患病时间长、服务需求大的特点。国家卫生健康委统计显示,慢性病导致的疾病负担超过 70%,导致的死亡占总死亡的 88.5%。我国有超过 1.9 亿老年人患有慢性病,18 岁及以上居民高血压患病率达 25%,血脂异常达 40%。慢性病已经成为影响我国居民健康水平提高、阻碍经济社会发展的重大公共卫生问题和社会问题。

WHO 报告指出,有效治疗、自我管理和定期随访是慢性病保健的 3 个重要因素。因此,建立科学可行的健康教育方案,促使患者形成良好的自我管理行为,积极参与疾病的二级预防,对促进疾病康复、减少并发症、降低复发率具有重要的意义。在 WHO 向全球发布的健康公式中,影响健康的因素个人生活方式占 60%,遗传因素占 15%,环境因素占 17%,而医疗服务因素仅占 8%,生活方式是最可被控制以及最有影响力的因素。通过合理膳食、适量运动、戒烟限酒和心理平衡这四大基石来改善生活方式,对慢性病的防与控将起到非常重要的作用。从 2011 年颁布《全国慢性病预防控制工作规范(试行)》,截止到 2023 年全国已经建成了 488 个国家慢性病综合防控示范区,县区覆盖率超过 17%,累计有 2 880 个县区开展全民健康生活方式行动,覆盖率达 97.3%;公民健康素养水平从 2012 年的 8.8% 提升到 2022 年的 27.8%。

一、健康促进

健康促进是目前公共卫生所追求的理想目标,也是一种新的工作方法和策略。狭义的健康促进认为健康促进等于健康教育+健康政策。WHO 对健康促进所做的定义:健康促进(health promotion)是促使人们提高、维护和改善他们自身健康的过程,是协调人类与环境之间的战略,规定个人与社会对健康各自应承担的责任。健康促进的基本内涵包含个人行为改变和政府行为改变两个方面,并重视发挥个人、家庭及社会的健康潜力。下面介绍健康促进的常用模式。

（一）格林模式

格林模式（Precede-Proceed）是由美国著名的健康教育学家劳伦斯·格林（Lawrence W. Green）主创,是应用最广泛的健康促进诊断和评价模式。该模式将健康促进计划分为2个阶段和9个步骤(图 10-1)。

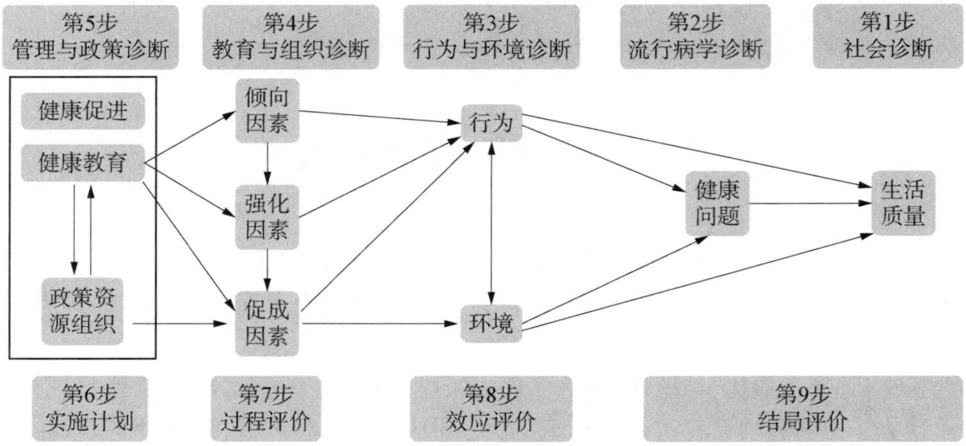

图 10-1 格林模式诊断流程

1. **社会诊断** 包括生活质量评价和社会环境评价。生活质量受社会政策、社会服务、卫生政策和社会经济水平的影响。社会环境评价包括对社会政策环境、社会经济环境、社会文化环境、卫生服务系统健康教育工作完善性、社会资源利用状况和对健康投入情况的评价。

2. **流行病学诊断** 包括威胁社区人群生命与健康的主要问题及其危险因素;健康问题的易感人群及其分布特征;疾病或健康问题在地域、季节、持续时间上的分布规律;哪些干预措施最为敏感;可能获得的预期效果等,为确定干预重点和目标人群提供依据。

3. **行为环境诊断** 确定导致健康问题发生的行为和环境因素,通过分析各因素的重要性和可变性,确定与健康问题相关的、能够确定为干预目标的行为和环境。

4. **教育与组织诊断** 明确特定的健康行为后,分析其管理与政策诊断。具体内容包括:制订和执行计划的组织与管理能力,支持健康促进计划的资源以及条件(如人力、时间等),有无进行健康促进的机构及其对健康促进的重视程度,政策和规章制度对健康促进项目开展的支持程度等。

5. **管理与政策诊断** 包括制订和执行计划的组织与管理能力,支持健康促进计划的资源以及条件(如人力、时间等),有无进行健康促进的机构及其对健康促进的重视程度,政策和规章制度对健康促进项目开展的支持程度等。

6. **实施计划** 即按照已制订的计划执行、实施健康促进各项活动。实施过程包括事先制订工作时间表,做好充分的准备,组建实施项目的组织机构,并组织和培训相关工作人员,实施过程进行质量控制,配置必要的健康教育设备和材料等。

7. **过程评价** 指在实施健康促进的过程中不断进行评价。评价内容包括:各项活动的执行情况,教育对象的参与情况及满意度,项目资源的消耗情况是否符合计划,相关组织间的沟通情况,项目档案、资料的记录和留存情况等。找出存在的问题并及时对计划进行调整,促进健康促进项目的顺利完成。

8. 效应评价 对健康促进所产生的影响及短期效应进行及时的评价。主要评价指标包括干预对象的知识、态度、信念的转变。

9. 结局评价 当健康促进活动结束时,按照计划检查是否达到长期目标和短期目标,重点是长期目标。评价健康促进是否促进了身心健康、提高了生活质量。常用评价指标有发病率、伤残率和死亡率等。

(二) Pender 健康促进模式

该模式整合了护理及行为科学关于健康行为影响因素的相关观点,着重探讨激发个体采取行为以增强健康的生物-心理-社会机制,主张个体的健康促进行为取决于认知-感知因素及修正因素。健康促进模式被广泛用于预测和促进健康的生活方式及特定行为,对于促进人们的健康具有重要意义。

Pender 健康促进模式的主要观点如下:①既往行为对是否采取健康促进行为具有直接或间接影响,既往行为通过自我效能、益处认知、障碍认知及行动相关情感间接影响健康促进行为;②个体因素(年龄、自尊、社会经济状况等)对认知、情感及健康行为具有影响;③所感知到的行动益处可以直接激励行为,并通过对预期能够产生良好结果的行动计划的承诺来间接激励行为;④所感知到的行动障碍可以直接阻碍或降低行动计划的承诺,从而间接影响健康促进行为。

二、健康教育

健康教育(health education)指通过有计划、有组织、有系统的各种活动,使健康信息在教育者与被教育者之间传递和交流,让受教育者树立健康意识,自觉自愿地改变不良行为,建立有益于健康的行为和生活方式,消除或减轻影响健康的危险因素,从而达到维护和促进健康、预防疾病的目的,是健康促进的重要方法和手段。健康教育的主要模式如下:

(一) 知-信-行模式

知-信-行(knowledge,attitude,belief,and practice,KABP 或 KAP)是知识、信念和行为的简称。健康教育的知-信-行模式实质上是认知理论在健康教育中的应用。该理论提出了知识、信念和行为之间的递进关系,知识是行为改变的基础,信念和态度是行为改变的动力。只有当人们获得了有关知识,并对知识进行积极的思考,具有强烈的责任感,才能逐步形成信念。知识只有上升为信念,才有可能采取积极的态度去改变行为。在健康教育过程中,教育者应帮助受教育者充分认识到行为改变带来的益处,帮助他们克服行为改变过程中可能遇到的障碍,创造有利的环境,以达到改变行为的目的。

知识、信念与态度、行为之间存在着因果关系。行为改变是目标,为达到行为转变,必须以健康知识作为基础,以信念作为动力。只有全面掌握知、信、行转变的复杂过程,才能及时、有效地减弱或消除不利的影响,促进有利环境的形成,进而达到转变行为的目的。

影响信念转变的因素主要有以下5个方面。①信息的权威性,即权威性越强,可靠性和说服力就越强,态度转变的可能性就越大。②传播的效能:传播的感染力越强,越能激发和唤起受教育者的情感,就越有利于态度的转变。③恐惧因素:恐惧使人感到事态的严重性,但恐惧因素需要使用得当,否则会引起极端反应或逆反心理。④行为效果和效益:这是很有吸引力的因素,不仅有利于强化自己的行为,同时还能促使信心不足者发生态度的转变。

(二)行为转变理论

行为转变理论(transtheoretical model of behavior,TTM)又称行为转变阶段模式(stages of behavior change model)理论,由 Prochaska 和 Diclemente 两位学者于1983年首次提出。该理论着眼于行为变化的过程及对象的需求,据此预测寻求健康的行为改变。

行为转变理论认为,人的行为改变可以划分为5个阶段。①准备转变前阶段:可能尚未发现自己的问题,没有改变行为的打算;②准备转变阶段:察觉到了自己的问题并考虑改变,但不会在近期行动;③准备行动阶段:已形成近期改变行为的坚定想法,并制订了计划;④行动阶段:已经做出了行动上的改变;⑤巩固阶段:巩固维持已有的改变,自觉抵制原有习惯的诱惑。

该理论强调根据个人或群体的需求来确定行为干预的策略,不同阶段所采用的转化策略也不尽相同。

(三)健康信念模式

健康信念模式(health belief model,HBM)是运用社会心理学方法解释健康相关行为的理论模式。该理论认为信念是人们采纳有利于健康行为的基础,人们如果具有与疾病、健康相关的信念,就会采纳健康行为,并改变危险行为。人们在决定是否采纳某健康行为时,首先要对疾病的威胁进行判断,然后对预防疾病的价值、采纳健康行为对改善健康状况的期望和克服行动障碍的能力做出判断,最后做出是否采纳健康行为的决定。健康信念模式如图10-2所示。

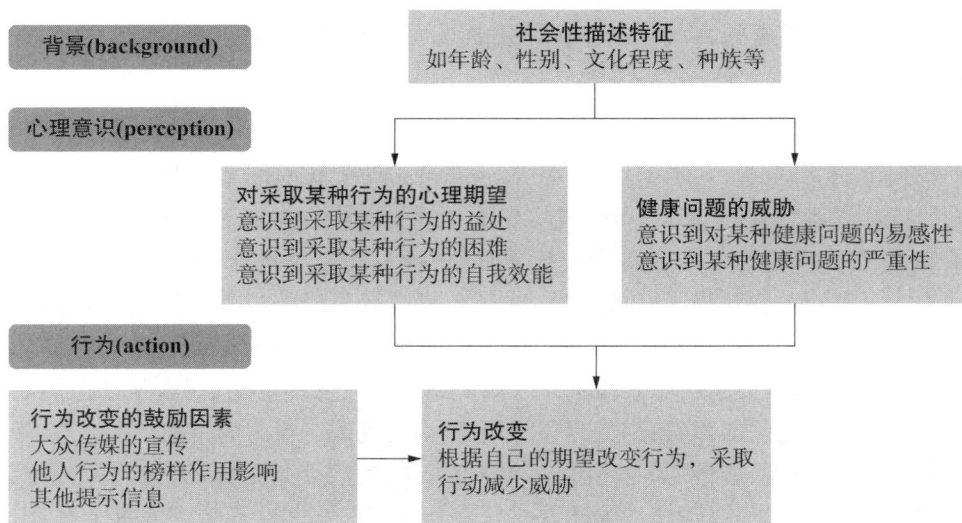

图10-2 健康信念模式

1. 感知疾病的威胁　由对疾病易感性的感知和对疾病严重性的感知构成。对疾病易感性和严重性的感知程度高,即对疾病威胁的感知程度高,是促使人们产生行为动机的直接原因。

2. 感知健康行为的益处和障碍

(1)感知健康行为的益处:指人体对采纳行为后能带来的益处的主观判断,包括保护和改善健康状况的益处和其他边际收益。一般而言,当人们认识到采纳健康行为的益处,则更有可能采纳该行为。

(2)感知健康行为的障碍:指个体对采纳健康行为会面临的障碍的主观判断,包括行为复杂、时间花费、经济负担等。当个体感觉到障碍多,就会阻碍健康行为的采纳。个体对健康行为益处的感知越强,采纳健康行为的障碍越小,则采纳健康行为的可能性越大。

(3)自我效能:强调自信心对行为产生的作用,自我效能越高则采纳健康行为的可能性就越大。

(4)提示因素:诱发健康行为发生的提示因素越多,个体采纳健康行为的可能性越大。

(5)社会人口学因素:对不同类型的健康行为而言,不同年龄、性别、个性特征的人采纳行为的可能性各异。具有卫生保健知识的人更容易采纳健康行为。

三、自我管理

(一) 概念

1. 自我管理(self-management)　起源于心理行为治疗领域,随后被引入慢性病患者的健康教育项目中。“自我管理”这一术语最早出现于 Thomas Creer 的《慢性病儿童康复》一书中,认为“自我管理”意味着患者积极参与治疗过程,能充分提高患者应对疾病的能力。从此以后,自我管理开始被广泛应用于慢性病患者的健康教育项目中。有效的自我管理是为了维持满意的生活质量,个人必须具备能力去监测身体状态,同时还要管理行为的变化以及情感的反应。所以,自我管理不只是简单的对于治疗的依从性,还有身体和社会等方面的管理都应融合到长期应对慢性疾病的过程中。Corbin 和 Strauss 描述慢性病患者自我管理需要完成 3 个方面的任务:疾病的治疗管理,如服药、改变饮食、自我监测等;建立和保持在工作、家庭和朋友中的新角色;处理和应对疾病所带来的各种情绪,如愤怒、恐惧、悲伤和挫败感等,因为这些情绪在慢性病患者中是普遍存在的。随着自我管理理论在慢性病管理中的研究和应用不断深入,自我管理不再局限于患者单方的参与,而是包括了患者和医护人员双方的有益行为,即患者主动采取的健康行为和医护人员所采取的健康教育干预行为。

2. 慢性病自我管理(chronic disease self-management)　是指采用自我管理方法控制慢性病,实质为健康教育项目。它通过一系列健康教育课程教给患者自我管理所需的知识、技能、信心以及与医生交流的技巧,在医疗专业人士的帮助和支持下解决慢性病给日常生活带来的各种躯体和情绪方面的问题。Kenneth 等认为,慢性病患者的自我管理是为了预防并发症的发生及提升健康而采取的一系列行为,即对治疗与并发症管理、症状与体征监控、疾病和治疗所引起的角色功能与人际关系调整、心理问题应对。Barlow 将自我管理定义为在应对慢性病的过程中发展起来的一种管理症状、治疗、生理和心理社会变化，以及做出生活方式改变的能力。Curtin 等认为，自我管理是患者积极努力监测其自身健康状况和参与护理活动，控制症状、预防并发症的发生以达到最佳健康状况，同时可节省资源并将疾病对自身生活的影响降到最低。综上所述，慢性病患者的自我管理不管如何定义，均涉及患者积极参与自身疾病的长期治疗和护理，具有以下特点：①以患者关注的问题为导向；②强调个体的社会认知性和个体的自理性；③其目的不是治愈疾病，而是通过自我管理措施的有效干预，使患者的健康状况、健康功能维持在一个满意的状态；④自我管理的有效实施要求患者必须掌握一定的知识和技能。

（二）理论依据

1. 社会认知理论（social cognitive theory） 该心理学理论框架由美国斯坦福大学的杰出心理学家阿尔伯特·班杜拉（Albert Bandura）于 20 世纪 60 年代开创性地提出。该理论是对传统行为学习理论的一次深刻修正与拓展，它摒弃了人类行为完全由外部刺激塑造的被动观念，而是在行为主义的理论基础上巧妙地融入了认知元素，从而构建了社会认知理论的全新视角。社会认知理论的核心构成主要包含三大支柱：相互决定论、观察学习以及自我效能。该理论主张，人的行为并非单纯源自内部驱动的产物，亦非外部刺激单一控制的结果，而是个体、行为与环境三者之间复杂交互作用的综合体现（图 10-3）。在这一框架下，个体行为被视为自我系统与外部环境相互作用的动态产物；同时，人类行为也能反过来塑造外界环境并影响个体的自我信念。最为重要的是社会认知理论引入了一个核心概念，即个体自理性，强调个体具备主动筛选信息、进行决策判断并导向目标行为的能力，以实现预设目标。个体自理性的四大特征包括行为的目的性、前瞻性思维、对自身活动的自我调节以及自我反思。通过这些特征，个体能够对其自身施加积极影响，通过实践个体自理性，个体的自我管理功能得以有效实现。

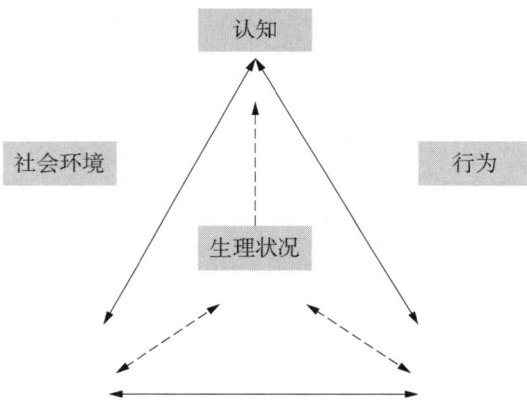

图 10-3 个体、行为、环境的相互关系

2. 自我效能理论（self-efficacy theory） 作为社会认知理论的一个重要分支，由美国斯坦福大学的著名心理学家阿尔伯特·班杜拉于 1977 年独立提出。该理论的核心概念为自我效能，是指个体对自身能力的评价和判断，即个体相信自己能够控制内在与外在因

素,成功地采纳健康行为并取得预期结果的能力。自我效能高低对个体的行为选择具有显著影响。高自我效能的个体更倾向于采纳有益于健康的行为。当个体意识到自身存在健康问题并能够有效应对时,其自我效能感会随之增强,进而提升其在自我管理方面的能力,如锻炼、饮食控制、用药依从性等方面的表现也会更加出色。自我效能理论是自我管理理论的重要基石,而自我效能则是自我管理的核心概念。班杜拉认为,自我效能对于人类的动机激发、健康维护以及个人成就的实现具有至关重要的作用。自我效能感的产生和提高主要通过以下 4 种途径:

(1)个体行为经历:个体通过成功完成某项行为所获得的直接经验,能够显著提升其对该项技能的掌握信心与期望值,进而有效提高自我效能。

(2)替代性经验:个体通过观察他人成功完成某项行为并取得良好结果,能够增强自己通过努力也能完成该行为的信心,这种通过观察他人行为而获得的经验被称为替代性经验。

(3)言语劝说:通过他人的说服性建议、劝告以及成功经验的分享,个体能够增强执行某种行为的信心,从而提升自我效能感。

(4)情感状态:激发个体的积极情绪能够提高其对自身完成某项行为或任务的自信心,进而提升自我效能。

(三)常用模式

1. 慢性病保健模式　是目前使用最为广泛的、最具普适性的慢性病管理模式。该模式由 Edward H. Wagner 于 1988 年提出,患者是疾病的管理者,卫生保健人员为其提供健康教育、资源等支持。这种由患者和卫生保健人员共同参与的慢性病管理模式在具有以下特征的卫生保健系统里能有效发挥作用。首先,建立完善的流程和激励机制,确保机构能根据患者需求灵活调整。其次,经验丰富的自我管理指导能显著提升患者的自我效能和自信心,助力其实现自我管理。同时,根据患者需求重组卫生保健团队、调整服务内容,如加强预防和随访制度。此外,不断完善循证临床实践指南,指导健康教育,加强保健人员与专家的交流。最后,提高临床信息服务系统效率,便捷慢性病登记、监测、提醒及服务质量反馈,全面提升管理水平。该模式能成功提高慢性病管理质量的关键在于"知情、主动参与的患者"和"准备充分、主动服务的团队"在社区和卫生服务系统的政策、资源支持下的有效互动。

2. 斯坦福模式　由美国斯坦福大学患者教育研究中心的 Loring 等首创的普适性慢性病自我管理项目(chronic disease self-management program,CDSMP),是适合各种慢性病患者的、以自我效能理论为理论框架设计的自我管理模式。该模式以班杜拉的自我效能理论为核心,以班杜拉提出的自我效能对个体行为和情绪的影响、自我效能提升途径的相关理论为基础,建立慢性病自我管理项目,以提升自我效能为核心设计的慢性病自我管理健康教育的内容和方法。该自我管理模式的开展是由经过培训且合格的非专业人员,为慢性病患者开展为期 6 周的疾病相关知识和技能培训。许多欧洲国家和澳大利亚、加拿大等国家的社区都开始普及该模式。国外多项循证研究均证实,CDSMP 模式能明显改善参与者的健康行为和状况,并且还能明显缩短其住院时间。该模式构成了我国自我管理项目的基础框架,且根据实际情况会进行灵活调整。例如,张晓等在斯坦福 CDSMP 基础上构建了高血压、糖尿病自我管理教程(hypertension & diabetes self-management program,HDSMP),该模式是以我国高血压和(或)2 型糖尿病患者为主所提出的一项本土化的自我管理模式,增加了戒烟限酒和食物烹饪方式等方面的内容,通过讲解饮酒和吸烟的严重危害来引起患者的重视,并指导其通过循序渐进的方式减少盐和油的食用,从而改变患者的吸烟、饮酒行为和饮食习惯,其更加体现了文化的适应性。

3. 专家患者模式 2007 年,英国国家医疗卫生服务体系将专家患者计划(expert patient program,EPP)作为一种"使用者主导的自我管理模式"推荐应用于慢性病患者的自我管理中。该模式的核心为:患者在自身疾病管理方面具有丰富的经验,是管理自身疾病的"专家",因此,应鼓励患者成为自己疾病治疗中的决策者。此外,患者专家对疾病的知识和技能还可促进医疗服务质量的改进。医疗卫生服务人员应充分重视患者专家在慢性病自我管理中的价值,从而促进慢性病管理的质量。

4. 弗林德模式 由 Battersby 及其同事发展形成。该模式以认知行为疗法(cognitive behavioral therapy,CBT)理论为基础,包括 5 个基本组成部分:积极的患者、医师间互动、协助识别问题、行为干预、激励患者。6 条自我管理基本原则:了解疾病情况,跟进治疗方案,共同做出决策,监测和管理疾病的症状和体征,日常活动、情绪和社会生活管理,采取健康的生活方式。该模式目前已发展形成了一套对患者自我管理水平评估并最终形成保健计划的评估工具,主要包括:①自我管理能力评估工具,即健康伙伴量表(由患者进行自我测评的自我管理评估工具)、监测和反应随访量表(采用一系列的开放性问题,从更深层次了解患者的自我管理水平)、问题和目标的评估(从患者角度出发,识别其目前主要的健康问题,评估哪些目标可以通过努力达到);②保健计划工具:即慢性病管理保健计划,通过整合分析上述 3 个评估工具所获取的信息,确定患者自我管理最终存在的主要问题、相关干预策略、各自责任等。

第二节　患者参与患者安全

在线案例 10-1　用药安全

WHO 将 9 月 17 日定为"世界患者安全日"。2023 年"世界患者安全日"的主题是"鼓励患者参与患者安全"。患者参与患者安全是提升医疗质量、确保医疗安全、构建和谐医患关系的一种重要方式,患者参与医疗安全中对促进医疗护理安全有着重要的作用。

一、患者参与患者安全的发展历程

面对全球医疗安全现状,卫生保健相关机构意识到患者作为医疗的接受主体应采取必要的行动来维护自身安全。2000 年,澳大利亚成立了澳大利亚医疗安全与质量委员会(Australian Council for Safety and Quality on Health Care),其目标之一就是让患者参与到自己的医疗护理活动中来,监督和预防医疗过失。2001 年,英国建立国家患者安全机构

(National Patient Safety Agency，NPSA)。该机构成立了患者参与患者安全委员会，鼓励患者主动参与患者安全。2004 年，WHO 创立了全球患者安全联盟(以下简称"联盟")。联盟已拥有包括中国在内的 192 个以上成员国。联盟旨在协调和改善国际患者安全，并提出了"患者参与患者安全"行动计划。该行动计划的意义在于，鼓励患者及其家属积极参与到患者安全行动中来，力求通过有效的方式听取和收集患者及家属对安全的意见和建议，协助医疗服务提供者尽可能避免医疗过失，保证患者安全。联盟于 2005 年 11 月底在英国伦敦成立了患者参与的安全工作室，鼓励和引导患者发现护士发现不了的危险因素，为护士提供大量的改进意见。2006 年，美国卫生保健组织认证联合委员会(JCAHO)发起"大声说出来"计划，呼吁患者为保证自身安全采取主动向医护人员表达有关想法的行动。2004 年，WHO 首届患者安全世界联盟日大会在中国上海召开，为我国推广患者安全策略奠定了一定基础。2008 年，我国卫生部制定"十项患者安全目标"，主动邀请患者参与医疗安全管理。此外，《中国医院协会患者安全目标(2019 版)》和《三级医院评审细则(2011 版)》中，提高了医院管理者对患者参与患者安全工作的重视，有利于保障患者安全。

二、相关概念

1. 患者参与患者安全(patients for patients safety) 是指以患者为中心的医疗服务，通过患者参与的行为协助医疗服务者减少和避免危害患者健康的一切医疗过失。Carman K. L. 认为患者参与，也称患者及家属的参与，即患者、家属及其代理人和卫生专业人员在医疗保健系统的各个层面开展积极合作，如直接的医疗照护、医疗机构规划和管理以及政策制订，以促进患者的健康和改善医疗照护质量。美国的指南认为，医院内患者参与(patient engagement in a hospital setting)是指在医疗机构政策和规程的引导下，患者、家属及卫生专业人员采取一系列行为，不仅促使患者和家属成为医疗保健团队中积极的一员，而且作为医疗服务提供者及服务机构的合作伙伴，达到改善医院医疗服务质量和照护安全的期望目标。

2. 以患者为中心的医疗照护(patient-centered care) 又称以患者-家庭为中心的医疗照护，医务工作者、患者及其家属(当需要时)相互合作，确保在制订决策时尊重患者本人的意愿、需求和偏好，患者得到相关教育和支持以保证其有能力参与到决策和医疗照护中。

3. 健康素养(health literacy) 是指个人获取和理解健康信息，并运用这些信息维护和促进自身健康的能力。它包括健康行为、基本知识、基本技能 3 个方面的内容。健康行为是提高居民健康素养重要的影响因素之一，通常是指人们为了增强体质和维持身心健康而进行的各种活动。

三、患者参与角色的影响因素

1. 个人因素 ①人口学特征：如患者的性别、年龄、学历等不同的个人背景特征可能影响其参与；②健康素养：低健康素养会影响患者对健康信息的获取和利用，很难参与其中；③健康状况：如疾病的严重程度、病情缓急等；④对"患者参与"的认知以及新角色的接受程度：如有些患者不了解患者参与的作用，认为自己应该完全服从于医生；⑤信息和知识：如担心参与能力及参与后的不确定性；⑥个人情感或性格相关因素；⑦自我效能；⑧既往不良事件的经历等。

2. **医务人员因素**　①相关知识和能力：如是否接受了"患者参与"的学校教育或相关培训，能否与患者进行有效沟通等；②个人对患者参与的认知：如有些医务人员认为患者参与会增加额外的工作量和工作时间；③对待患者的态度：如果患者在参与过程中提出问题、质疑或指出错误，医务人员对待患者的态度将直接影响患者是否继续参与；④担心被投诉：如担心患者参与后了解了更多的医疗信息，医方一旦出现错误可能面临被投诉；⑤其他：如人口学特征、个人信念等。

3. **医院因素**　①医院安全文化氛围；②是否倡导患者参与，是否主动邀请患者参与；③是否提供资源和信息支持患者参与，如对患者和医务人员进行相关培训和教育等；④医院级别和病区，如基层医院和三级医院，急诊病区和普通病区的患者参与度可能存在差异。

4. **任务因素**　参与的内容和方式、任务难易程度等。例如，患者对咨询医疗信息的参与意愿较高，而对询问医务人员是否洗手这种具有对抗性的参与意愿较低。另外，患者对选择治疗药物的参与度较低，因其自感医疗知识有限，又对高深医学知识存在畏难心理，不愿意学习和接受教育，同时也担心考虑不全面的后果，更倾向于听由医生决定。

四、患者参与患者安全的模式

1. **互动式患者参与患者安全理论**　该理论由叶旭春于 2014 年首次提出，界定了"互动式患者参与患者安全"的国内概念，丰富了患者参与的理论研究，具有较好的临床适应性，对于临床患者参与实践工作开展具有较大的指导意义。因此，在我国广泛采用此理论进行患者参与患者安全的工作。但相关研究主要从患者的视角开展患者安全的理论研究，未广泛涉及和体现患者参与患者安全实践中受医务人员、卫生系统、社会系统的影响，因此研究内容并不全面，仍需要进一步修改和完善。

2. **患者参与安全管理模式**　基于互动式患者参与患者全理论，曾娜等报道将患者参与静脉化疗安全模式框架应用于肿瘤患者化疗诊疗过程中，取得了较好的成效。该模式框架科学、可操作性强，为医院肿瘤科室实施化疗安全管理策略提供了借鉴。随后，学者们基于此总结筛选成适用于疾病需要的"患者参与安全管理模式"，并应用于 2 型糖尿病3C 治疗患者、经皮肾镜碎石取石患者、眼科患者等的治疗管理中。

3. **医患共同决策（shared decision making，SDM）模式**　最早是在 1982 年美国"以患者为中心照护的共同福祉计划"中被提出，旨在加强医患间的有效沟通。2016 年我国台湾地区在美国经验基础上开始推行 SDM，通过医疗人员向民众提供相关实证信息，引导患者积极参与诊疗就医过程，从而降低患者的不知情感受，进而促进和谐的医患关系，提升医疗品质与患者安全。杨斐等指出，共同决策是一种存在于医方与患方的协作关系，旨在双方共享信息、促进知情同意，确保与治疗相关的信息完全和患方共享。SDM 模式是基于"以患者为中心"的临床决策，患者的自主性得到体现。但有学者指出，就我国目前的医疗大环境来说，SDM 的实现较为困难，仍然处于理论探讨阶段，且涉及的伦理问题尚未解决，因而目前并未得到普遍应用与推广。

4. 新媒体模式　随着信息化时代的快速发展,将互联网智能远程医疗和全程健康管理紧密结合起来,构建信息化医院,成为新时代下患者安全和健康管理新模式。新媒体具有交互性与即时性、个性化与社群化等特征,以患者和家庭为中心的医疗模式使患者和家属参与到医疗行为中,通过构建微信群等管理做到患者出院后延续管理。但由于医护人员工作任务重,并不能总是及时回答并解决患者或者家属的疑虑;而且群内人员复杂,问题多样等使效果有待进一步改善和加强。智能化带来便利的同时,弊端也悄然而至,甚至更加复杂,如何更好地在信息化时代保障患者安全是值得深思的问题。

5. 人工智能大数据健康管理模式　近年来,国家高度重视推进人工智能的应用发展,先后出台《新一代人工智能发展规划》《关于促进和规范健康医疗大数据应用发展的指导意见》《关于促进"互联网+医疗健康"发展的意见》等文件,大力鼓励人工智能、大数据、互联网、5G、区块链、物联网等新一代信息技术在卫生健康行业的应用发展,有力促进了我国医学人工智能应用的生根发芽和茁壮成长。我国医疗卫生资源总量相对不足且分布不均衡,人口老龄化程度持续加深,高血压、糖尿病等慢性病的发病率逐年递增。在政策支持下,快速发展的医学人工智能为解决这些问题提供了可能,改变着传统的疾病预防、检测、治疗、管理以及患者参与等模式,加速了我国卫生健康行业的能力跃迁。人工智能＋医疗以不可阻挡之势到来,当前医疗服务正在经历一场"以患者为中心"的变革,提高了患者对全病程的参与度,提升了患者的就医体验。

📖 **拓展阅读 10-1　基于人工智能的健康管理系统在慢性疾病管理中的应用**

五、患者参与患者安全的策略

1. 营造患者参与患者安全的文化氛围　推行非惩罚性差错报告制度,鼓励医务人员和患者自愿、主动上报不良事件,引导从错误中学习,营造"人人有责任,全员都参与"的患者安全文化氛围。将患者参与融入医院文化价值中,倡导患者作为合作者参与并促进患者安全的理念,推崇"公开、透明、诚信、合作"的患者参与核心价值,将"以患者为中心"的医疗照护和患者参与融入组织愿景、使命和发展战略中。发挥第三方组织的作用,将患者参与机制逐步渗透至社会各层面,积极鼓励并支持由第三方机构成立的自愿性组织,如中国患者安全联盟,以开放的心态接受患者以及社会的监督。开展内容丰富、形式多样的患者安全宣传教育活动,提高公众对患者参与的认识、意识和需求,营造患者参与的社会氛围。

2. 加强医务人员与患者及其家属的有效沟通　注意沟通的即时性和全面性。医院内所有的诊疗护理工作无不需要医务人员和患者的共同参与和协调配合。因此,双方的沟通无处不在,应注意沟通的时效性和全面性。

3. 加强患者及照顾者的教育和培训　医务人员应主动解释和宣传患者参与患者安全活动的作用,积极邀请并鼓励患者及其家属参与诊疗护理活动,同时给予患者参与角色、内容、途径和效果评价等方面的指导,促进其参与自己的诊疗护理工作中,保障诊疗安全。患者健康知识的不足直接影响参与效果,甚至难以承担参与任务,对其进行相关疾病知识的教育亦是十分必要的。提供视频、动画和知识读本等教育资源,医院定期开展健康教育讲座,鼓励患者及其家属主动获取知识和使用资源。

4. 规范患者参与医疗照护过程的方式与途径 鼓励患者及家属以合作伙伴的身份加入患者安全改进的团队中来,创造机会使其参与医疗保健过程的各个层面,如诊疗护理计划的制订和管理,医疗照护过程、质量安全的监督和反馈等。

5. 探索和拓宽患者参与的渠道 探索新的患者参与途径,借鉴国外循证强度高、广泛推广的参与方式。例如,建立医院、社区和患者共享的病历系统,允许患者通过门户网站在线查询,获得既往病历记录、目前用药信息和最新的健康信息等健康档案;患者参与床边查房和床边护理交接班;建立患者咨询委员会,倡导患者参与患者安全等。

第三节　常见慢性病的安全教育策略

在线案例 10-2　健康教育

随着慢性病发病率持续攀升且呈现年轻化的趋势,这一状况已对国民健康造成严重损害,不仅威胁到劳动力人口的健康储备,还会增加社会疾病负担,已成为国家发展全局的重大民生问题。慢性病可防可控,加强慢性病防治不仅是个人和家庭的责任,也是全社会的责任。面对防治慢性病的严峻挑战,必须发动全社会力量,提高人民群众慢性病安全教育意识,提升全民综合健康素养,降低慢性病的发病水平。本节主要介绍恶性肿瘤、高血压、糖尿病和冠心病等常见慢性病的安全教育策略。

一、恶性肿瘤

肿瘤是机体细胞在各种内外因素作用下产生过度增殖或异常分化所形成的新生物。根据肿瘤的形态学,将肿瘤分为良性和恶性两大类。其中恶性肿瘤细胞具有分化不成熟、生长较快,呈浸润性生长的特点,手术切除等治疗后常易复发,甚至出现转移,严重危害身体健康。肿瘤是仅次于心血管疾病的全球第二大死亡原因,我国恶性肿瘤的发病率、死亡率均居世界首位。近十年来,我国恶性肿瘤发病率每年保持约 3.9% 的增幅,死亡率每年保持 2.5% 的增幅。单纯依靠治疗无法有效遏制癌症危机的蔓延,预防才是控制癌症最具有成本效益的长期战略。

(一) 危险因素

1. 环境致癌因素

(1) 化学因素:化学性致癌是指化学物质引起正常细胞发生恶性转化并发展成肿瘤的过程,具这种作用的化学物质称为化学致癌物,包括烷化剂、亚硝胺类、二氧化硅、烟草等。

(2) 物理因素:包括电离辐射、紫外线、损伤等。如骨肉瘤、睾丸肿瘤、脑瘤等患者常有外伤史。

(3) 致肿瘤病毒:凡能引起人或动物发生肿瘤或在体外能使细胞转化为恶性表现的病

毒均可称为致肿瘤病毒。如乙型肝炎病毒、人乳头瘤病毒分别与肝癌、宫颈癌相关。

2. 遗传因素　相当数量的肿瘤有家庭聚集现象,如结肠癌患者有结肠癌家族史。恶性肿瘤患者的一级亲属发病率通常高于一般人群,家族成员对这些肿瘤有较高的易感性。

3. 免疫因素　肿瘤从发生、发展,到侵袭、转移的整个过程均与免疫应答和免疫调节密切相关。为维持机体的稳定状态,免疫系统会长期、多方位地发挥免疫监视功能,精准进行免疫识别,及时作出免疫应答,并有效清除体内的危险物质。一旦免疫功能出现缺陷,将直接推动肿瘤的发生和发展进程。

4. 激素与肿瘤　激素对肿瘤的发生起了一定的作用。如乳腺癌、子宫内膜癌的发生和发展均与激素水平过高有关。

(二) 患者安全教育

1. 进食高蛋白质饮食　指导患者摄入高蛋白、富含维生素的食物,必要时可使用管饲给予肠内营养液,或采用肠外营养支持。对于一般患者,推荐每天蛋白质摄入量为 $1.2\sim$ $1.5\,\mathrm{g/kg}$;对于严重营养不良患者,推荐每天蛋白质摄入量为 $1.5\sim2.0\,\mathrm{g/kg}$;对于并发恶病质的患者,可提高每天蛋白质摄入量为 $2.0\,\mathrm{g/kg}$。

2. 保持积极心态　了解患者的心理状况,关心、安慰和鼓励患者,向患者及其家属宣教肿瘤防治知识,使其树立战胜疾病的信心,积极配合治疗。

3. 预防压力性损伤　卧床患者落实基础护理,每 2 小时翻身一次,使用合适的防压器具或者辅料,保持床铺清洁,以预防压力性损伤的发生。

4. 做好疼痛管理　评估患者疼痛时间、部位、性质及程度,应根据医嘱按时给予镇痛药,指导患者按时按量服药,并观察用药的效果及不良反应。

5. 严密观察放化疗反应　如过敏、恶心、呕吐、发热、出血、腹泻、骨髓抑制等。

6. 做好导管护理　指导患者按时维护导管,发现异常及时就诊。

二、高血压

高血压是临床最常见的心血管疾病,被列为国家社区慢性病管理和预防的重点疾病,是危害社区居民健康最严重的疾病之一。若血压没有得到良好的控制,可引起心、脑、肾并发症,同时也是脑卒中、心力衰竭、冠心病的重要病因和危险因素。

(一) 可干预危险因素

1. 饮食　高钠低钾饮食与高血压发病有一定相关性,钠盐的摄入与高血压发病呈正相关,钾的摄入与高血压发病呈负相关。除此之外,高蛋白饮食、低钙、低镁、饱和脂肪酸过多和过量饮酒都与高血压发病有一定关系。

2. 精神应激　长期精神紧张、心理压力大、脑力劳动、长期受噪声和不良视觉刺激者易患高血压。

3. 吸烟　烟草中的有害物质可使血管收缩,导致血压升高。

4. 肥胖　尤其是中心性肥胖(男性腰围≥90 cm,女性腰围≥85 cm)是高血压发病的重要危险因素。

5. 其他　药物和部分疾病可能诱发或加重高血压。

（二）患者安全教育

1. 避免诱因和危险因素

（1）避免诱因：指导患者尽量避免导致血压升高的因素，如避免情绪激动（同时告知家属避免激怒患者）、精神过度紧张、长期处于噪声环境或不良视觉刺激的环境中（如在这样的环境工作，应考虑调离岗位或工作）；避免用力咳嗽、便秘、屏气、寒冷刺激、剧烈运动或过度劳累等，以防血压急剧升高导致脑血管意外。

（2）控制危险因素：高血压患者以低盐、低饱和脂肪、适量蛋白质、维生素丰富的饮食为宜，可适当增加钾的摄入，保持大便通畅。反复强调吸烟在疾病中的危害，帮助患者戒烟，不吸烟者也应避免被动吸烟。指导患者选择适宜的运动方式，运动量应合理，循序渐进，持之以恒。若运动中出现头晕、头痛、心慌、气急等不适症状，应就地休息；若无法恢复，应及时就诊。血压急性升高尚未有效控制者应避免运动，增加卧床休息的时间。

2. 用药安全指导

（1）提高用药依从性：强调长期用药治疗的重要性，严格遵医嘱用药，不可随意减药、停药，亦不可多服、漏服，告知患者血压控制不佳及血压波动较大可导致严重的心、脑、肾并发症或出现脏器供血不足等不良后果，提高患者积极控制血压的意识。

（2）指导正确用药：告知患者所用药物的名称、剂量、时间、用法、作用及不良反应；服用缓释剂和控释剂时，指导患者应吞服，不可嚼服，否则影响药物发挥作用。一般睡前不宜服用降压药，避免夜间血压过低诱发脑卒中。

（3）不良反应识别及处理：服药期间应监测血压，记录血压与服药的关系。

（4）用药期间注意直立性低血压的预防及处理：告知患者降压药物可能导致直立性低血压，初次服用降压药者如厕或外出时应有人陪伴；指导患者服降压药后不要站立太久，改变体位时动作要缓慢；避免用过热的水洗澡，更不宜大量饮酒，以避免加重低血压症状；若出现头晕、眼花、视力模糊、恶心、耳鸣等症状，应立即平卧，取头低足高位，以促进下肢静脉回流，改善脑部供血。

3. 病情监测及危险识别

（1）教会患者及其家属监测家庭血压：指导患者及家属使用电子血压计定时监测血压并记录，就诊时携带，可作为医生调整药物的依据。需要注意的是家庭血压诊断标准为 135/85 mmHg，对应诊室血压的 140/90 mmHg。

（2）指导危险识别及处理：告知患者及家属若出现剧烈头痛、呕吐、视力模糊、血压急剧升高、面色及神志改变、肢体活动障碍等症状，应考虑高血压急症，迅速卧床休息，垫高头部，注意安抚患者情绪，避免一切刺激和不必要的活动，立即服用降压药物并送医院就诊。

三、糖尿病

近年来，随着人民生活水平的提升、生活方式的转变以及人口老龄化进程的加速，糖尿病的患病率、发病率持续上升，患者数量也不断增多，该疾病已然成为严重威胁人类健康的全球性公共卫生问题。

（一）可干预危险因素

1. **不健康的生活方式**　如体力活动不足、高热量高脂饮食、长期应激，尤其是上述因素作用下引起的中心性肥胖与 2 型糖尿病的发病关系密切。此外，不良嗜好（如吸烟、酗酒等）与糖尿病的发病也有关系。

2. **病毒感染**　可引起胰岛 B 细胞自身免疫反应，导致胰岛素分泌绝对不足，与 1 型糖尿病发病相关。

3. **基础疾病控制不佳**　如高血压、高脂血症等可增加糖尿病的患病风险。

（二）患者安全教育

1. 控制危险因素

（1）改变不良生活方式：指导患者戒除烟酒等不良嗜好；与患者及家属共同制订饮食计划并指导实施；患者在医生指导下开展有计划的运动锻炼，循序渐进、长期坚持。

（2）避免诱因：指导患者严格避免诱因，如避免饮食不当（大量摄入高糖食物等）、运动不当（空腹运动等）、治疗不当（突然停用降糖药及胰岛素等），避免脱水、精神紧张等，以免诱发糖尿病的急、慢性并发症，出现不良安全问题。

（3）预防感染：糖尿病患者容易发生感染，告知患者易感染部位、危险因素、感染的识别及预防，指导患者注意个人卫生，尤其是口腔、会阴部及皮肤的清洁；注意饮食卫生，预防消化道感染；根据气候变化及时增减衣物，注意保暖，预防上呼吸道感染。

2. 口服用药安全指导

（1）提高用药依从性：向患者及家属讲解药物控制血糖的重要性，指导患者严格按医嘱使用口服降糖药物，不可随意增减药量，以免发生不良安全问题。为提高用药安全性，可推荐患者使用一周用药管理收纳盒。

（2）指导口服药物用法：患者应熟悉所用降糖药的名称、剂量、时间、用法、作用及不良反应，按时按量用药。例如，磺脲类药物宜餐前服用；双胍类药物应于餐前或进餐时服用；α-葡萄糖苷酶抑制剂与第一口食物一同嚼服。

（3）指导不良反应的识别：低血糖是磺脲类药物最常见且重要的不良反应，常发生于老年患者，与用药剂量过大、进食减少、活动过度等有关，指导患者应尽量避免。双胍类药物常见的不良反应为消化道反应，如恶心、腹泻、口干、口中有苦味或金属味，偶有皮肤红斑等过敏反应。α-葡萄糖苷酶抑制剂主要有腹胀、腹泻等不良反应。噻唑烷二酮主要的不良反应是体重增加和水肿，使用时要注意监测肝功能。

3. **胰岛素笔的安全使用**　胰岛素是控制血糖重要且有效的方法。糖尿病患者往往需要自己注射胰岛素，胰岛素笔式注射器具有易携带、使用方便、安全、有效的特点，应教会患者正确使用胰岛素笔，并注意下列问题。

（1）保存：胰岛素笔芯应按照要求存放，避免变质导致用药隐患。未用的胰岛素笔芯于 4～8℃冷藏保存，正在使用的笔芯可以常温（但应低于 30℃）放置，时间不超过 4 周，避免过热、过冷和阳光直射。

（2）注射时间和量：不同剂型的胰岛素开始发挥作用的时间及作用维持时间不同，医生会根据血糖控制情况、运动量、饮食、病情等确定剂型和用量，如果情况有变需要随时调整,患者应遵医嘱注射,避免治疗不当,引发安全问题。

（3）部位:注射部位选择皮肤松软处,如上臂外侧、腹部、臀部、腰部、大腿前及外侧,避开脐周5 cm以内的区域。为防止形成皮下硬节、皮下组织萎缩或增生而影响胰岛素的吸收,应按顺序轮换使用注射部位,注射时要距离上次注射部位至少3 cm,重复部位注射应间隔8周以上。若采用腹部注射,还可用腹部注射轮换卡。

（4）注射流程:注射胰岛素应严格无菌操作,注射部位用75%的乙醇消毒,避免使用碘伏。预混胰岛素注射前应先摇匀,注射时根据需要可捏起注射部位,进针时针尖与皮肤角度呈45°或90°角。

（5）不良反应:主要表现为低血糖,部分患者可出现过敏反应,表现为注射部位出现红、肿、发痒、硬结或皮疹等,可伴有恶心、呕吐、荨麻疹、面部水肿或呼吸困难等症状。

4. 低血糖的识别、预防和处理

（1）识别:血糖浓度低于2.8 mmol/L可出现低血糖反应,典型表现为强烈的饥饿感、手抖、头晕、出冷汗和心慌等;若不及时处理,严重者可发生昏迷,甚至死亡。

（2）预防:使用口服降糖药或胰岛素后要按时、按量进食;不空腹运动;运动时随身携带糖果、饼干、巧克力等能迅速提高血糖的食物;运动量明显增大或饮食减少时,应适当减少降糖药或胰岛素;严格胰岛素的使用剂量,不随意增加剂量,如确实需要应在医生指导下调整。

（3）处理:一旦发现低血糖表现,应立即补充糖,避免不良后果;意识清醒者可直接食用;若出现意识障碍,应迅速送医院静脉给予高糖溶液,防止脑损伤。

5. 糖尿病足的预防及处理

（1）避免烫伤或冻伤:足部不可长时间暴露于温度较高或较低的环境中,尽量避免使用热水袋和电热毯取暖;洗脚时水温应由家人调节,避免患者因感觉障碍而导致水温过高引起烫伤。

（2）防止外伤:选择清洁、柔软、透气性好、宽松的鞋袜,并经常更换;尽量不要赤脚穿鞋,不穿露趾拖鞋;每次穿鞋前都应检查鞋内有无不平或突起,有无异物掉在鞋里,及时处理以免造成损伤;趾甲修平即可,不可修剪过短,以防伤及甲沟。

（3）足部清洁和检查:每日温水洗脚,水温不超过40℃;洗脚后用柔软、吸水性好的毛巾彻底擦干;检查双足背面,注意皮肤色泽、温度、足背动脉搏动、有无破损及异味;用手分开足趾,检查足趾;检查趾甲及甲沟;检查足部侧面;检查足底,可由他人协助或借助镜子观察;做好足部护理记录。

（4）异常处理:一旦发现足部水疱、溃疡、出血、感染等异常,应及时到医院就诊,在医生指导下积极治疗,避免不良后果。

6. 病情监测及意外预防　应教会患者及其家属测量血糖的方法,指导患者在家中定期监测血糖并记录,便于医生根据血糖控制情况调整治疗方案。平时随身携带糖尿病诊断卡,注明姓名、诊断、住址、电话等重要信息,以便发生意外时他人了解情况,及时处理或送医。糖尿病患者在旅行中也要科学地管理血糖,备好糖尿病旅行包,应携带糖尿病日志、血糖仪、胰岛素笔、快速升糖食物、诊断卡、胰岛素、口服降糖药、采血笔、试纸和1 ml注射器。

拓展阅读 10－2　成人糖尿病食养指南(2023 年版)

四、冠心病

冠状动脉粥样硬化性心脏病(coronary artery heart disease，CHD)是冠状动脉粥样硬化使管腔狭窄或闭塞导致心肌缺血、缺氧或坏死而引发的心脏病,简称冠心病。我国人群冠心病的发病率及死亡率呈逐年上涨趋势,并且随着年龄的增长,冠心病的患病率及死亡风险也显著上升。根据《2021 中国卫生健康统计年鉴》,2020 年,我国 65 岁以上城市人群冠心病的死亡率为 184.17/10 万,农村人群为 216.31/10 万。与年轻人相比,衰老使得老年人容易发生血管内膜增厚、内皮功能障碍以及血栓,同时老年人群常伴随多种冠心病的危险因素,如高血压、高脂血症、糖尿病、吸烟、久坐等,其冠状动脉病变表现为多发、钙化及弥漫性,且易发生左主干病变以及心肌梗死,这些与不良预后均息息相关。

(一) 可干预危险因素

1. 饮食因素　饮食中饱和脂肪酸或饱和脂肪酸/多不饱和脂肪酸比值较高、长期每天摄入膳食盐量超过 5 g、过量饮酒等均与血管病变具有较强的相关性。

2. 吸烟　与不吸烟者比较,吸烟者的发病率和病死率增高 2～6 倍,且与每日吸烟的支数成正比。被动吸烟也是危险因素。吸烟者前列腺素释放减少,血小板易在动脉壁黏附聚集。吸烟还可使血中高密度脂蛋白胆固醇浓度降低、总胆固醇浓度增高以致易患动脉粥样硬化。另外,烟草所含的尼古丁可直接作用于冠状动脉和心肌,引起动脉痉挛和心肌受损。

3. 精神应激刺激　城市脑力劳动者、从事精神紧张度高的职业者、长期生活在噪声环境中听力敏感性减退者容易发生心脑血管意外。

4. 肥胖　标准体重(kg)＝身高(cm)－105(或 110),体重指数(body mass index，BMI)＝体重(kg)/[身高(m)]^2。超过标准体重 20% 或者 BMI≥28 kg/m^2 称为肥胖症。肥胖也是心脑血管疾病的危险因素,可导致血浆甘油三酯及胆固醇水平增高,并常伴发高血压或糖尿病。近年研究认为,肥胖者常有胰岛素抵抗,导致心脑血管疾病的发病率增高。

(二) 患者安全教育

1. 饮食调理　健康饮食可以减少冠心病患者的病死率和不良事件的发生风险。推荐患者采用地中海饮食模式,摄取足量的水果、蔬菜、豆类、纤维素、不饱和脂肪酸、坚果和鱼类,减少精细碳水、红肉、饱和脂肪酸以及乳制品的占比,合并高血压的患者还应限制盐的摄入。

2. 运动治疗　除了可降低老年冠心病患者的心血管事件风险外,还能改善其基础身体状态,对于防止跌倒、保持步行和改善肌肉力量和功能都有益处。建议患者坚持轻中度的体育活动,如日常步行、家务劳动,以及每周 1～2 次的体育锻炼。具体运动强度可以根据运动负荷心电图、运动负荷超声心动图的结果以及患者基本情况进行个体化调整。对于合并肥胖、关节炎等疾病的患者,应调整运动方案的组成,并通过增加频率、降低强度等方式避免产生损伤。抗阻训练可以有效增加老年患者的活动能力以及肌肉力量,推荐与有氧运动结合,每周进行 3 次中等强度的力量训练,具体强度根据患者个体耐力决定。除此之外,建议出院患者参与心脏运动康复。由医疗团队制订个性化的康复方案,指导患者在家庭或社区中进行以运动为基础的心脏康复,可以降低患者的再住院率,降低心肌梗死以及其他心血管死亡事件的发生风险。

3. 体重管理　尽管肥胖和超重是冠心病的独立危险因素,其对冠心病患者预后的影响一直有所争议。相关指南推荐老年冠心病患者适当控制体重,BMI 控制在 $20\sim25\,kg/m^2$ 可以减少心血管事件的发生风险以及老年虚弱的发生。对于高龄老年患者($\geqslant80$ 岁)来说,体重管理争议较大,超重乃至轻度肥胖的患者可能较 BMI 正常的患者有更低的死亡风险。

4. 烟酒等生活习惯　老年冠心病患者应戒烟,避免被动吸烟,医生应根据患者吸烟情况综合评估,并协助患者戒烟,必要时可以采用尼古丁替代疗法等手段。饮酒对于心血管系统的影响存在争议,减少饮酒是控制疾病的必要措施。

5. 心理干预　冠心病患者相较于健康人群更易有情绪和心理的失调。焦虑是冠心病的独立危险因素,多种精神心理问题均会影响冠心病患者的预后。对于老年冠心病患者应及时筛查是否有焦虑、抑郁以及严重失眠等心理障碍,推荐应用常见心理量表,如焦虑自评量表(Self-Rating Anxiety Scale,SAS)、抑郁自评量表(Self-Rating Depression Scale,SDS)等进行评估,必要时寻求心理医生的协助,对出现指征的患者应及时干预。

（秦洁）

第十一章 人工智能与患者安全

· 学习目标 ·

【素质目标】 启发学生对人工智能,尤其是人工智能在医疗领域中的应用的兴趣;培养知识创新和技术创新能力。

【知识目标】 能了解人工智能的概念、医疗机器人的内涵;能熟悉人工智能在医疗领域中的应用;能熟悉人工智能技术在智慧医疗中可能引发的患者安全问题及预防策略。

【能力目标】 对人工智能在智慧医疗中的应用及患者安全问题具有辩证思维。

微课 医疗机器人——开启医疗护理新时代

情景案例

互联网医疗,就医新体验

为方便患者就医,某医院完善了互联网诊疗平台建设,开展线上医疗护理服务。该平台主要提供面向患者的互联网辅助服务、面向复诊患者的云诊室就医服务、面向医联体单位的远程协作服务、面向大众的健康宣传教育服务、面向医保医政部门的结算上报服务以及面向第三方机构的支付结算查询服务等。通过互联网,患者在手机上即可借助平台完成预约挂号、移动支付等操作;结合图文、语音视频等方式,平台可提供在线诊疗、慢病续方、健康宣教等服务;平台还具有为偏远地区患者实施远程医疗及护理指导等功能。经过一年多的运转,利用平台接受医疗服务的人数不断增加,真正起到了优化就医流程、改善就医体验的作用。

请思考:

1. 在互联网诊疗过程中,平台如何确保患者隐私和数据安全?
2. 远程医疗及护理指导服务中,平台如何保证医疗质量和患者安全?

第一节　人工智能技术在医疗领域中的应用

在"健康中国2030"规划的统筹推进下,医疗行业正经历着深刻变革:从传统医疗逐步迈向数字医疗、信息医疗、数字医疗阶段,进而向着智慧医疗的新阶段持续跃升。《中国人工智能医疗白皮书》将人工智能在医疗领域的应用归纳为五大方面,即医学影像、药物研发、辅助诊断、健康管理和疾病预测,利用人工智能技术助力医疗发展成为社会的研究热点。

一、人工智能的概念、起源及发展

(一)概念

人工智能(artificial intelligence,AI)是新一轮科技革命和产业变革的重要驱动力量,是研究、开发用于模拟、延伸和扩展人的智能的理论、方法、技术及应用系统的一门新的技术科学。

人工智能是智能学科的重要组成部分,它企图了解智能的实质,并生产出一种新的能以与人类智能相似的方式做出反应的智能机器。人工智能是涉及范围十分广泛的科学,包括机器人、语言识别、图像识别、自然语言处理、专家系统、机器学习,计算机视觉等。

(二)起源与发展

1. 人工智能的演变过程　　在20世纪50年代,科学家们开始尝试用计算机来模拟人类的智能行为,如棋类游戏、数学定理证明等。这些研究虽然相对简单,但却为后来的人工智能发展奠定了重要的基础。1956年,约翰·麦卡锡、马文·闵斯基、克劳德·香农和纳撒尼尔·罗切斯特等科学家在达特茅斯学院组织了一次会议,会上首次提出了"人工智能"这一概念,并确立了人工智能作为一门独立学科的地位。达特茅斯会议被视为人工智能诞生的标志性事件。此后,人工智能研究逐渐兴起,吸引了越来越多的科学家和研究者加入其中。

从1956年的达特茅斯会议至今,人工智能已经经历了数十年的发展历程。在这个过程中,人工智能技术不断突破和创新,逐渐从简单的模拟和推理扩展到复杂的感知、学习和决策等领域。

2. 人工智能发展的关键里程碑　　首先是1956年的达特茅斯会议,这次会议不仅提出了"人工智能"这一概念,还确立了人工智能的研究方向和目标。其次是1965年约瑟夫·维森鲍姆(Joseph Weizenbaum)开发的ELIZA程序,它是第一个能够模拟人类对话的计算机程序,标志着自然语言处理的初步成功。此外,1979年斯坦福大学研发的"斯坦福卡车(Stanford Cart)"是机器人技术的一个重要里程碑,它能够在复杂的环境中自主导航和避障。而在深度学习领域,2006年杰弗里·辛顿(Geoffrey Hinton)等人提出的深度信念网络(deep belief network)为后来的深度学习革命奠定了基础。这些里程碑事件不仅推动了人工智能技术的快速发展,还深刻改变了人们对机器智能的认知和期待。

3. 人工智能起源对现代技术的影响 首先,它推动了计算机科学的发展,使得计算机不再仅仅是数据处理的工具,而是能够模拟和增强人类智能的智能系统。其次,人工智能技术的发展促进了其他领域的创新,如医疗、金融、教育等,为这些领域带来了前所未有的变革和机遇。

在医疗领域,人工智能被广泛应用于疾病诊断、药物研发和个性化治疗等方面,提高了医疗服务的效率和质量。在金融领域,人工智能技术如智能投资、风险评估等正在改变金融行业的格局和服务模式。在教育领域,人工智能则通过个性化学习、智能辅导等方式为学习者提供了更加高效和便捷的学习体验。

此外,人工智能的起源还激发了人们对未来科技的无限遐想。随着人工智能技术的不断进步和应用场景的拓展,人们开始期待一个更加智能、便捷和可持续的未来社会。在这个未来社会中,人工智能将与人类携手共进,共同创造更加美好的未来。

二、人工智能技术在医疗领域的应用

中国于 2017 年 7 月发布《新一代人工智能发展规划》,提出发展智能治疗模式、智能医疗体系、智能医疗机器人、智能可穿戴设备、智能诊断、智能多学科会诊、智能基因识别、智能医药监管、智能疾病预测等。日本基于本国严重的人口老龄化现象,将医疗健康和护理作为人工智能的突破口。英国则强调辅助诊断、早期预防控制流行病并追踪其发病率、图像诊断方向,并进一步提出了要保证公众数据的安全性和隐私性。印度则将癌症筛查和治疗作为人工智能大规模靶向治疗的领域方向。

"人工智能+医疗保健"一直被视为极具发展潜力的新兴领域。随着科技的不断发展和人口老龄化的加剧,未来几年,基于人工智能的应用程序有望改善数百万人的健康状况和生活质量,并改进医务工作者和患者之间的交流方式。

"人工智能+医疗"的主要应用领域包括:临床决策支持、患者监控和指导、辅助手术、患者护理的自动化设备以及医疗保健系统的管理等。近年来,人工智能技术被广泛应用于医疗卫生领域,尤其在辅助诊断和决策支持中的作用日益凸显,与此同时也给患者安全带来了一些挑战。

(一)发展现状

1. 人工智能技术在医疗领域的应用 人工智能技术作为一种通用技术适用于民用领域,其中包括医学领域。在民用领域中,人工智能技术除被运用于提升公共服务质量、提高生产效率等方面外,在医学领域应用涵盖了疾病诊断、治疗决策辅助、医疗影像分析等多个方面。

(1)基于人工智能的医学影像:可帮助医生对病症进行定位分析,辅助医生做出判断,提高他们的工作效率。这项技术主要分为两类,一类是图像识别,用于感知环节对患者的影像进行智能分析,得出一些有价值的信息。另一类是深度学习,可用于学习和分析。在对海量影像资料进行分析判断后,实现对神经元网络的深度学习训练,从而能进行智能化诊断。如今,随着医院人工智能技术的应用越来越多,这种基于人工智能的医学影像也得到了广泛推广。它不但可给出秒级的分析结果,而且在肺结节领域的人工智能读片可以在片子上圈出结节范围,使判断准确率高达90%;在骨科领域,可检测到占X射线面积0.01%的细微骨折。临床实践中,由于医生的学术背景、个人差异,或者影像学诊断报告标准不同,会导致影像判断存在一些失误,而人工智能则完全不同,不但准确率和效率高,而且能解决其中存在的各种问题。

(2)基于人工智能的辅助诊断:是近几年来兴起的一种技术,医院通过对人工智能辅助诊断技术的应用,促使数据被转化为有价值的参考依据。根据数据流的视角,将其分为以下几个流程:数据收集→数据加工分析→知识图谱→知识计算→交互设计。总体上,人工智能辅助诊断技术可以将患者的体检数据、病史、症状、检验检查情况、用药情况作为基础数据,结合临床治疗的经验,融合目前的医学知识,针对患者的综合情况自动生成医疗图谱。在此基础上,对患者的病历、症状进行智能化分析,得出相应的结果;然后,结合后端的医疗图谱,为医生的最终诊断提供有用的依据,并制订更加科学的治疗方案。这种技术在提高诊断效率的同时也降低了医生的工作负担。

(3)基于人工智能的手术操作:在医院的外科手术方面也可应用人工智能技术,这也是临床医学应用的主要发展方向,并且处于不断发展和完善中。如在微创心脏手术术中,通过人工智能技术辅助,不开胸即可完成微创心脏手术的操作。由于人工智能可以快速定位患者的心脏位置,自动分析心脏的数据和信息,辅助医生开展二尖瓣置换、心脏成形、心房隔缺损修补等手术,降低了手术难度,提高了手术的效率,而且患者的伤口非常小,恢复也较为快速,应用效果显著。此外,在骨科手术开展的过程中,可以通过人工智能技术自动采集患者的骨骼损伤数据,生成动态图像;而且也能自动模拟患者的手术情况,展现伤骨矫正、牵引的效果。这样可避免对患者骨骼的二次损伤,降低了手术的复杂性。这就是人工智能技术在医院手术操作中的应用。

(4)基于人工智能的客服机器人:可根据患者在网络和电话中提出的问题,整理相应的知识库。这个知识库所包括的内容较为丰富,从基本的门诊时间到科室服务都能找到答案,从而提高患者的满意度和体验感。而且医院还可将人工智能机器人应用在医院的微信服务号、支付宝小程序、网站中,由机器人来回答患者的疑问。由于机器人具有语义分析功能,可以准确回答患者提出的模糊性问题、针对性问题,并保证上下文的逻辑性,而且24小时在线,可为患者提供人性化咨询服务,解决患者的诸多疑惑。为了进一步升级客服机器人的功能,医院还要对其运行数据(交互数据、热点提问、患者满意度)进行查看,从而了解患者的关注点,进一步丰富知识库的内容,优化机器人的算法,调整医院的服务。不仅如此,医院还要对机器人客服没有匹配的提问进行完善和修正,全面提高问答的效率,从而促使更多的患者接受客服机器人并使用,提高交互量。

(5)基于人工智能的资源分配:可减少资源不均衡或者浪费的问题,细化医院管理,提升患者的体验度。如某医院引进了最新的"寻医帮手"系统。该系统可根据患者的主诉症状,调动人工智能机器人、人工智能客服,促使他们能快速挂号,并为他们匹配相对应的医生资源。如果患者首次就诊,对诊疗流程很陌生,医院设置了就诊过程的智能化引导功能,促使过去的"患者找服务",被升级为"服务找患者"。此外,为了减少患者就诊等候的时间还开发出智能化建卡、在线开具检查单等模块,使患者的建卡耗时、面诊等候时间得以缩短。通过先进的人工智能技术可促使患者的就诊全流程得到优化。其中所使用的大数据技术可精准测算各个科室医生的接诊时间，能使所有科室号源时段精确到 30 分钟以内，在提高服务质量的同时实现了医院资源的合理分配。

（6）基于人工智能的口腔修复：一些医院针对患者的口腔修复开发出用于铸造支架可摘义齿设计的专家系统。该系统是建立在人工智能基础上的，除了能模拟专家系统以外，也能辅助医生制订出有用的治疗和修复方案。同时该技术还能自动记录病历、设计义齿、收费等，为医院口腔科的管理带来了诸多的便利。还有医院开发出正颌外科专家预测系统。通过该智能化系统，对不同的牙颌面异常患者开展数字化诊断，并且自动设计手术，对手术进行模拟，预测患者手术后的面容。不仅如此，还有基于人工智能的数字化口腔设备，如根管自动测量仪、数字化口腔设备、义齿计算机辅助设计、计算机辅助制造系统、下颌运动记录设备、口腔内镜以及人工智能口腔管理系统。这些智能化技术不但提高了医院口腔科的医疗水平，更强化了管理的质量。

（7）基于人工智能的护理系统：如人工智能开发的患者虚拟助理软件，具有针对特定患者、特定疾病所设立的药物提醒和护理等功能，可以与患者的闹钟同步；而且医院的护士可通过临床信息以及其他数字支持系统输入临床数据并收集有用的信息，提高护理工作的针对性。不仅如此，护士还可通过人工智能语音辅助系统快速了解实际情况，并完成护理工作。可以使用语音命令向系统询问信息，如检索患者的信息，通过系统自动提醒护士注意肿瘤患者、瘫痪患者、败血症患者的特殊情况；医生也可以借助这个软件收集更多的患者相关信息，获取更多可操作的数据，方便医生进行综合评估，制订出更加科学、合理的诊疗方案。如今，基于人工智能的护理系统在国外很多医院已经得到应用。2021 年，意大利某医院已利用护理机器人照顾患者。

2. 医疗领域的"人工智能战士"

（1）智能医疗设备：未来的医疗领域可能不再仅是医生和护士的专属领域，而是由人工智能驱动的"智能医疗设备"主导的竞技场。例如，智能手术机器人可以在医生远程控制下进行微创手术，提高手术的精度和安全性。智能监护设备可以实时监测患者的生命体征，及时发现异常情况并发出警报。护理虚拟助手可以回答问题，监控患者并提供快速解决问题的方式。如今，护理虚拟助手技术的大多数应用可以让患者和医护人员在医院就诊之外进行定期沟通，以防止再次住院或不必要的医院就诊，其中有些更加先进的应用可以通过语音和人工智能技术提供远程健康检查服务。

（2）医疗大数据分析：随着医疗信息化的发展，积累了大量的医疗数据。人工智能可以通过分析这些医疗大数据，挖掘出有价值的信息，为医学研究和临床实践提供支持。例如，通过分析大量的电子病历数据，人工智能可以发现疾病的发病规律、治疗效果等信息，为医生提供决策参考。

（3）远程医疗：人工智能技术可以为远程医疗提供支持，使患者能够在偏远地区获得高质量的医疗服务。例如，通过视频会议系统和智能诊断设备，医生可以远程对患者进行诊断和治疗。同时，人工智能还可以对远程医疗数据进行分析，为医生提供更准确的诊断和治疗建议。

（二）应用案例

1. 医学影像诊断

（1）肺部疾病诊断：人工智能可以通过对肺部 CT 影像的分析，检测出肺癌、肺炎等肺部疾病。例如，深度学习算法可以自动识别肺部结节，并判断其良恶性。人工智能还可以对肺部疾病的进展进行监测，为医生治疗决策提供参考。

（2）乳腺疾病诊断：人工智能可以对乳腺 X 线影像进行自动分析，检测出乳腺癌等乳腺疾病。例如，深度学习算法可以自动识别乳腺肿块，并判断其良恶性。人工智能还可以对乳腺疾病的风险进行评估，为女性提供早期筛查和预防建议。

（3）心血管疾病诊断：人工智能可以通过对心脏超声影像分析，检测出心血管疾病。例如，深度学习算法可以自动识别心脏瓣膜病变、心肌梗死等心血管疾病。人工智能还可以对心血管疾病的风险进行评估，为患者提供预防和治疗建议。

2. 疾病预测与风险评估

（1）糖尿病预测：人工智能可以通过分析患者的病历、实验室检查结果、生活方式等数据，预测其患糖尿病的风险。例如，机器学习算法可以根据患者的年龄、体重、血压、血糖等指标，预测患者未来 5 年内患糖尿病的概率。人工智能还可以为高风险患者提供个性化的预防建议，如饮食调整、运动锻炼等。

（2）心血管疾病风险评估：人工智能可以通过分析患者的病历、实验室检查结果、生活方式等数据，评估患者患心血管疾病的风险。例如，机器学习算法可以根据患者的年龄、性别、血压、血脂、血糖等指标，评估患者未来 10 年内患心血管疾病的概率。人工智能还可以为高风险患者提供个性化的预防建议，如药物治疗、生活方式调整等。

（3）癌症预后预测：人工智能可以通过分析癌症患者的病历、病理报告、治疗方案等数据，预测患者的预后情况。例如，机器学习算法可以根据患者的癌症类型、分期、治疗方案等指标，预测患者的生存率和复发率。人工智能还可以为医生提供治疗决策参考，如是否需要进一步治疗、选择何种治疗方案等。

3. 医疗决策辅助

（1）治疗方案推荐：人工智能可以根据患者的具体情况，为医生推荐个性化的治疗方案。例如，机器学习算法可以根据患者的疾病类型、病情严重程度、身体状况等指标，推荐最适合患者的治疗方案。人工智能还可以对不同治疗方案的效果和风险进行评估，为医生提供决策参考。

（2）药物研发：人工智能可以为药物研发提供支持，加速新药的研发进程。例如，深度学习算法可以对大量的药物分子结构进行分析，预测其药效和毒性。人工智能还可以对临床试验数据进行分析，优化药物的剂量和治疗方案。

（3）医疗资源分配：人工智能可以根据患者的病情和医疗资源的分布情况，为患者推荐最适合的医疗机构和医生。例如，机器学习算法可以根据患者的地理位置、病情严重程度、医疗资源的可用性等指标，为患者推荐最近的、最适合的医疗机构和医生。人工智能还可以对医疗资源的利用情况进行分析，优化医疗资源的分配。

4. 老年护理　民政部、全国老龄办发布的《2023 年度国家老龄事业发展公报》显示，截至 2023 年末,全国 60 周岁及以上老年人口 2.97 亿人,占总人口的 21.1%;全国 65 周岁及以上老年人口 2.17 亿人,占总人口的 15.4%。预计到 2050 年前后,老年人口将达到峰值 4.87 亿人,占总人口的 34.9%,即每 3 个人中就有 1 位老人。老龄化问题将是未来社会所要应对的重大挑战之一。随着社会人口步入老龄化,越来越多的老人需要赡养,子女的养老责任日益艰巨。一个社会现状是子女常常忙于工作无暇照顾家中的老人,因而选择让老人入住养老院。

但无论是养老院还是家中养老,普遍认为传统养老存在四大痛点:传统化电器设计对腿脚不方便的老人非常不友好;安防监护缺失,老人失联事件频繁;老人发生意外或疾病的紧急情况无法及时沟通;儿女无法随时直观地了解父母的动态等。据统计,目前护工的缺口高达千万。养老院缺资金、缺人员、缺设施、缺服务也是不争的现实。这些痛点与养老生活的质量密切相关。将人工智能技术融入养老、护理机构,可切实解决该行业工作人员负担大、劳动力短缺等各类实际需求。

老年护理领域的创新应用包括:互动和通信设备、家用健康监测设备、运动辅助工具(如助行器)等。

(1)在提升生活品质与独立性方面:①自动化交通工具帮助老年人更好地独立生活,并扩大他们的社会视野;②信息共享将帮助家人之间的沟通,预测性分析可能被用来推动家庭的积极行为,比如提醒他们"给家里打电话";③家用智能设备将在需要时帮助进行日常活动,如做饭,帮助穿衣和洗漱等。

(2)在健康管理方面:①监控活动的移动应用程序加上社交平台,将为保持身心健康提出建议;②通过家庭健康监测并提供健康信息,能够检测情绪或行为的变化,并提醒护理人员。

(3)在治疗方法和设备方面:①助听器和视觉辅助设备将减轻听力和视力损失带来的负面影响,为老年人提供更安全的环境,改善与社会之间的联系;②个性化的康复和家庭治疗将减少住院或护理设施的需要;③辅助设备(智能步行器、轮椅等)将扩大体弱者的活动范围。

研究人员预计,低成本的传感技术将发展迅速,为老年人的居家生活提供便利。除了传感技术外,整个智能系统还将涉及多个领域,如自然语言处理、推理、学习、感知和机器人。

三、医疗机器人的应用

(一)功能与分类

医疗机器人(medical robot)是指用于医院、诊所的医疗或辅助医疗以及健康服务等方面的机器人,主要用于患者的救援、医疗、康复或健康信息服务,是一种智能型服务机器人。医疗机器人是机器人,更是医疗器械。

1. 功能　①能够辅助医生工作;②扩展医生的能力;③具有不断增长的智能水平;④医用性(安全有效);⑤临床适用性;⑥良好的交互性(医-患-机和谐共存)。

2. 分类　医疗机器人根据功能可以分为四大类:手术机器人、康复机器人、护理机器人、服务机器人。

（二）主要应用

1. 手术机器人（surgical robot）　用于手术影像导引和微创手术。目前，大多数手术机器人由外科医生所控制。医生掌握输入设备，机器人跟随指令在患者身上操作。操作精细，患者伤口小、出血少，用时短，可以代替医务人员进行有损害的操作。典型应用：达芬奇手术机器人，通过微创方法完成复杂的手术，由医生坐在控制台上完成；射波刀（Cyber knife）是机器人放射系统，提供立体定向放射治疗；Navio 机器人辅助手术系统是辅助膝关节置换手术的导航设备，可以提高手术的精准度。

2. 康复机器人（rehabilitation robot）　主要用来辅助和治疗残疾、年老、行动不便的人群，可有效促进神经系统的功能重组、代偿和再生，延缓肌肉萎缩和关节挛缩，解放康复治疗师的部分体力，优化了医护资源。典型应用：Rewalk，通过传感器和监控器使用户站立、行走；Cyberdyne 的 HAL 通过生物电感应器，强调与人体的整合度；Ekso，有 First Step、Active Step 和 Pro Step 3 种模式，能统计并同时上传相关数据给医疗人员进行分析。

3. 护理机器人（nursing robot）　可以感觉并且可以在处理感官信息后给予用户反馈操作的设备。满足患者行动不便、老年群体对医护的需求。典型应用：个人护理机器人大多用于患者出院后监控其身体状况，跟医院互动；PARO 是高级治疗机器人，帮助治疗痴呆症、老年痴呆和认知障碍。

4. 服务机器人（service robot）　主要用于辅助医疗机构日常活动中的搬运、配送、消毒、清洁、查房等功能。服务机器人可以提高杀毒程度，规避交叉感染率；分担医护人员一些沉重且烦琐的运输工作，提高他们的工作效率。典型应用：医用运输机器人，如美国 TRC 公司的 Help Mate 机器人；消毒和杀菌机器人，如 Xenex 机器人。

（三）未来的主要发展趋势

1. 多方合作、医工结合　充分发挥各方面的作用，打造一个多元协作的生态圈，包括人才、技术、资本、产业界、政府、医院、医生等。医工结合是指为了确保产品的有效性和适用性，医生与研发工程师要紧密结合，即由医生提出功能需求、安全性要求及手术方式和过程等；研发工程师明确需求后进行设计；然后双方结合方案论证，不断修改，进行技术测试、医生测试与评价修改等。

2. 不断寻求技术创新　未来的医疗机器人肯定是创伤越小越好，要做到简单、安全、集成，并且适合医生操作的习惯；强调人机交互，通过触觉实现相互反馈，还要增加现实感和真实感；从材质和方式上寻求如何可以实现重量轻、更小型化、牢固、敏捷的组建。

3. 金融资本在医疗机器人产业中起着越来越大的作用　医疗机器人行业具有技术门槛高、研发周期长、投入高、风险大、回报大的特点，这些特点符合风险投资者的投资要求。因此，金融资本在医疗机器人产业中将会起着越来越大的作用。

4. 专用型医疗机器人将成为产品发展趋势　每一例病患都可以由医疗机器人辅助医生来诊断和治疗，个性化的疾病诊治方式使得专用型医疗机器人优点更为突出，更切合临床要求。

第二节　人工智能技术在智慧医疗中的风险与患者安全

在线案例 11-1　互联网医疗平台的患者数据安全监测

随着人工智能技术的迅猛发展,其在医疗领域的应用日趋广泛。智慧医疗通过利用人工智能技术,包括机器学习和深度学习等,可以提供更准确、高效的医疗诊断和治疗方案。然而,人工智能在智慧医疗中也带来了一些潜在的隐患与风险,在临床实践中可能引发患者安全问题,需要我们认真思考和解决。

一、智慧医院

1. **传统智慧医院**　主要具备线上挂号、缴费、咨询、提醒等功能,能够在一定程度上缓解挂号和看病难的普遍问题。但由于医疗资源分布不均衡及医疗复合型人才匮乏,传统的智慧医院无法从根本上解决医院人满为患、医疗服务效率低的问题。特别是偏远地区的医疗信息化程度很弱,再加上就医人员的文化水平和掌握通信工具的能力有限,导致智慧医院建设具有局限性。随着全国网络的普及,应用软件的人性化开发,更多的就医人员掌握了信息交互工具。因此,新型智慧医院,即人工智能＋智慧医院的发展顺应时代。

2. **人工智能＋智慧医院**　该平台利用网络信息技术,通过基础设施和网络管理设备,构建患者、医生、医院三者之间的有效联系,以服务患者为核心,在提高就医效率的同时提升患者的就诊满意度,解决目前普遍存在的"看病难"问题。同时,人工智能＋智慧医院还面向医院管理者,开发以医院资源管理为目标的物联网、大数据资源管理平台,提高管理效率及最大化资源利用率。通过汇总和梳理近年国家相关部委颁布的智慧医院的政策及评级标准,人工智能＋智慧医院的发展主要围绕以患者为核心的智慧服务和以资源管理为目标的智慧管理,并将在未来一段时期继续以此为基础进行建设。

拓展阅读 11-1　第二届中国智慧医疗创新创业发展论坛

二、人工智能技术在智慧医疗中可能引发的患者安全问题

1. **患者隐私与信息安全**　患者隐私与信息安全主要涉及管理层面的安全性与技术层面的安全性。患者隐私数据中通常包含大量的疾病信息甚至伦理问题,医疗大数据除了具有隐私性以外,还具备很大的商业价值,如果被泄露以致被不法分子盗用,将产生巨大的财产损失及严重的不良社会影响。人工智能＋智慧医院的医疗信息安全主要体现在网络安全,一旦网络被病毒攻击或存在安全漏洞,患者隐私信息和医疗信息都将被泄露。

2. **错误诊断与治疗风险**　尽管人工智能在医疗诊断中表现出惊人的精准性和准确性,但也存在一定的错误率。人工智能系统在训练过程中所使用的数据集可能会有偏差,导致系统对某些特定情况下的判断可能不准确,由此可能导致误诊和误治,给患者带来严

重的损害。

3. 道德和伦理问题　智慧医疗中的人工智能系统具有自主学习能力,能够从医疗数据中提取知识,生成新的诊断和治疗方案。然而,这也引发了一系列道德和伦理问题。例如,人工智能系统根据之前的数据判断某个患者的治疗效果很差,是否应该将这个信息告知患者?这涉及医生和患者之间的沟通和决策权衡。此外,人工智能系统的决策过程往往是黑盒子,即我们难以解释其背后的逻辑和依据,可能引发对其公平性和可解释性的质疑。

4. 技术能力与专业知识　在智慧医疗中,人工智能系统往往需要处理复杂的医学知识和数据,而这种知识和数据具有高度专业化和复杂性。人工智能系统的设计和开发需要医学专业知识和算法技术的结合,而这往往超出了传统的医生和程序员的能力范围。因此,智慧医疗中存在技术能力和专业知识不足的风险。

三、防控策略

1. 确保隐私与数据安全　人工智能＋智慧医院是未来的发展趋势之一,保护患者隐私及保证数据安全需要从管理层面和技术层面共同保证,缺一不可。从管理层面解决隐私数据的安全问题,需要从系统和整体出发,完善顶层设计,划分清楚临床业务、医政管理、人工智能技术等多方面之间相互作用的逻辑关系,确保通过精细化管理来保证各环节的医疗数据信息安全。从技术层面解决隐私数据的安全问题,需要更可靠的人工智能技术基础设施,从医疗大数据收集、分类、整理、分析等各环节保证数据的可靠性、有效性和安全性。

2. 提高人工智能的准确性和可信度　为了降低误诊和失误的风险,应该致力于提高人工智能算法的准确性和可信度。这可以通过优化算法模型,提高数据质量和多角度验证等方式实现。此外,引入人工智能算法的辅助决策机制,让医生和人工智能共同参与决策也是重要的解决方案之一。

3. 建立完备的监管和评估机制　为了确保智慧医疗系统的稳定性和可靠性,需要建立完备的监管和评估机制。监管部门要加强对智慧医疗系统的监管力度,并设立独立的评估机构对系统的技术和操作进行评估。只有这样,才能有效减少系统故障和技术依赖带来的风险。

4. 鼓励制定临床人工智能安全使用指南　在临床环境中实现人工智能的安全、高效应用,需综合考量医疗人力资源、现有技术基础、政策规范及操作流程等多重因素。高风险行业(如航空、国防)已构建起成熟的人-系统集成理论框架,为机器设备与人类工作环境的无缝融合提供了科学指导。借鉴此类跨领域经验,需制定针对性强、可操作性高的临床人工智能安全使用指南,为人工智能算法在医疗场景中的落地应用提供标准化路径。人工智能患者安全指南需要重点解决三大核心问题:其一,针对用户过度依赖人工智能导致的决策风险,需建立人机协同信任机制;其二,针对算法漂移引发的性能波动,需构建动态监测与迭代优化体系;其三,针对医护人员因过度依赖技术产生的专业能力退化风险,需设计人机协作能力培训方案。通过前瞻性识别技术风险、系统性设计安全策略,此类指南可作为临床人工智能大规模部署前的安全防火墙,推动技术落地与医疗质量提升的双向赋能。

5. 时常监测人工智能患者安全风险 鉴于人工智能系统的动态演化特性，医疗机构需建立常态化患者安全评估机制，这与基于固定规则的传统决策支持系统存在本质差异。一种可行的监控路径是构建医疗机构患者画像的标准化测试案例库，通过模拟真实诊疗场景评估人工智能系统的安全边界。针对商业化人工智能产品，开发企业应配套提供标准化测试基准套件，各医疗机构可在此基础上进行本地化适配，以反映不同患者群体的特征差异。医疗组织需构建适配人工智能特性的治理框架，重点解决三大核心问题：一是建立新工具准入评估机制，确保技术迭代与安全管控同步；二是制定分级监测策略，根据风险等级动态调整评估频率；三是构建闭环反馈系统，实现问题识别、方案开发、效果验证的持续改进。通过这种系统化治理，可在技术创新与安全保障间构建动态平衡，推动人工智能在医疗场景的安全落地。

6. 开发实现人工智能系统对患者安全事件影响可追溯性流程 当认识到人工智能系统可能对患者造成伤害时，将需要进行彻底的事件审查，以查明人工智能是如何造成伤害的。人工智能系统应捕获元数据，以支持详细审查和分析人工智能系统在患者安全事件发生时的运行情况。临床使用的所有人工智能系统都应该建立一组核心元数据元素，并要求这些元素支持可追溯性，以便在需要时进行一致性和彻底性审查。可追溯性对于解决可能导致患者预后受害的人工智能偏差也很重要。

人工智能技术在医药卫生健康领域应用正步入高速发展轨道，伴随公共与私人资本的持续涌入及研发创新的加速，一系列突破性应用场景正加速涌现。WHO 及包括我国在内的各国监管机构已构建起动态响应机制，通过系统性制定新兴工具包、创新方法论及标准化框架，并依托定期迭代机制持续优化监管工具箱，确保政策供给与技术创新保持同频共振。

（彭彩虹）

参考文献

［1］ Meara J G, Leather A J M, Hagander L, et al. Global Surgery 2030: Evidence and solutions for achieving health, welfare, and economic development ［J］. Lancet, 2015,386(9993):569 - 624.

［2］ Rodziewicz T L, Houseman B, Hipskind J E. Medical error reduction and prevention ［M］. Treasure Island, FL: StatPearls Publishing, 2023.

［3］ Raoofi S, Kan FP, Rafiei S, et al. Global prevalence of nosocomial infection: a systematic review and meta-analysis ［J］. PLoS One, 2023,18(1):e0274248.

［4］ Markwart R, Saito H, Harder T, et al. Epidemiology and burden of sepsis acquired in hospitals and intensive care units: a systematic review and meta-analysis ［J］. Intensive Care Med. 2020,46(8): 1536 - 1551.

［5］ Gunderson C G, Bilan V P, Holleck J L, et al. Prevalence of harmful diagnostic errors in hospitalised adults: a systematic review and meta-analysis ［J］. BMJ Qual Saf, 2020,29(12):1008 - 1018.

［6］ 黄美萍,李云芳. 病人安全护理学［J］. 北京:人民卫生出版社,2019.

［7］ 刘彤,肖明朝,赵庆华. 国际患者安全发展趋势分析及对我国的启示［J］. 中国卫生质量管理,2023,30 (9):1 - 5.

［8］ 付静,贾雪媛. 国内外护士患者安全胜任力现状与教育需求研究进展［J］. 中国卫生标准管理,2024, 15(5):195 - 197.

［9］ 刘璟,肖明朝. 关于 WHO 提出全球患者安全行动计划的思考与启示［J］. 中国医院,2021,25(7):62 - 64.

［10］ 李娟,肖明朝,赵庆华,等. 将患者安全融入医学本科教育的探索与实践［J］. 中国继续医学教育, 2021,13(4):80 - 82.

［11］ 吴欣娟,王艳梅. 护理管理学［M］. 5 版. 北京:人民卫生出版社,2022.

［12］ 毛秀英,祝墡珠,虞智杰,等. Team STEPPS 课程及其在医学团队培训中的应用［J］. 中华全科医师杂 志,2017,16(9):729 - 732.

［13］ 王小刚,杨梓钰,代晓怡,等. 以人为中心的主动健康管理服务模式下签约服务核心团队配置研究 ［J］. 中国全科医学,2019,22(13):1542 - 1547.

［14］ 侯进. 全科医疗服务团队有效性评价及提升策略［J］. 中国全科医学,2020,23(4):419 - 423.

［15］ 邵小莉,韩琳,王欣,等. 护理人员患者安全文化现状的研究［J］. 护理管理杂志,2021,21(3):199 - 202.

［16］ 唐静,毛戈. 基于美国 FDA 不良事件报告系统数据库分析伏诺拉生的药物不良事件［J］. 中国新药杂 志,2024,33(2):198 - 203.

［17］ . 蒋祖华. 人因工程［M］. 北京:科学出版社,2011.

［18］ 秦圣凯,宋宇,黄求进. 三甲公立医院医护人员病人安全感知现状及影响因素分析［J］. 中国医院管 理,2021,41(5):68 - 71.

［19］ 温慧,马帅,李玉培,等. 护士人力因素对患者安全作用机制的研究进展［J］. 中国实用护理杂志, 2023,39(21):1676 - 1681.

［20］ 谢丹,肖春秀,王友玲,等. 鼓励病人及家属主动参与病人安全护理关键环节指标体系的构建［J］. 护 理研究,2023,37(21):3937 - 3941.

[21] 柳雪玉.急诊抢救情境中医护有效沟通语言模型[D].苏州大学,2018.

[22] 叶咏梅.构建和谐护患关系研究[D].西北师范大学,2016.

[23] 朱锦莲.在护患沟通中加强人文关怀的探讨[J].中国护理管理,2006,6(9):51-53.

[24] Mccabe C. Nurse-patient communication: an exploration of patients' experiences [J]. J Clin Nurs, 2004,13(1):41-49.

[25] Blot S, Ruppé E, Harbarth S, et al. Healthcare-associated infections in adult intensive care unit patients: changes in epidemiology, diagnosis, prevention and contributions of new technologies [J]. Intensive Crit Care Nurs, 2022,70:103227.

[26] GBD 2019 Antimicrobial Resistance Collaborators. Global mortality associated with 33 bacterial pathogens in 2019: a systematic analysis for the Global Burden of Disease Study 2019 [J]. Lancet, 2022,400(10369):2221-2248.

[27] 中华人民共和国国家卫生健康委员会、生态环境部.医疗废物分类目录[S].2021.

[28] 李小寒,尚少梅.基础护理学[M].7版.北京:人民卫生出版社,2022.

[29] 中华人民共和国国家卫生和计划生育委员会.医疗机构消毒技术规范[S].2012.

[30] 中华人民共和国国家卫生部.医务人员手卫生规范[S].2009.

[31] 中华人民共和国国家卫生和计划生育委员会.病区医院感染管理规范,医疗机构环境表面清洁与消毒管理规范,经空气传播疾病医院感染预防与控制规范[S].2016.

[32] 中华护理学会护理管理专业委员会.中国针刺伤防护专家共识[R].2018.

[33] 中国医药教育学会.医疗机构高警示药物风险管理规范(团体标准)[S].2023.

[34] 张青霞,白向荣,王子民,等.全国临床安全用药监测网年度报告(2022年)[J].药物不良反应杂志,2023.25(7):389-397.

[35] 岳丽青,钱招昕,李冰玉,等.护士用药安全管理实践现状与思考[J].中国护理管理,2024,24(3):321-325.

[36] 韩斌如,魏梦瑶,唐淑奥,等.二级及以上医疗机构护士用药安全能力现状及其影响因素分析[J].中国护理管理,2023,23(7):979-983.

[37] 李小妹,冯先琼.护理学导论[M].5版.北京:人民卫生出版社,2021.

[38] 徐德保,马玉芬.安全护理手册[M].湖南:湖南科学技术出版社,2017.

[39] 中华人民共和国国家卫生健康委员会.静脉治疗护理操作标准,WS/T 433[S].2023.

[40] 施雁,段霞,毛雅芬,等.患者安全护理管理屏障及实体防护屏障的设计及应用[J].中华护理杂志,2009,44(12):1107-1109.

[41] 陈雁.护理临床安全警示案例[M].南京:东南大学出版社,2021.

[42] 中华护理学会.成人住院患者跌倒风险评估及预防,T/CNAS 09-2020[S].2021.

[43] 中华护理学会.老年人误吸的预防,T/CNAS 27-2023[S].2023.

[44] 刘晓敏,魏丽丽,卜娜,等.基于循证的护理安全信息风险预警体系的构建与实证:急诊科危重患者转运风险评估指标体系[J].齐鲁护理杂志,2024,30(9):10-14.

[45] Patient engagement: Technical serieson safer primary care [R]. Geneva:World Health Organization, 2016.

[46] Patient safety: Making health care safer [R]. Geneva:World Health Organization, 2017.

[47] 尤黎明,吴瑛.内科护理学[M].6版.北京:人民卫生出版社,2017.

[48] 张晓萌,李君.食养原则与建议—解读成人糖尿病食养指南(2023年版)[J].中国糖尿病杂志,2023,31(11):873-876.

[49] 李融融,于康,中国营养学会肿瘤营养管理分会.恶性肿瘤患者康复期营养管理专家共识(2023版)[J].中华临床营养杂志,2023,31(2):65-73.

[50] Ahmad M, Ahmed I, Jeon G. An IoT-enabled real-time overhead view person detection system based on Cascade-RCNN and transfer learning [J]. J Real Time Image Process, 2021,18(4):1129-1139.

[51] 王涛,宋海波,王青,等.WHO《卫生健康领域人工智能伦理与治理》指南简述与启示[J].中国药物警

戒,2024,21(8):906-909.

[52] 张翼,梅花,徐婷,等. 人工智能在卫生保健工作者安全防护中的应用进展[J]. 护理研究,2024,38(18):3302-3305.

[53] 周吉银,刘丹,曾圣雅,等. 人工智能在医疗领域中应用的挑战与对策[J]. 中国医学伦理学,2019,32(3):281-286.

中英文对照索引

第一章 患者安全与患者安全目标

非实验性研究（non-experimental study） 015

风险（risk） 004

患者（patient） 004

患者安全（patient safety） 003

混合研究（mixed methods approaches） 015

疾病（disease） 004

缄默法则（code of silence） 010

类实验性研究（quasi-experimental study） 015

量性研究（quantitative study） 015

伤害（harm） 004

失能（disability） 004

实验性研究（experimental study） 016

世界卫生组织（World Health Organization，WHO） 003

损伤（injury） 004

痛苦（suffering） 004

卫生保健服务人员（health care personnel） 004

卫生保健相关的伤害（health care-associated harm） 004

质性研究（qualitative study） 015

第二章 患者安全管理组织与团队

护理安全（nursing safety） 022

护理安全管理（nursing safety management） 023

护理风险（nursing risk） 023

团队（team） 027

团队合作（team work） 027

卫生保健（health care） 027

卫生保健团队（health care team） 027

医疗安全（medical safety） 018

医疗安全管理（management of medical safety） 018

第三章 患者安全文化

安全文化（safety culture） 033

不可预防的不良事件（unpreventable adverse event） 039

不良事件（adverse event） 039

促成因素（contributing factor） 039

错误（error） 039

护理不良事件（nursing adverse events） 042

患者安全事件（patient safety incident） 039

患者安全文化（patient safety culture） 034

患者安全文化感知量表（Safety Attitudes Questionnaire，SAQ） 045

减轻因素（mitigating factor） 039

可预防的不良事件（preventable adverse event） 039

曼彻斯特患者安全框架（Manchester Patient Safety Framework，MaPSaF） 045

伤害程度（degree of harm） 039

事件（event） 039

危险（hazard） 039

违规（violation） 039

文化（culture） 033

无伤害事件（no harm incident） 039

医院患者安全文化调查问卷（Hospital Survey on Patient Safety Culture，HSOPSC） 045

第四章 人为因素工程学与患者安全

国际护士会（International Council of Nurses，ICN） 053

核心能力（core competency） 053

护理质量与安全教育（quality and safety education in nursing，QSEN） 051

美国护理学院学会（American Association of Colleges of Nursing，AACN） 051

美国助产护士学院（American College of Nurse

Midwives，ACNM） 054

人为因素理论（human factors engineering，HFE） 047

胜任力（competency） 052

第五章　沟通与患者安全

公开披露（open disclosure） 070

沟通（communication） 059

人文关怀（humanistic care） 067

现状-背景-评估-建议（situation-background-assessment-recommendation，SBAR） 066

知情同意（informed consent） 064

第六章　医院感染防控与患者安全

标准预防（standard precaution） 079

产生气溶胶的操作（aerosol-generating pro-cedures） 093

常居菌（resident skin flora） 083

传播途径（modes of transmission） 075

低度风险区域（low-risk area） 078

飞沫传播（droplet transmission） 076

负压病房（negative pressure room） 093

感染源（source of infection） 075

高度风险区域（high-risk area） 078

高频接触表面（high-touch surface） 078

呼吸道卫生（respiratory hygiene） 093

环境表面（environmental surface） 078

环境表面清洁（environmental surface cleaning） 078

交叉感染（cross infection） 074

接触传播（contact transmission） 075

经空气传播疾病（airborne transmission diseases） 093

空气传播（airborne transmission） 076

灭菌（sterilization） 078

手卫生（hand hygiene） 083

手消毒剂（hand antiseptic agent） 084

外科手消毒（surgical hand antisepsis） 084

卫生手消毒（antiseptic hand rubbing） 083

污点清洁与消毒（spot cleaning and disinfection） 078

无菌技术（aseptic technique） 080

洗手（hand washing） 083

消毒（disinfection） 078

血源性病原体（bloodborn pathogen） 091

医疗废物（medical waste） 080

医院感染（healthcare associated infection） 073

医院获得性肺炎（hospital acquired pneumonia，HAP） 073

易感宿主（susceptible hosts） 076

暂居菌（transient skin flora） 083

中度风险区域（medium-risk area） 078

第七章　用药与患者安全

合理用药（rational use of drug） 096

合理用药国际网络（International Network for the Rational Use of Drugs，INRUD） 104

黄卡计划（Yellow Card Scheme） 104

危害药品（hazardous drug） 096

药品损害（medication-induced harm） 097

药物不良反应（adverse drug reaction，ADR） 096

药物不良事件（adverse drug event，ADE） 096

药物副作用（drug side effect） 096

用药安全（medication safety） 103

用药错误（medication error） 097

第八章　侵入性操作与患者安全

格拉斯哥昏迷量表（Glasgow Coma Scale，GCS） 120

侵入性操作（invasive procedure） 111

人工气道（artificial airway） 117

第九章　临床护理中的患者安全

根本原因分析法（root cause analysis，RCA） 143

管理屏障（management barrier） 139

美国护士协会（American Nurses Association，ANA） 148

品管圈（quality control circle，QCC） 145

突发公共卫生事件（emergency public health event） 133

物理屏障（physical barrier） 140

第十章　患者参与患者安全的教育

澳大利亚医疗安全与质量委员会（Australian Council

for Safety and Quality on Health Care) 158

高血压、糖尿病自我管理教程（hypertension & diabetes self-management program，HDSMP） 158

格林模式（Precede-Proceed） 151

国家患者安全机构（National Patient Safety Agency，NPSA） 158

患者参与患者安全（patients for patients safety） 159

健康促进（health promotion） 151

健康教育（health education） 153

健康素养（health literacy） 159

健康信念模式（health belief model，HBM） 154

慢性病自我管理（chronic disease self-management） 155

慢性病自我管理项目（chronic disease self-management program，CDSMP） 157

认知行为疗法（cognitive behavioral therapy，CBT） 158

社会认知理论（social cognitive theory） 156

行为转变理论（transtheoretical model of behavior，TTM） 154

医患共同决策（shared decision making，SDM） 160

医院内患者参与（patient engagement in a hospital setting） 159

以患者为中心的医疗照护（patient-centered care） 159

知 - 信 - 行（knowledge，attitude，belief，and practice，KABP 或 KAP） 153

专家患者计划（expert patient program，EPP） 158

自我管理（self-management） 155

自我效能理论（self-efficacy theory） 156

第十一章　人工智能与患者安全

服务机器人（service robot） 176

护理机器人（nursing robot） 176

康复机器人（rehabilitation robot） 176

人工智能（artificial intelligence，AI） 170

深度信念网络（deep belief network） 170

手术机器人（surgical robot） 176

斯坦福卡车（Stanford Cart） 170

医疗机器人（medical robot） 175